국선도

심신 치유와 영적 성장의 길

국선도

ⓒ 김종무, 2014

초판 1쇄 펴낸날　2014년 10월 15일
초판 2쇄 펴낸날　2021년 3월 25일

지 은 이　청화 김종무
펴 낸 이　김지혜, 이정구
펴 낸 곳　나무와달
출판등록　2009년 11월 5일(제408-2009-000006호)
주　　소　서울특별시 광진구 광장로1다길 11, 2층(04966)
전　　화　02-3436-2608
팩　　스　02-3436-2609
이 메 일　tree.moon@daum.net
I S B N　978-89-963716-3-2　03690

- 이 책은 신저작권법에 의해 보호받는 저작물이므로 무단전재와 무단복제를 금지합니다.
- 파본이나 잘못 만들어진 책은 구입하신 서점에서 교환해드립니다.

심신 치유와 영적 성장의 길

국선도

청화 김종무 지음

나무와달

서문

천지자연의 조화로 부모의 정기를 받아 이 세상에 태어나는 사람은 누구나 생명을 건강하게 영위하기 위해 세 가지 조건을 갖춰야 한다. 첫째는 먹는 음식이요, 둘째는 숨 쉬는 공기요, 셋째는 적당한 운동이다. 잘 먹고 숨 잘 쉬고 적당한 운동을 하면 육체는 무궁한 조화를 부려 활기와 활력이 넘치고 생각도 건전해진다. 이때 숙면熟眠, 쾌식快食, 쾌변快便이 이루어져 세상만사 두려움 없이 무엇이든 실행하려는 긍정적인 사람이 된다.

이렇듯 사람이 천지자연의 법도를 따라 살면 무병장수하지만 그렇지 않으면 병약해지고 요사夭死한다. 인간에게 주어진 자유의지를 잘못 사용하여 감정과 욕망대로 살다 보면 사대 욕심이 지나쳐 결국 몸과 마음에 병이 드는 것이다.

사대 욕심이란 무엇인가? 바로 식욕食慾, 색욕色慾, 명예욕名譽慾, 사후욕死後慾이다. 식욕은 고량진미의 좋은 음식을 먹고 싶어 하는 욕심이며, 색욕은 감각적으로 남녀 간에 사로잡히는 색정色情을 말하며, 명예욕은 남보다 훌륭해지고 존경받고 싶어 하는 마음으로 금전에 대한 이욕利慾을 포함하며, 사후욕은 자신이 죽은 다음에 영생 불사하는 영靈이 평안하게 안식을 얻을 수 있길 바라는 마음이다. 이 욕심들 자체를 좋다 나쁘다 평가하기는 어렵지만 지나치면 심신을 해치는 원인이 된다.

사람은 무엇 때문에 심신이 병드는 길을 자처하는가? 바로 의지의 힘이 감정이나 지능보다 약하기 때문이다. 국선도는 바로 이 의지력을

(신체를 단련함으로써) 강건하게 키우는 수련법이다.

유儒·불佛·선仙은 도道에 이르는 대표적인 길이다. 선도仙道가 수신연성修身煉性으로 금단지도金丹之道를 성취하려는 양생지도養生之道라면, 유교儒教는 존심양성存心養性의 중용지도中庸之道로 인간 사회에서 올바른 윤리적 실천을 하는 성인이나 군자를 모범으로 삼는다. 불교佛教는 명심견성明心見性으로 중도지행中道之行을 실천하며 모든 차별상을 떠난 평등관을 바탕에 두고 이해를 초월한 중도의 행行으로 보살의 경지를 생활하고자 한다.

유교와 불교는 악을 멀리하고 선을 가까이하며 도덕을 실천하여 인간의 선한 본바탕에 이르려는 노력을 게을리하지 않는다는 공통점이 있다. 그런데 선도는 강한 인간, 무병장수하는 인간이 되어 장생구시長生久視하겠다는 목적이 좀 다르다. 선도는 생명력이 충일한 인간을 목적으로 삼는 생명의 도道인 것이다. 유교와 불교는 수심修心을 통해 수신修身을 양성하지만 선도는 수신修身을 통해 수심修心을 양성한다.

이 차이를 일별하는 것이 무슨 문제인가 싶겠지만 국선도 수련자는 선도의 방향을 각별히 생각해볼 필요가 있다. 국선도는 '생명의 양생'과 '생활의 도덕'이 동시에 이루어지는 수련법이다. 따라서 생활의 도덕을 수심을 통해 얻으려다 마음 수련만 강조하는 우를 저질러서는 안 된다. 그러다 보면 생명의 양생을 자신도 모르게 등한시하게 된다. 선도는 생명의 양생이 우선이고 생활의 도덕이 차선임을 기억하라.

국선도는 세 가지 뚜렷한 목표가 있다. 극치적 체력, 극치적 정신력, 극치적 도덕력이 그것이다. 왜 극치적 체력이 가장 먼저 언급되는가? 앞에서 설명한 강한 인간, 무병장수하는 인간, 생경력이 충일한 인간을 지향하는 '생명의 도'이기 때문이다.

국선도에는 여러 단계의 수련법이 있지만 수련 초기에는 단법丹法을 수련해서 육신의 건강을 초공初功으로 삼아 기혈의 증진을 도모하고 생명의 양생을 우선으로 극치의 체력을 키운다. 정신 수련은 이것이 선행된 후에 이어진다.

국선도는 조상 대대로 이어져온 우리의 정통 심신 수련법이다. 또한 우리의 몸과 마음과 정신의 극치를 관념이 아닌 실체로 경험하게 해주는 강력한 수련법이다.

작금에 이르러 이 놀라운 수련법이 본 방향을 잃고 사분오열하는 모습이 안타까워 오래 품고 있던 법리를 아쉬운 대로 한 권의 책에 담아 내놓는다. 이 책에 제시된 대로 기초부터 하나씩 몸으로 익히고 체득하여 다음 단계, 또 그다음 단계로 차근차근 전진하길 기원하는 마음 간절하다.

한때 뼈를 깎는 고행 수련을 하며 체지체능體知體能한 선배 수련인이 후진들에게 길을 안내하는 역할을 힘껏 감당하려는 진심을 감지하시고, 부디 바른 수련의 길을 찾아가는 데 이 책을 나침반으로 사용하시길 바란다. 뜻이 있어 길을 찾는 수련자들 모두 정심正心, 정시正視, 정각正覺, 정도正道, 정행正行하시어 생명의 도를 체득하시길 두 손 모아 빈다.

이제 선현들의 진실한 기운이 이 책을 통해 전하는 수련법으로 어두운 것은 밝히시고 막힌 곳은 뚫어주시며 미처 깨닫지 못한 것은 깨닫게 하시고 몸을 망치는 행공을 바로잡아, 사욕을 채우고 공명심을 얻기 위함이 아닌 광명정대한 수련의 길로 나아가도록 밝혀주시리라.

단기 4347년 가을
뉴저지 한 모퉁이에서 청화

차례

서문··004
1장 국선도란 무엇인가··009
2장 국선도 기초 호흡법··037
3장 국선도 수련과 삼조법··069
4장 국선도 밝점 운용법··103
5장 정각도 중기단전행공법 전편··161
6장 정각도 중기단전행공법 후편··185
7장 국선도와 경락··207
8장 정·기·신 삼단전의 원리··269
9장 국선도 임독유통법··307
10장 정각도 건곤단전행공법··359

1장

국선도란 무엇인가

국선도란 무엇인가

국선도[1]는 밝돌법이라 불리며 동이족東夷族의 역사와 함께 9800여 년 동안 전해 내려온 우리의 정통 심신心身 수련법修鍊法이다. 오래된 역사만큼이나 놀랍도록 우수한 수련 체계를 갖춘 국선도는 조식調息, 즉 숨 고르기를 통해 밝의 대생명력인 하늘기운을 인간의 몸에 취해 들이는 신묘한 수련법이다.

국선도는 육체 수련으로 시작하지만 궁극적으로 신성神性의 영靈을 계발하려는 목적을 갖고 있다. 육체인 백魄이 원정元精[2]을 바탕으로 축정蓄精[3]을 통해 축기蓄氣[4]하면서 강건한 육체로 거듭나면

---

[1] 국선도의 원래 명칭은 밝돌법이며 K-선도로도 불린다. 이 책에서는 전통 명칭인 밝돌법과 현대 명칭인 국선도를 혼용하여 쓴다.

[2] 선가에서 말하는 원기元氣, 원신元神, 원정元精은 모두 한가지다. 명나라 사람 왕양명은 이 한가지가 흘러 다니면 기氣, 모여 엉겨 있으면 정精, 미묘하게 작용하면 신神이라고 설명했다.

[3] 축정蓄精이란 말 그대로 정精을 쌓는 것을 말한다.

마음자리 혼魂을 다스려 신성의 영靈에게 복종하는 수련 과정을 따른다. 이 수련 과정은 천기天氣와 지기地氣를 아울러 흡취해서 양생養生5하는 단리丹理6에 바탕을 두고 있다.

국선도는 인도의 요가나 중국의 전통기공 및 도가道家에 전해 내려오는 선도仙道와는 별개의 심신 수련법이다. 이 수련법이 인체에 미치는 효과를 살펴보면 자연치유능력을 극대화하여 현저한 효험과 효능을 발휘하는데, 궁극적으로 극치의 체력, 극치의 정신력, 극치의 도력과 덕력을 키우려는 종합적인 목적을 가지고 있다.

따라서 국선도는 일반 종교가 아니며 신이나 영을 직접 위하지 않는다. 국선도는 무엇보다 행입行入7 수련을 통해 수련자 자신을 대자연에 접속하고 천인합일天人合一의 경지에 이르도록 하는 수련법이다.

현대인들이 통상적으로 알고 있는 선도에 대해 자세히 살펴보자. 선도에는 크게 세 가지 흐름이 있다. 가장 장구한 역사를 가진 것이 양생지도養生之道이고 두 번째가 신선지도神仙之道이며 세

---

4 축기蓄氣란 말 그대로 기氣를 쌓는 것을 말한다.
5 병에 걸리지 않도록 건강관리를 잘하여 오래 살기를 꾀하는 일을 뜻한다. 섭생, 섭양 등과 같은 말로 쓰인다.
6 음양오행의 역리易理와 동양의학 등을 포함한 우리 민족의 철학 원리. 삼단三丹 이단二段 단전호흡丹田呼吸을 기본으로 하는 단리는 역리와 의학처럼 처방과 응용에 주안점을 두지 않고 원리 자체를 인간 생명체에 그대로 구현하는 데 목적이 있다. 따라서 단리를 이해하려면 수련修煉이 필수적이다. 삼단 이단 단전호흡은 밝돌법 국선도 수련의 기본 원리이며, 이 원리를 따라 수련하는 것을 단전 행공 수련이라고 한다.
7 달마 대사는 일찍이 선禪에 이르는 길은 '이입理入'과 '행입行入' 두 가지가 있다고 말했다. 이입은 경전 연구 등 깨달음을 통한 입문을 가리키고 행입은 실천을 통한 입문을 가리킨다.

번째가 도가사상道家思想이다. 이 세 부류는 발상지와 기원이 다르고 수련법도 다르며 목적하는 바도 크게 다르다. 그런데도 현대인들은 모든 단리가 중국에서 전해진 것으로 알고 있으니 약소민족의 서러움과 한을 확인하게 되는 대목이다.

  가장 장구한 역사를 가진 양생지도는 동이족이 그 원류다. 이 수련법은 양형養形[8]과 양신養神[9]을 위주로 하며 전인적全人的 인간 육성을 목적으로 삼는다. 수련 방법은 밝을 받아 돌단을 쌓는 숨고르기와 육체의 굴신屈伸[10] 동작을 통해 신체의 유연성을 기르면서 체내에서 기혈氣血 순환이 원활하게 이뤄지도록 하여 육신의 건강을 찾는 것이 우선이다. 그다음에는 마음자리 혼을 고요한 가운데로 인도하여 외부로부터 잡다한 것들을 끌어들이는 혼의 속성을 잠재우고, 그런 뒤에 세상의 지식과 혼의 테두리 안에 갇힌 신성의 영을 계발啓發하는 단계로 나아간다.

  신선지도는 영생불사永生不死를 수련 목적으로 삼는다. 영원히 죽지 않고 오래 살고 싶다는 욕구를 채우고자 처음에는 무술巫術과 주술呪術이 섞인 민간 신앙 형태로 출발했는데, 그 뒤로 단약丹藥이나 금단金丹을 제조하여 불사체不死體로까지 육성·발전시키려고 노력한 도道로 전해진다.[11]

---

[8] 양형은 육체의 왜곡을 바로잡고 강건함을 위주로 의식주와 섭생을 연관시켜 양생하는 법을 뜻한다.
[9] 양신은 고요히 앉아 호흡을 조절하며 마음을 안정시켜 영靈만을 생각하면서 심신을 통일해 형체에 구속되지 않고 영을 우위로 끌어올리려는 수련 방법이다.
[10] 육체의 전신 골절을 굽혔다 폈다 하는 것.
[11] 신선설神仙說은 중국의 상대上代 문헌에는 나타나지 않다가 장자 시대부터 나타난다.

도가사상은 한마디로 처세철학處世哲學이다. 노자老子에게 근원을 두고 있으며 장자莊子, 열자列子, 회남자淮南子 등 도가道家로 일컬어지는 사상가들의 철학이다. 도가 사상가들은 수신修身[12]을 으뜸으로 삼으며 존심양성存心養性[13]을 통해 중용지도中庸之道를 실천하는 도덕군자道德君子의 길을 걷고자 했다.

이처럼 선도라는 큰 행법 체계 안의 세 가지 갈래는 장구한 세월의 흐름 안에서 동일시돼왔지만 각각의 근원과 수련의 목적, 수련의 방법이 전혀 다르다. 노자와 장자를 선도의 조종祖宗으로 알도록 만든 이는 중국 후한의 위백양魏伯陽이다. 그는 《참동계천유參同契闡幽》를 통해 노장의 사상철학을 양생의 기술론, 다시 말해 단리丹理로 발전시킨 장본인이다. 그가 등장하면서 도가사상에 양생술이 덧붙여지고 후세에 불로장생술不老長生術로 발전했으며, 다시 단학丹學으로 발전하면서 중국 도가道家의 한 유파가 되었다. 그 뒤 후한 말에 민간신앙의 신선사상과 합쳐진 토속적인 종교로서 장도릉張道陵의 도교道敎까지 나와 사람들을 혼란스럽게 했는데, 도교는 삼국시대 때 우리나라로 역수입되어 들어왔다고 전해진다.

신선지도와 교류하며 혼합된 것인지, 아니면 동이족의 신선사상의 영향을 받은 것인지 기록을 찾을 수 없어 안타깝다.
[12] 악을 물리치고 선을 북돋아 마음과 행실을 바르게 닦아 수양함을 뜻한다. 《대학大學》에서 밝힌 수기치인修己治人의 여덟 조목, 즉 격물格物, 치지致知, 성의誠意, 정심正心, 수신修身, 제가齊家, 치국治國, 평천하平天下 가운데 하나이기도 하다.
[13] 존심양성이란 맹자가 제시한 도덕 수양에 관한 명제로, 인간의 본심인 사단四端을 보존하여 인간이 천부적으로 부여받은 본성인 인의예지仁義禮智를 회복해야 한다는 의미를 담고 있다.

오늘날 양생지도든 신선지도든 도가사상이든 그 명칭이 선도라는 이름으로 슬그머니 바뀌면서 노자를 선仙의 조종으로 삼고 있는데, 이 선도라는 행법 체계 안에는 하나의 공통점이 있기 때문이다. 그것은 다름 아닌 죽음을 부정하고 장생구시長生久視하겠다는 욕망이다. 장생구시란 사람에게 찾아오는 죽음과 병을 부정하고 삶을 영위하되 즐거운 인생을 영구히 지속하길 바라는 마음이다. 바로 이 공통점 때문에 한데 묶여 선도라 불리게 되었으나, 중국의 양생술과 국선도의 양생지도를 혼동하지 않기 바란다.

중국 양생술의 내용을 살펴보면 도인법導引法, 복기법輻氣法, 식이법食餌法, 벽곡법薜穀法, 방중술房中術을 포함한다.

도인법은 신체 외부에 자극을 줌으로써 신체의 기혈이 응기凝氣된 곳이나 응혈凝血된 부분을 풀어주고 기혈 소통의 원활함을 목적으로 삼는다. 오늘날의 지압이나 마사지, 안마가 이에 포함된다.

복기법이란 외기外氣를 체내로 흡입하고 행기行氣14해서 내기內氣로 전환하는 방법을 말한다.

식이법이란 정묘한 기를 내포하고 생기生氣를 많이 포함하며 생명력이 왕성하고 강인한 열매나 잎 또는 뿌리를 섭취하여 양생하는 방법을 말한다.

벽곡법이란 오늘날의 단식요법을 뜻한다. 현대의 단식요법과 다른 것이 있다면 수분 섭취는 허용하나 상수도물은 바로 마시지

---

14 행기란 기를 체내에 유주流周·유통流通시키기 위해 기가 잘 순환하도록 하는 행위를 말한다.

말아야 한다는 점이다. 그리고 푸른 잎에서 채취한 녹즙이나 생야채에서 추출한 즙도 허용하며 당뇨 환자를 제외하고는 꿀물도 허용하고 고혈압 환자나 신장 질환 환자가 아니면 소금물도 가능하다. 즉 곡물을 원료로 사용한 일체의 식품은 먹거나 마실 수 없는 것이 벽곡법의 특징이다.

방중술은 천지음양天地陰陽의 원리를 남녀 교합에 적용한 것으로 교합은 하되 아까운 정精을 잃지 않고 더 많이 얻을 수 있는 방법을 개발한 술법이다. 나이 어린 여성을 대상으로 삼는 것이 특징이다.

이렇듯 여러 양생술에 대해 이야기하는 까닭은 이것이 국선도와 어떻게 다르며 또한 국선도와의 관계는 어떠한지를 밝히기 위해서다.

국선도는 아래돌단자리(하단전) 호흡에 기초를 두고 아래돌단자리 호흡의 덕德을 강조하는 행공법이다. 그래서 언제나 아래돌단자리로 호흡하되 정精·기氣·신神 삼단三丹 이단二段 단전호흡丹田呼吸의 원리를 따라 아래돌단자리에 밝점15을 두고 의식을 집중하면서 정신을 통일하도록 되어 있다.

그런데 이보다 먼저 선행되어야 할 것이 있다. 몸의 유연성을 길러 전신 경락經絡에 기를 유통시킬 때 막힘이 없도록 해야 한다는 점이다. 인체 곳곳이 한 기운으로 통해야 천지와 상통한다

---

15 의식 집중점 또는 정신 통일점이라 할 수 있는데, 국선도 수련자들은 이를 밝점이라 불러도 좋을 것이다. 밝점 운용에 대해서는 4장을 참조하라.

는 원리를 염두에 두고 축기하면서, 세상살이를 해오는 동안 부자연스러운 삶의 영위로 말미암아 고질화되고 왜곡된 신체를 바로잡고 교정해야 한다. 그런 다음에 옹기와 옹혈로 나타난 신체의 변형을 바로잡으며 재생되도록 한다. 한마디로 생명 활동에 방해되는 잡다한 욕망의 근원을 모두 봉쇄하고 신체의 생명 활동을 엄격히 바로잡아 전인적 인간으로 거듭나야 한다.

이런 연유로 국선도를 양생술과 흡사하게 보기도 하지만 엄격히 분류한다면 우리 동이족의 순수한 사상에 근원을 둔 민족 수련법이라는 점을 다시 한번 강조하고 싶다.

국선도를 제대로 알려면 두 가지 대별되는 원리를 알아야 한다. 하나는 우주관의 원리요, 다른 하나는 인생관의 원리다.

인간은 소우주이므로 대우주의 자연법칙인 음양오행陰陽五行의 원리에 참여하게 된다. 이 관점은 전체인 자연계 대우주와 개체인 인간 소우주가 실체에 있어서는 생성 원리가 같다고 보는데 이를 따르면 천일합일도 가능해진다. 즉 대자연과 사람은 원래 한가지 기[一氣]에서 태어났다는 이야기다.

이 둘은 생성 변화의 작용도 대동소이하다. 다만 인간에게는 대우주와 다르게 정신精神 작용이라는 신성의 영이 하나 더 추가되어 있다. 때문에 이런 원리들을 잘 알지 못하고 육체의 굴신 동작으로 신체의 유연성이나 기르며 단전으로 하는 숨쉬기가 전부라고 착각하면 국선도의 고차원적인 수련에 접근하기 어렵다. 신성의 영이 인체 어느 곳에 존재하는지 이 원리를 체득하지 못하고서는 국선도 수련에 깊이 진입할 수 없으니 이제부터 하나하나 짚어보자.

국선도 수련 과정은 크게 정각도正覺道, 통기법通氣法, 선도법仙道法으로 이루어져 있다. 정각도는 중기中氣·건곤乾坤·원기元氣로, 통기법은 진기眞氣·삼합三合·조리造理로, 선도법은 삼청三淸·무진無盡·진공眞空으로 각각 이루어져 있다. 이렇듯 국선도는 총 아홉 단계(단법) 수련 과정으로 이루어져 있다.

수련자가 정각도 수련을 마치고 통기법에 입문하게 되면 천지인天地人의 도를 직접 체득하고 사람의 마음을 천지심天地心에 맞춰 수련해야 하는 때가 온다. 그때에 이르러서는 정精·기氣·신神에 대한 작용과 활동상 그리고 원리를 정확히 알아야 한다. 그렇지 못하면 정·기·신으로 설명되는 국선도의 단리를 깨우칠 방법은 묘연하다.

이런 연유로 이 책 9장 '국선도 임독유통법'에서는 세 돌단자리〔三丹田〕에 대해 간략히 설명할 것이다. 《국선도 원기단법 정해》에서도 영적인 문제를 간략히 기술했지만 진기단법과 삼합단법에서는 영적인 문제와 영적인 일에 대해 더 많이 기술하게 될 것이다.

정·기·신을 설명해주는 단리로는 《주역周易》과 《황제내경黃帝內經》이 있다. 《주역》에서는 '기정형운동氣精形運動'이라 하여 기가 변하여 정을 만드는 경로를 밝혔고, 《황제내경》에서는 정이 화해 신이 되는 과정을 밝히며 정·기·신 운동에 대해 설명하고 있다. 국선도는 정·기·신에 바탕을 둔 인체의 통기通氣 작용을 설명하며 정이 변해 기가 되고 그 기가 신을 밝히는 과정을 보여준다.

국선도에서 말하는 통기 작용은 서로가 원인과 결과로 이어지는 상관성과 통일성을 띠고 있다. 국선도의 결론부터 말한다면 역리와 단리에서 추구하는 원리에 신성의 영을 추가한 극치의 수련법이라 하겠다.

국선도의 연원을 찾다 보면 '밝', 즉 태양의 상징과 만나게 된다. 원시 시대 사람에게는 하늘보다 태양이 현실적으로 매력 있는 상징이었기에 천공天空을 태양의 출생지로 받아들였을 것이다. '밝'이란 밝고 깨끗한 사람이라는 뜻과 함께 태양[16]을 의미했으며, '밝도'란 하늘마음을 되찾아 그 마음에 따라 육신을 다스리며 하늘진리에 하나 되어 빈 마음으로 자연에 유익을 주는 길로 여겨졌다. 그리고 밝도를 수련해나가는 과정을 '밝 받는 법'이라 했으며, '밝 받는 수련인'을 '산사람[仙人]', '새방아', '산이', '돌사람' 등으로 불렀다.

국선도國伈道에서[17] '국國'이란 일견 나라를 의미하는 듯 보이지만 실제로는 나[我] 또는 몸[身], 하늘 또는 우주로 보아야 한다. 환얼, 환웅桓雄, 단군檀君이라는 세 시대의 국가를 말한다고 보아도 무리가 없다.

참고로 '선伈'이란 천기天氣 도인께서 국선초 하늘나리꽃의 오묘한 형상에서 하늘의 도인 국선도를 깨달아 그 교훈을 좇아 출발

---

[16] 이때 태양은 하늘 깊은 데서 오는 생명력의 원천으로 밝고 환한 기운을 넓게 포함한다.
[17] 병기된 한자를 보면 알겠지만 '國仙道'가 아니고 '國伈道'이다. '伈'은 '하늘사람 선'이라는 글자다.

한 원시 양생지도를 의미한다. 삼신三神 관념에서 출발한 국가 차원의 호국 사상과는 출발 및 이념 자체가 근본적으로 다르다는 점을 유념하라.

국선도는 동이족에게 유·불·선 삼교三敎 가운데 유교의 형식주의가 들어와 민족을 감염시키기 이전부터 존재했던 것으로, 천상天上 유일신 하늘님 아래 만민이 존재한다는 천진한 심령으로 민족의 내실을 기르기 위해 민족 가운데 존재하던 신도주의神道主義라 할 수 있다. 즉 하늘을 섬겨온 우리 민족이 고래부터 계승해온 경천사상敬天思想에서 발전한 것이다.

원시 시대는 제정일치祭政一致 시대였으므로 동이족도 지상 만민을 통치하는 통치자가 하늘에 제사를 지내는 주재자主宰者를 겸하면서 백성들의 일상생활을 통솔하고 천상 유일신의 의사와 부합하도록 하는 중간 역할을 담당했다.

동이족은 왕王을 천제天帝, 천자天子 또는 검한[神聖王]이라 호칭했다. 왕이란 제천의식을 행할 때 하늘님[天神]과 대자연에 통하는 신성한 지위의 높은 존재로 여겨 '살'이라 했으며 후에는 선仙 또는 선伏(하늘사람)이라 했다.

여기서 솟터[蘇塗]에 거주하는 모든 천군天君의 대표자를 겸한 군왕이 바로 단군왕검檀君王儉이었다. 《삼국사기》에서 평양(현재의 평양이 아님)을 '선인왕검지택仙人王儉之宅'이라 하고 최고의 국선國伏을 단군檀君이라고 표현한 예를 보면 잘 알 수 있다.

또한 천제를 드리는 제전을 신역화神域化하여 솟터 신역이라고 했다. 솟터 신역은 통치자 환얼 시대까지는 한 곳에 있었으나 환웅 시대부터 인류가 번창하고 인구가 증가하여 전국으로 흩어져 설립된 것으로 전해진다. 그리하여 제전의 주재자가 많이 필요해졌고 천제를 주관하는 사람들도 필요해졌으니 이들을 일컬어 천군天君 또는 천인天人이라 불렀다.

천제를 지내는 높은 산을 신성시하여 신산神山, 천산天山 또는 삼신산三神山이라 했다. 신산이나 천산에는 반드시 추혈窟穴[18]이 있어야 했으니 추혈이 없는 산은 삼신산으로서 가치가 없었다. 천제를 주관하는 천군이나 천인들이 머물면서 신인적神人的 수련을 단련할 장소가 필요했기 때문이다. 바로 여기서 신인적 수련을 단련하기 위해 고산高山에 머무는 사람들을 산[山] 사람[人]이라 하여 선인仙人이라 부르게 된 것이다.

이들 선인 가운데 대표적인 분이 바로 천기 도인이다. 그분 이후로 천군이 되기 위한 신인적 수련이 전승되면서 단군왕검께서 천군의 총대표로서 구인제세救人濟世를 원하게 되셨으니, 천부天父 환얼은 수의천하數意天下 빈구인생貧求人生 하시고 최후로 홍익인간弘益人間을 위하여 성신체聖神體 환웅을 보내 인간 세계를 이롭게 하셨다. 단군은 국선으로서 하늘사람이 되기 위한 수련 전승이 최후에는 천인합일의 경지까지 도달하는 본보기를 보여준다.

앞에서 천제를 지내는 곳을 숫터 신역이라고 했는데 신역 안에는 도피성逃避城이 있어서 범죄를 저지르고 도망 온 죄수가 신역 안으로 들어오면 보호해주는 제도가 있었다. 신역 안 도피성에

---

[18] 천연의 자연 동굴.

들어온 범죄자는 지위 여하를 막론하고 체포할 수 없었다. 그들은 신역 안에 거하되 자신의 죄를 뉘우치며 국가에 보은하는 길을 찾았다. 여기서 하늘사람(선인) 또는 천군들이 그들로 하여금 극치의 체력과 정신력, 도덕력을 갖추도록 양생과 양형을 지도하면서 무예武藝를 가르치고 임전무퇴의 정신을 수련시켰다.

그러니 솟터의 교의는 자연히 홍익인간의 대도大道 국선도에 맞춰지고 죄인들은 하늘사람들의 지도에 따라 자연히 심전선화心田善化되어 자기 자신도 시초부터 우주 만물과 마찬가지로 도道에서 태어났다고 보게 되었다. 또한 그들은 도란 우주의 원리이며 지각을 초월한 존재로 엄연히 만물 안에 존자한다는 믿음을 갖게 되었고, 도가 구체화된 것이 기氣요, 기는 파동이며 기가 모여 물질을 형성한다는 원리를 체득해나가게 되었다.

따라서 국선도에 입문하는 이들은 천지만물과 나 자신이 우주 대자연이라는 무한대의 큰 원에 둘러싸여 있다 생각하고 그 중심을 향해 한 겹 한 겹 뚫어나가며 깊이 있게 진입해 들어가야 한다. 또한 나 자신과 우주 대자연이 상통하는 길로 서로 연결되어 있으니 한 몸[一身]같이 화합해서 생존한다는 생각을 상념 속에 늘 간직하고 수련에 임해야 한다.

여기서 잠시 《삼일신고三一神誥》, 〈신훈神訓〉 편에 밝혀져 있는 내용을 살펴보자. 한얼[天神]은 위가 없는 첫 자리에 계시며 큰 덕과 큰 지혜와 큰 힘으로 한울[上天]을 내셨고 셀 수 없이 많은 세상의 생물을 만드는 데 티끌만큼의 빠짐도 없으셨다고 한다. 그리고 영명靈名을 만들어주셨는데 그 이름은 헤아릴 수가 없고 그 지혜 또한 인간으로서는 알 수 없었다. 그리하여 사람이 생기生氣가 마르도록 기도해도 한얼을 친히 볼 수 없으니 스스로의 마음에서 한얼 씨를 찾도록 한얼의 영이 친히 사람의 윗돌단자리에 강림해 계신다고 한다.

창조주 한얼님의 영은 우리와 함께 계시고, 우주는 한얼님이 그리신 둥근 점이다. 한얼 길[天道]은 둥근 점을 향해 가는 길이요, 사람이 바라고 원하는 도는 끝없이 돌고 도는 원의 중심점이다.[19]

물정物情은 끝없는 횡축橫軸[20]이라 한얼 길의 둥근 점에서 사람의 도[人道]인 중심점을 향해 보내지는 것들은 모두 사상思想이며 사람의 정성이 한얼님께 바치는 것은 성력誠力이다. 이런 연유로 모든 사물을 판단하는 주체는 자기 자신이며 여러 가지 일에 주의 깊게 생각하고 판단하는 실체는 자신의 영이니, 영이 바로 몸의 주인인 것이다.

〈신훈〉 편에 밝혀져 있듯이 국선도 수련자가 하늘의 이치를 익히려면 하늘과 사람이 융화되도록 밝의 대생명력인 하늘기운을 들숨[吸入]으로 취해 들여야 사람이 대우주와 종적縱的 관계를 갖게 된다. 사람은 대우주와 종적 관계를 이룰 때 건강한 체력을 갖고 지혜가 생성되며 영능靈能도 열리게 된다.

천지인의 하나 됨을 이야기하는 국선도에서는 대자연과 사람을 일체一體의 관점에서 본다. 대자연의 대도大道에 따라 생존하기에

---

[19] 여기서 도를 향해 들어가는 관문이 바로 '밝점'이다. 4장을 참조하라.
[20] 세상의 이러저러한 실정이나 형편이 가로축 또는 방사형으로 한없이 퍼져나간다는 뜻.

좋은 환경과 자연계에서 가장 귀한 생명이 사람에게 주어졌기 때문에 능히 자연의 물질계와 사람은 서로 같은 기氣로 그 기초를 이룬다고 본다.

기란 만물을 생성시키는 본바탕으로, 뻗어나가거나 축소되기도 하며 움직여 흐르나 없는 것 같은 가운데 존재하면서 유형有形으로 있을 때와 무형無形으로 있을 때 각기 형체가 다르다. 무형으로 있을 때는 눈에 보이지 않고 손으로 만져지지 않기 때문에 기의 유무有無를 깨닫지 못한다. 그러면서도 변화가 무궁무쌍하여 엄연히 만물 가운데 존재하면서 사물의 생성과 증식을 도와주고 보존하는 성질을 갖는다.

상고 시대에 국선도의 하늘사람들께서는 이렇듯 기를 관찰하고 체험한 다음 자증自證해서 '기는 통한다'는 사실을 알게 되었다. 더불어 자연계에 산재해 있는 수기水氣가 안개와 이슬로 변화되고 구름과 연기가 공기와 한 가지로 합하는 성질을 보고 수행에 정진하여 자연을 탐구하고 깊이 있게 인식하면서 비로소 기에 대한 깨달음을 얻었다.

기란 유연하게 변해서 하나를 이루며 그 개념이 솜에 젖어드는 물 같고 무한대로 풍부해서 역대 수련자들은 이 난해한 것을 해명해서 기록할 수 없었는데, 국선도 하늘사람 한 분께서 수림樹林 가운데서 행공하시다가 국선초 하늘나리 꽃잎에 떨어지는 한 맑은 빗방울 소리를 듣고 깨달음을 얻어 필묵筆墨으로 명확히 묘사하게 되었다고 전해진다.

이런 연유로 물질의 기초는 기이고 기로 구성된 것들은 천지만

물 가운데 존재하며, 사람의 체내에도 음陰과 양陽이라는 기가 존재하고 그것들이 화합해서 생기生氣를 만들며, 생기가 인체 내에 존재하면서 생명 활동이 정상으로 영위되도록 유지시켜주고, 생명 활동의 영위에 있어서 근본은 바로 원기元氣라는 사실도 알게 되었다.

대자연과 만물을 하나의 도로 인식하는 국선도는 천지만물을 구성하는 기본이 되는 기를 원기元氣라고 보면서, 바로 이것이 천지 만물이 혼탁하게 섞여 있던 태초에 우주가 생성될 때 천태만상 여러 모양의 만물 가운데 한 종류로 있던 그것이라고 말한다.

우주만물이 창조되었든 자연발생적으로 생성되었든 이 가운데는 엄연한 원리와 질서와 법칙이 있고 이 법칙 안에 사시사철의 변화와 천체 운행의 이치가 담겨 있으니, 이 모든 것은 그 질서 안에서 유지되는 것이다.

이상과 같은 원리를 우리는 도道라고 표현하는데, 실제로 도란 설명의 필요에 의해 붙여진 이름이다. 도란 지각을 초월한 존재일 수도 있고 일정불변의 정체가 아니라 어떤 형태로든 변화하는 것이며 어찌 보면 변화유전하는 그 자체이기도 하다.

도란 물질적 존재가 아니기 때문에 물질의 형태가 변한다면 그것은 도가 아니라 기로 보아야 한다. 우주는 기에 의해 만물화萬物化되기에 기란 도가 구체화具體化된 것이다. 기는 세상에서 가장 정미精微해서 살아 움직이는 특별한 성질을 갖고 있기에 우주가 생성될 때 이합집산하면서 여러 형태로 쓰임을 받았다. 그래서 기란 사용하는 용도 또는 사용하는 양에 따라 그 근원이 줄어들거나 메마르지 않고 대자연 가운데 무진장無盡藏 산재해 있으며, 음과 양이라는 두 가지 기가 화합할 때는 대자연계에 오묘한 조화가 생겨난다.

바로 여기서 생명도 태어나고 빛과 불이 성성되기도 하며 막강한 힘도 생긴다. 기가 빠르게 휘몰아치면 폭풍이 되고 잔잔히 흐르면 바람이 된다. 기란 같은 성질끼리는 합하지만 다른 성질과는 충돌하는 성질을 가졌다. 또한 뭉치면 움직이는 힘을 갖지만 기가 조화롭게 합해진 인체 내면에 있을 때는 조용한 가운데 생동감이 넘친다.

체외로 노출된 기는 뇌파腦波나 심파心波 또는 전파電波와 같은 강한 파장을 형성하며 우리 주위에 파동波動으로 순환하다가 인체에 깃들 시에는 생명을 유지하는 생기生氣로 존재한다.

이런 연유로 대우주의 대도大道에는 모형模形을 좇아 수련하는 이의 노력 여하에 따라 차별적으로 도에 이르도록 인도하면서 신령한 품성을 갖도록 변화시켜주는 자연 능력이 있다는 점을 모든 수행자는 깨닫고 정진해야 할 것이다.

앞에서 원기란 천지 만물을 구성하는 기본적인 기라고 설명한 바 있는데, 그것은 물질의 기초로서 인체 안에 고르게 퍼져 있으며 생명을 만들 때는 세상 다른 어떤 물질을 구성하고 있는 기보다 정미하여 진동수 많은 파동 상태로 존재한다.

우리 인체 안에 진동수 많은 파동으로 잠재적으로 존재하는 원기를 현대인들은 생체 에너지 혹은 생기라 부르는데, 이것은 복잡다단하고 정밀한 기가 연계되어 만들어진 인간의 신체를 순환하면서 삶을 유지시켜줄 뿐만 아니라 자연계와 만물에게 생명을 준다.

생기는 자연을 떠나지 않고 자연 가운데 순환하면서 천기와 지기 두 기가 서로 화합해서 사람으로 하여금 살아갈 수 있는 원동력을 제공해준다. 그렇기 때문에 "기가 있는 자는 살아 있고 기가 없는 자는 사망하니 살아 있는 자는 기로 그 터를 삼는다"라는 말이 전해지는 것이다.

사람이 정상적인 생명 활동을 유지하도록 해주는 원기는 인체 각 기관에 균등하게 보급되고 기관 활동의 원동력이 되어 제 기능을 발휘할 수 있도록 쓰임을 받지만 원기를 표현하는 방법과 형태 또한 다양하다. 원기란 본디 타고난 기운을 말하기도 하고 생명 활동의 근원이 되는 기력을 말하기도 한다. 나아가 대자연의 천지간에 퍼져 있는 기운으로 만물 성장의 근본이 되는 정기精氣라고도 일컬어지며, 우리가 세상에 태어날 때 부모님에게 이어받은 선천지기先天之氣를 가리키기도 한다.

선천의 기가 사람 체내에서 잠재 숙면하는 곳은 신장腎臟인데, 그곳에 머무는 동안에는 정기精氣라 표현한다. 정기란 생명의 원천이 되고 만물이 생성할 수 있는 순수한 기운, 즉 원기를 의미한다. 양신兩神이 서로 합해 형체를 이루되 신체보다 먼저 엉키는 것을 정기라고 표현하며 이때 정精은 신체의 근본이 된다.

《황제내경》에도 "인시생선성정人始生先成精"이라 했는데 이는 사람이 처음 생길 때 정精이 먼저 엉겼다는 뜻이다. 정이란 귀하고 양도 적어서 인체 내에 저장된 양이 사설射泄되지 않은 16세 때 일승육합一升六合21이 되고 한 근斤가량의 무게가 된다. 참고로 국선도 수련을 하여 심신을 강건하게 하고 섭생과 섭양을 잘하면서 돌단을 잘 쌓고 정을 극도로 축적해 충만해지면 최고 세 근까지 될 수 있다.

그러나 정을 손상하고 방사放射가 잦아지면 반 근이 조금 넘을 정도로 양이 줄어드니 정을 아껴 보존해야 한다. 정과 기는 서로 보양하도록 되어 있어 기가 모이면 정이 충만充滿하고 실實해지며, 정이 충만하고 실해지면 기는 성盛하고 장壯하게 된다. 기가 성하고 장해지면 신이 청淸하고 명明해진다[精充實 氣盛壯 神淸明].22

따라서 기를 모아 정을 충만하고 실하게 만들어나가야 하는데 남녀가 잠시의 환락에 취해 한 번 교합하면 반 홉씩 사설되는 것도 모르는 채 보양을 하지 않으므로 정기가 고갈되어간다. 정기가 고갈되면 기요통氣腰痛이 발생하여 허리에 통증이 온다. 이런 사정을 모르고 침이나 뜸 또는 지압이나 재활 치료로 통증을 없애려 하니 딱한 일이다. 그래서 도문道門에서는 정을 보배로 여겨 지키고 보호하여 후천지기後天之氣로서 소중히 비장秘藏한다.

정精이라는 글자를 잘 살펴보면 '쌀 미[米]' 자와 '푸를 청[靑]' 자가 합해져 있다. 오미五米와 수곡水穀은 입을 통해 위로 들어가고 청정한 공기 가운데 있는 청기靑氣는 코를 통해 폐로 들어가 맥도脈道로 흐르며 안개와 이슬 같은 액체로 화해 경로經路로 들

---

21 한 되 육 홉의 양.
22 필자의 사부이신 청산 선사는 《국선도법-영생하는 길》에 '정충기장신명精充氣壯神明'이라고 한 자씩 빼고 쓰셨다.

어간다.

　경로經路로 들어간 기운이 붉게 변해 전신으로 순행하니 이를 피[血]라 한다. 이 피가 기해氣海에 이르러 폐를 통해 들어온 하늘기운과 위장을 통해 들어온 땅의 곡기와 만나면, 즉 하늘기운과 땅기운이 서로 합해지면 단기丹氣의 일차적인 힘으로 나타난다. 이 일차적인 힘으로 나타나는 것을 정기精氣 또는 정력精力이라 한다. 이것을 돌단을 쌓고 승화해나가면서 대우주의 도원道源에서 얻는 힘의 작용까지 합할 때 이를 도력道力이라고 표현한다.

　이 도력을 얻으려면 우선 아래돌단자리 수련을 통해 축정한 다음 축기해야 한다. 축기한 기운이 아래돌단자리에 가득 차 넘칠 때 생체열이 발생하여 따뜻하거나 뜨거운 열기를 아래돌단자리에서 느끼게 되는데, 이를 두고 옛 어른들께서는 사람이 구비한 가장 근원적인 힘의 원천이 된다고 이르셨다.

　사람의 가장 근원적인 힘을 후천지기後天之氣라고 표현하는데 이 후천의 기는 일명 진기眞氣라고도 한다. 진기는 대우주의 도원에서 얻어지는 것으로, 인체 각 부위에 충만해지면 이때부터 기를 잘 다스려 들숨을 통해 들어오는 대자연의 기운을 수련자의 내기內氣와 잘 융화시켜나가야 한다.

　이 대자연의 기운을 생기라고 하며, 인체 내에 퍼져 있는 십이경맥十二經脈은 모두 생기의 근원에 매달려 있고 생기의 근원은 바로 아래돌단자리를 말한다. 인체 각 부위에 진기가 충만해지면 각 장부로 분포되는데, 분포되는 장부에 따라 심기心氣, 폐기肺氣, 간기肝氣, 신기腎氣, 비기脾氣가 되고 이 모든 것을 총칭하여 장부臟

腑의 기라고 한다.

경락을 따라 경락 가운데로 흐르는 기는 경기經氣라 하고 맥 외부로 운행하는 기는 위기衛氣라 한다. 혈액과 함께 흐르는 기는 영기營氣라 하고 가슴 가운데 쌓이는 기는 종기宗氣라 한다. 정신精神을 표현할 때는 신기神氣라 하고 체외로 방출되는 기는 외기外氣라 한다.

외기는 우리의 몸을 하루 24시간 동안 50회 순환하는데 그중 25회는 양陽으로 주간에 돌고 25회는 음陰으로 야간에 돈다. 맥 가운데로 혈액과 함께 흐르는 영기가 태음太陰[23]에서 시작하여 족궐음足厥陰[24]까지 이르면 체내를 한 바퀴 순환하는 것이 된다. 영기가 체내를 주류하는 데는 바깥쪽으로는 몸통과 사지에 이르고 안쪽으로는 오장육부에 이르러 주류하지 않는 곳이 없다.

영기의 50회 순환은 위기衛氣와 달라서 즉야 및 음양과 관계없다. 그러나 위기는 영기와 달라서 주간에는 몸통과 사지 겉으로 양을 따라 다니되 오장육부 안까지는 들어가지 않고 야간이 되어야 오장육부 안에서 음기陰氣를 순환하도록 도와주며 몸통과 사지 겉으로 나가지 않는다.

위기가 음陰으로 들어갈 때는 족소음을 좇아 신腎으로 들어간 뒤 심心, 폐肺, 간肝, 비脾, 신腎의 순서로 주류하고, 양陽으로 순환할 때는 족태양足太陽, 족소양足少陽, 수태양手太陽, 수소양手少陽, 족

---

[23] 인체의 기혈이 유통되는 기본 십이정경十二政經 가운데 하나로 비脾에 속하고 위胃에 연락되는 족태음비경足太陰脾經을 말한다.
[24] 십이정경 가운데 간에 속하고 담에 이어지는 족궐음간경足厥陰肝經을 말한다.

양명足陽明, 수양명手陽明 순서로 주류한다.

  사람의 몸은 이렇듯 대우주에서 생기를 받아들여 무형의 물리적 힘으로 경락을 통해 십이경을 하루 50회 순환한다. 따라서 인체의 각 조직은 기가 생명 활동을 유지해주는 일종의 기본 물질이라 할 수 있다.

  또한 인체를 구성하는 각 조직들은 정묘한 물질이 한 곳에 무리 지어 정상적인 생리 작용을 하도록 구성돼 있다. 그렇게 하여 생명이 유지되는 것이니 사람이 살아 있다는 것은 모두 기에 의지하고 있음을 뜻하며, 기는 생명 활동의 기본 물질인 동시에 대자연계와 만물의 기본 물질인 것이다.

  하늘과 사람은 하나의 근원으로 한 가지 기운이 조화를 이룬 것이니 사람과 대우주는 한 가지 성품을 받았다고 보며 자연은 대우주, 사람은 소우주로 각각 표현된다. 이런 관계에 놓인 대우주와 소우주는 상호 교류하면서 서로 통하도록 되어 있기에 옛 선인들은 우주의 호흡 상태와 사람의 호흡 상태를 상관지어 물이 웅덩이에 가득 차면 흘러넘쳐 떨어지는 상황에 비유해 설명하셨다.

  이렇듯 자연과 사람은 대우주와 소우주로서 상호 교류하면서 서로 통하기에 호흡 수련에서도 수련하는 사람들은 자신이 속해 있는 지형 및 기후 조건에 따라 수련과 호흡 방법이 각기 다르고 명칭도 다르다.

  인도에서는 숨, 호흡, 생명력 등을 프라나prana라고 표현하고 중동 지방에서는 프뉴마pneuma라고 표현하는데, 프뉴마는 생기를 말하기도 하지만 호흡 시 생기를 얻어 들인다는 뜻도 포함한다. 중국 도가에서는 토납법吐納法 또는 복기服氣라는 말을 사용하거나 원기를 양생한다는 표현을 쓴다. 국선도에서는 아래돌단자리 숨쉬기라 하여 숨을 고르고 돌단을 쌓는다는 표현을 쓰는데 오늘날에는 단전호흡을 해서 축기한다고들 말하며 혹자는 조식호흡이라 표현하기도 한다.

조식호흡을 하는 사람은 날숨[呼出]을 통해 기가 나가는 것을 일러 양陽이 열린다 하고 들숨[吸入]을 통해 기가 들어오는 것을 일러 음陰이 닫힌다고 말한다. 숨을 균일하게 골라 깊게 쉬도록 길들이는 조식調息에는 숨결의 높낮이[高低]와 길고 짧은[長短] 조건들이 일정하게 조화를 이뤄나가야 한다.

원래 기氣라는 한자도 진기와 원기를 분리해서 쓰도록 되어 있는데 원기가 무형무상無形無象의 성질로 있을 때는 기炁라고 표기한다. 기炁자 아래에다 점 네 개를 나란히 찍으면 불을 표현하게 되는데 이 글자는 진기[炁]를 가리킬 때 사용한다. 진기란 불[火]의 움직임에 따라 무한한 힘과 거대한 능력으로 나타나는 사물의 순수한 본질을 말한다.

호흡할 때 당기고 억제하는 행위는 육체적인 힘으로 하는 것이 아니라 밝점을 따라 정신 작용으로 행하는 것인데 이때 관념觀念에 의지해서 불이 생성되기 때문에 '관념의 불'이라고 표현한다. 수련자가 더 심도 깊은 행공을 수련하게 되면 호흡한다는 것이 부드러움과 강한 것의 마찰이며 하늘과 땅을 열고 닫는 형상임을 체지體智하게 될 것이다.

이렇게 하나하나 깊이 있게 수련하여 심도 깊은 행공으로 돌입하면 체험과 자득自得을 통해 정·기·신 삼단전에 대해 명확히 이해하고 이들 셋을 하나로 합일하기 위한 노력을 경주해야 한다. 국선도의 정·기·신 삼단 이단 단전호흡법을 무해청정無害淸淨한 심경으로 밝점을 잡고 열심히 수련하다 보면 수련자의 몸과 마음과 뜻이 대우주의 형상을 닮아가게 된다.

수련자의 몸과 마음과 뜻이 대우주의 형상을 닮게 되면 물이나 불 또는 기처럼 눈에 보이는 것도 없고 손에 잡히는 것도 없어 허무맹랑함을 느낄 수 있다. 그러나 수련자 자신은 자연과 융화되고 화합하여 우아일체宇我一體가 되면서 정신의 실행 능력이 기혈의 노쇠를 방지하는 차원으로까지 승화되어 비로소 장생長生의 비결을 느끼게 된다. 때문에 기[眞氣]는 호흡 수련을 하는 모든 행공자에게 그들이 실질적으로 소망하고 바라는 임독유통任督流通을 위해 자행타개自行打開의 문[竅]을 여는 비결인 동시에 구결이다.

기[眞氣]는 일종의 형태로 인체나 생물 안에 생명의 물질성으로 존재하면서 생물들의 삶을 도와주고 지탱해주나 양이 줄어들거나 근원이 메말라 없어지지 않는다. 우주 가운데 편만하게 차 있으니 우주란 기의 거대한 산실이라 말해도 과언이 아니다. 수련자가 기에 대해 바른 인식을 갖게 되면 일종의 객관적 존재 물질로 표현할 수도 있다.

《황제내경》에 따르면 "사람의 삶이 하늘의 명을 받음에 천지의 기가 화합했을 때 사람이라 부르며 사람이 능히 사시四時에 순응하는 삶을 산다면 천지는 부모와 같을 것이며 천지 만물의 이치를 아는 자라 칭함을 얻으리라" 하였다. 이는 자연에 순응하여

기[眞氣]가 합일되는 원리를 깨닫고 기를 운용할 줄 알아야 비로소 도의 이치에 접근할 수 있으며 천인합일의 경지에 도달할 수 있다는 교훈을 수련자들에게 주는 은어적 표현인 것이다.

이 시점에서 국선도를 수련하는 이들에게 당부하고 싶은 점이 있다. 행공할 때는 꿈속에서 움직이듯 천천히, 아주 천천히 몸놀림을 가질 것이며, 숨을 들이마실 때는 관념觀念[25]을 통해 우주에 가득 차 있는 기를 체내로 끌어당겨 아래돌단자리에서 정화시키고, 정화를 통해 축정한 기는 상정上頂 니환혈泥丸穴까지 상승할 수 있도록 충분히 축기하기 바란다.

기를 빠르게 또는 느리게 움직일 때는 밝점을 통해 관념으로 조절하면서 양 손바닥 함몰 부위에 있는 노궁혈과 열 손가락 끝부분에 있는 십선혈十宣穴과 발바닥에 있는 용천혈湧泉穴을 통해 기를 체내로 끌어들이기도 하고 밀어내기도 하는 수련도 아울러 병행해야 한다. 이런 일련의 수련을 열심히 행공할 때 수련자 자신에게 지대한 능력이 생길 것이며 정각도正覺道 단계의 어떤 행공 자세를 취하든 호흡법과 유기流氣가 정체되는 일이 없어질 것이다.

또한 수련자는 행공 도중에 움직이는 몸놀림 가운데서도 무위의 호흡에 의존하면서 온몸으로 밝의 대생명력과 하늘의 기운을 받아들이고, 그 받아들인 기운을 다시 세상으로 되돌려 방사하는

---

[25] 이 책에서 사용하는 '관념'이라는 용어는 눈을 감고 마음을 가다듬어 정관靜觀(명상)에 잠겨 어떤 대상을 바라보며 정곡正鵠을 찾는 것을 뜻한다.

방사체放射體로서 자신의 몸을 인식해야 한다.

  이런 경지에 오를 때 자신의 생명 활동이 밝빛 가운데 있게 된다. 밝빛은 우주의 전자기다. 이 밝빛과 수련자 내면에서 발생하는 전자기가 보조를 맞추고 하나로 융화되는 법을 수련한다면 고차원의 정신계로 진입할 수 있다.

  다시 이야기하지만 국선도를 수련하는 행공자 개개인이 대우주 가운데 편만한 밝의 대생명력인 하늘기운을 대량으로 흡입해 들이면서 '나는 밝빛 가운데 있고 밝빛은 내 가운데 있다'라는 참된 믿음과 확신을 가지고 행공한다면 수련자 내면에 도사리고 있던 참된 믿음의 깨달음 상태로 진입해 들어갈 수 있을 것이다.

  또한 수련자는 호흡을 통해 아주 천천히 흡입된 하늘기운이 행공하는 수련자 자신의 신체 곳곳의 혈도穴道를 통과하도록 내관념[26]을 발해서 매 호흡마다 전신 혈도로 밝의 대생명력이 통하도록 수련해야 한다. 이것이 잘 되면 수련자 전신에 산재해 있는 모공이 밝의 대생명력을 받아들이는 빨판이 되어 모공 하나하나가 우주와 기를 교환하도록 행공해야 한다.

  들숨으로 밝의 대생명력인 기를 끌어당길 때 관념을 통해 하늘기운이 행공하는 수련자의 모공과 혈도를 통과해서 수련자 체내로 들어오게 되면 흡입된 밝의 하늘기운을 아래돌단자리에서 응축시켜야 한다.

---

[26] 바른 생각을 품고 영험한 밝의 빛을 눈 감은 상태에서 마음을 가다듬어 바라보며 고요히 잠겨 있을 때 심상에 보이거나 얻어지는 참다운 깨달음을 밝점을 통해 얻어갖는 것을 말한다.

이때 응축되는 밝의 하늘기운과 수련자 내부에 쌓여 있는 내기가 전신의 팔기경八奇經과 십이경十二經 삼백육십혈三百六十穴로 주류할 수 있도록 행공으로 순환시킨 다음 아래돌단자리로 되돌아오도록 수련한다. 그다음 날숨 시 전신 혈도와 모공에 흩어져 있던 하늘기운이 우주를 향해 흩어질 때 수련자는 우주에 편만하게 산재해 있는 하늘기운과 수련자가 배출하는 기운이 혼연일체가 되도록 내관념의 힘으로 함께 배출한다.

이렇게 해야 수련자의 호흡 상태가 우주와 상통하고 있다는 믿음이 관념 가운데 밝점에 강하게 각인되고, 진정으로 천지간에 있는 밝의 참빛이 전부 수련자에게 소용된다. 이렇게 수련해야만 자연과 사람들 사이에서 참빛이 된 자의 역할을 감당할 수 있으며, 밝은 세상 가운데 참된 수련인으로 거듭나야 천인합일의 경지로 진입하게 되는 것이다.

실제로 임독과 팔기경 및 삼백육십혈에 하늘기운이 유통되어야 비로소 수련자에게 우주 운행의 모형이 이루어져간다고 말할 수 있다. 이를 상기하고 더욱 열심히 매진하는 수련인으로 거듭나길 당부하며 이제 기초 호흡으로 안내하고자 한다.

2장

국선도 기초 호흡법

국선도 기초 호흡법

국선도 호흡법의 원래 명칭은 '정精·기氣·신神 삼단三丹 이단二段 아래돌단자리 호흡법'이다. 이를 줄여 '아래돌단자리 호흡법'이라 말하며 현대인들은 더 간략하게 '단전호흡'이라 부른다.

단전호흡의 핵심은 윗돌단자리[上丹田] 기氣와 가운데돌단자리[中丹田] 신神과 아래돌단자리[下丹田] 정精의 합일을 이루는 데 있다. 밝점을 따라 의식을 아래돌단자리에 집중하여 깊이 있는 심호흡을 하면서 몸의 유연성과 근육의 강인성을 함께 배양한다. 밝점에 정신을 집중하는 수련을 하면 몸의 중심이 바로잡히고 마음이 맑고 밝아질 뿐만 아니라 '호흡', '집중', '동작' 이 세 요소가 하나로 합일되어 강건한 체력이 형성된다. 국선도는 바로 여기서부터 시작된다.

국선도에 입문하면 평안한 호흡부터 시도해야 한다. 현대인들은 경쟁 사회에서 살아남기 위해 심신이 피곤하고 스트레스가 많다. 평안한 호흡을 하려면 마음을 이완해야 한다. 수련에 처음 입문하는 사람은 가만히 누워 심호흡을 하는 것이 바람직하다.

이때 말하는 심호흡은 흉부로 깊게 하는 호흡을 말한다. 흉부 호흡을 깊게 하면 심폐 기능이 강화되고 늑간근과 횡격막근의 기능이 촉진된다. 입문자들은 아래돌단자리 숨쉬기를 하기 전에 마음과 호흡의 자세가 바로 설 때까지 기초 연습을 해야 한다. 우선 마음을 고요히 가라앉히고[調心] 숨을 균일하게 고르며 깊게 쉬는 조식[調息]을 행해야 한다.

숨이 고요해지면 심장의 고동이 순조롭고, 심장의 고동이 순조로우면 맥박이 순조로워지며, 정신이 고요한 가운데 마음이 청명해진다. 이른바 심신일여지경心身一如之境으로 들어가는 것이다. 이것을 정관靜觀(명상)의 문이라 한다.

이때 주의할 것은 숨쉬기를 할 때 호흡 간에 호식呼息, 다시 말해 내쉬는 숨을 잘 쉬면 들이마시는 숨은 저절로 이루어진다는 점이다. 초기에는 내쉬는 호식을 길게 해서 마음속 울분이나 스트레스, 욕구 불만을 많이 토해내야 한다. 호흡을 일부러 힘을 들여 하거나 애를 쓰고 하면 호흡할 때 움직이는 근육들이 경직되고 기력을 소모하게 되니 자연스럽게 호흡하면서 정성을 담은 수련이 되도록 해야 한다. 나중에 동작을 행하는 단계에 진입하더라도 호흡에 흐트러짐이 없어야 한다.

여기까지는 숨을 꼭 아랫배로 쉬겠다는 생각도 버려야 한다. 아랫배로 숨을 쉬겠다는 의도가 욕심으로 작용해서 나중에 하복부나 복부 근육에 힘을 주어 자연스럽게 수축·이완되어야 하는 횡격막근의 움직임을 방해하고 기관지나 폐첨에서 움직이는 호흡 근육들이 경직되므로 호흡 수련이 오히려 부작용을 발생시키는 상황이 된다.

먼저 아래돌단자리 위치와 아래돌단자리 숨쉬기에 대한 이해와 더불어 마음의 안정을 찾을 수 있는 조치를 선행하라. 그런 연후에 밝점에 대한 중요성을 이해하고 밝점을 심상心想에 구상화具象化시켜 바라보도록 훈련하라.

아래돌단자리 위치를 정확하게 숙지하고 마음에 안정감이 들기 시작하면 서서히 밝점을 바라보고 의식을 따라 움직이는 밝점의 이동을 스스로 체험하며 밝점을 아래돌단자리로 이동시켜 고정되도록 한다.[1]

최소한 일주일 정도 마음과 호흡의 자세가 바로 설 때까지 마음의 안정을 찾은 다음 서서히 아래돌단자리 숨쉬기로 진입하면 대자연의 힘이 모이는 인체의 아래돌단자리 정精의 자리에 돌단[蓄氣]을 쌓도록 노력해야 한다. 그런 연후에 밝점을 따라 아래돌단자리에서 의식 집중이 이뤄지도록 하면 호흡, 집중, 동작의 세 가지가 조화를 이루게 된다.

국선도 수련의 기초인 이런 세미한 법리法理들이 얼마나 중요한지는 건곤단법에 진입해서 돌단을 쌓고 밝점을 운용하며 임독자개법任督自開法에 진입하면 몸소 체득하게 될 것이다.

이때 밝점을 따라 아래돌단자리에 의식을 집중하는 한편 복직

---

[1] 밝점 운용법은 4장에서 자세히 설명할 것이다.

근을 유연하게 만들어가야 한다. 호흡과 복부의 들고나는 형태를 잘 조화시켜 상복부가 함몰되거나 아래돌단자리를 강한 힘으로 부풀려 올리는 일이 없도록 해야 한다. 밝점을 움직일 때도 호흡으로 밀거나 당기지 말고 마음이나 관념으로 움직이도록 수련해야 한다.

단전호흡을 지도하는 곳이라면 의식을 하단전에 집중하는 것이 매우 중요하다는 사실을 알고 있을 것이다. 그러나 집중하는 방법이나 집중할 수 있는 목표를 설정하지 못하고 막연히 의식을 아래돌단자리에 집중하라는 말로 지도하고 있는 것이 현실이다.

국선도에서는 예로부터 전해 내려오길 밝점을 따라 아래돌단자리에 의식을 집중하도록 지도한다. 밝점에 집중하는 능력을 강조하는 것은 자아 조절自我調節을 실천하면서 효율적인 축정蓄精이 이루어지도록 하기 위해서다.

밝점은 정신 집중을 잘하기 위한 하나의 매개체다. 밝점에 의식을 집중하는 내시內視 방법을 확실히 깨닫게 되면 선한 마음이 용천湧泉2에서 맑은 물이 솟아오르듯 서서히 솟아올라 마음에 편만遍滿해진다.

이렇게 심전선화心田善化의 길로 들어서면 과거에 스스로 해결하지 못했던 인간의 사대 욕심으로부터 발생하는 큰 문제들이 축소되기 시작하며 인간적으로 해결할 수 없다고 생각했던 부정적인 충동도 사라진다. 아래돌단자리에 고정된 밝점에 의식을 집중하

---

2 자연 호수 밑바닥에서 맑은 물을 뿜어내는 작은 샘을 말한다.

면 세상을 살아가면서 거칠어진 호흡이 균등해지고 깊어지면서 마음이 차분하게 변화한다. 수련이 더 깊어지면 밝점에 집중된 의식이 호흡을 끌어들이는 역할을 한다는 것도 체험하게 된다.

밝점에 집중시키는 의식이 활성화되면 점點이 선線을 만들고 선이 궤도軌道를 형성하는 과정을 체험하게 된다. 이때 생각은 있는 듯 없는 듯 텅 빈 듯한 상태가 되고, 복부의 들고남이 무의식적으로 자연스럽게 밝점을 따라 이루어지면서 안정감 있게 심호흡을 유지한다. 그런 상태로 행공을 계속 반복해나간다.

생각이 있는 듯 없는 듯 텅 빈 듯한 무심의 상태란 수면에 들기 직전의 상태와 비슷하다. 멍하니 생각 없이 어느 한 곳을 응시할 때의 상태와도 같다. 이런 상태를 유지할 수 있어야 하며 텅 빈 생각 가운데 들숨과 날숨의 길이가 길어지도록 행공해야 한다.

밝점에 의식이 집중되고 의식과 밝점이 하나로 합일되어 밝점이 의식 집중점이고 의식 집중점이 밝점임을 깨닫고 느껴야 한다.

우리가 통상적으로 알고 있는 집중과 여기서 말하는 의식 집중은 의미가 조금 다르다. 의식 집중이란 자기 성찰과 사유 능력이 포함된 것을 말한다. 밝점에 집중하는 능력을 함양하는 것은 아무것도 없는 가운데 일기一氣를 일으키게 하는 힘의 근원 자리로 마음의 원천인 뇌의 사고를 쉬게 하며 비우기 위해서다. 이렇게 밝점에 관념을 집중하면 정관靜觀으로 인도된다.

밝점의 인도를 따라 고요히 호흡을 가다듬다 보면 들숨[吸入]과 날숨[呼出] 때 밝점이 숨의 첫머리에서 호흡을 인도하는 첨병이 되고 호흡에 따라 정신 작용도 함께 감응하게 된다.

이렇게 호흡하기 시작하면 거칠어졌던 호흡이 고요히 가라앉으며 기가 순화純化되기 시작한다. 들숨 때는 폐의 전량을 사용하여 많은 양의 공기를 흡입한다는 생각을 갖고, 날숨 때는 몸 안의 탁하고 더러운 기운을 밖으로 내보낸다는 생각을 가지면서 수련자 스스로 잠재의식 속에 각인하는 것이 좋다.

이때 심호흡을 밝점이 있는 아래돌단자리까지 유도하기 전에 선행해야 할 것이 있으니 바로 양방괄약근兩傍活約筋을 당겼다 푸는 연습이다. 호흡과 양방괄약근의 조화가 단전호흡에서 상당히 중요하다는 것을 반드시 유념해야 한다. 양방괄약근을 안으로 바짝 끌어당기면서 들숨을 하게 되면 자신도 모르는 사이에 호흡이 깊게 이루어짐을 느끼게 될 것이다. 호흡이 깊게 이루어질 때 호흡의 높낮이와 장단長短을 일정하게 유지해야 한다. 천천히 배꼽 아래 부분을 중심점으로 삼아 충분히 들이마시고 완전히 토하기를 반복한다.

숨을 뱉어낼 때도 밝점은 아랫배에 끌어내린 상태여야 한다. 밝점을 바라보는 관념은 하복부 아래돌단자리에 있어야 한다. 숨을 들이마실 때도 가슴이 넘실거리지 않도록 주의해야 한다. 밝점을 중심점으로 삼아 기[3]가 저절로 아래돌단자리에 모여드는 현

---

[3] 기氣가 무엇인지 누구도 한마디로 표현하기 어렵겠지만 어렴풋이 알고 있을 것이다. 통상적으로 알고 있는 기란 신체와 정신 건강에 필수적인 생명의 힘이자 사람이 활동하는 힘 또는 활동하는 기운이다. 국선도에서 말하는 기는 사람이 선천적으로 가지고 태어나는 원정元精이자 생기와 원기의 혼합으로 삶을 유지하는 원동력이며 신체 전신에 산재해서 신체 기능과 체세포를 유지시키는 활력이다. 1장을 참고하라.

상을 체감해야 한다. 호흡할 때 통상적으로 공기를 흡입하면 공기는 허파[肺]로 들어가 열熱이 발생하게 된다. 발생한 열은 신장으로 전이되면서 납기納氣된다. 신장에 품고 있는 기에 열이 전이되면서 신장의 찬 기운은 위로 올라간다. 또한 심폐에서 발생한 화기火氣는 신장으로 전이되어 아래를 따뜻하게 만들어준다. 이 따뜻한 기운을 밝점이 있는 아래돌단자리까지 전이되도록 행공해야 한다. 이때부터 단화기丹火氣가 생성되며 아래돌단자리를 따뜻하게 만들어준다. 이를 일러 수승화강水昇火降이라 한다. 수승화강이 인체 내에서 잘 이루어져야만 극치적 체력으로 가는 지름길이 되기에 아래돌단자리로 호흡할 때 저절로 아래돌단자리의 들고남이 이루어지도록 해야 하며 밝점은 절대 배꼽 위로 상승하지 않도록 주의해야 한다.

아래돌단자리의 들고나는 형상이 이루어지기 시작하면 인체에서 또 하나의 심장 역할을 하는 곳이 아래돌단자리임을 깨닫게 된다. 아래돌단자리에 모이는 기가 복압을 높여줘서 복강 안에 정체되어 천천히 흐르거나 막혀 있는 울혈을 밀어내주는 역할을 하기 때문이다. 즉 단전호흡을 하면 천천히 흐르거나 정체되어 막혀 있던 혈액이 빠르게 심장으로 흘러든다.

따라서 아래돌단자리 호흡이 제자리를 잡게 되면 청신淸新한 기혈氣血이 온몸으로 활기차게 유주하여 육체가 강건해지고 신체의 중심인 아래돌단자리의 정精이 힘의 원천이 된다는 사실을 자각하게 될 것이다.

이렇듯 체험을 통해 자증自證해나가는 수련이 바로 국선도다.

설說보다는 능能을, 능能보다는 각覺을 중시하며 체험과 자증을 통해 체지체능 해나가야 하는 수련이 바로 국선도임을 명심해야 할 것이다.

국선도에 입문해서 아래돌단자리 호흡을 시작하는 대부분의 사람들은 복직근이 경직되어 있다. 따라서 밝점을 따라 의식이 집중된다 해도 아래돌단자리를 찾는 일이 쉽지 않다. 또한 지금까지 살아오면서 고착된 버릇이나 습관으로 인해 아래돌단자리만 움직이기는 더욱 쉽지 않다.

이때는 손가락 하나를 아래돌단자리 표피에 대는 물리적 방법을 사용하라. 밝점이 손가락을 댄 하복부下腹部 뒤쪽에 고착되어 있다는 관념을 가지고 밝점을 따라 의식을 한 곳에 집중하면 숨쉬기에 맞춰 아래돌단자리를 움직이기가 한결 수월해질 것이다.

이런 훈련을 통해 수련자는 마음의 작용에 따라 기가 흐른다는 것을 알게 된다. 또한 호흡을 하면 체내에서 수승화강 작용이 일어나 내적으로 기의 흐름이 조화를 이룬다는 것을 체험하게 된다. 이때부터 "마음은 생각을 담는 그릇이요, 살아 움직이는 힘이며, 아래돌단자리 숨쉬기가 생명을 잇는 통로"라는 사실을 익혀 나가게 될 것이다. 이 깨달음의 토대 위에 바로 설 때 비로소 국선도 기초 호흡이 얼마나 중요한지를 깨닫게 된다.

이렇게 기초 호흡을 익히다 보면 아래돌단자리에서 힘의 실체를 느끼게 된다. 이때 느껴지는 힘은 사람이 세상에 태어날 때부터 가지고 있던 원정元精이다. 이 원정은 아래돌단자리 호흡에 의해서만 체내에서 기화氣化된다. 숨을 고르는 일은 얼[靈]의 앉을 자리를 닦는 일이고, 얼이 앉을 자리를 잡은 후에야 도道가 이루어진다. 숨을 깊고 고르게 쉬는 데는 반드시 정성이 필요하며, 얼의 앉을 자리를 닦는다는 것은 바로 도에 입문入門하는 길로서 무도武道나 예도藝道가 다 여기서 비롯한다.

지금까지 기초 호흡을 자세히 설명한 것은 국선도를 정상적으로 배운 지도자로부터 전수받았을 때의 순항을 의미한다. 그러나 수련자가 욕심을 내서 아래돌단자리 하단부까지 기운을 끌어내리겠다는 생각으로 무리한 힘을 주게 되면 문제가 발생한다. 아래돌단자리에 과한 힘을 주면서 숨을 끌어들이면 갑자기 밀어닥치는 힘 때문에 복압腹壓이 높아지고, 무리한 기운이 아래돌단자리로 쏠림과 함께 오장육부로 차가운 기운冷氣이 몰리게 된다. 그러면 뱃속에 있는 묵은 적積과 차가운 기운이 복부 안에서 서로 충돌하여 뱃속이 흔들리는 듯하거나 심한 복통이 유발된다.

명치 아래 부분이 늑골을 따라 아픈 증상을 보이는 것도 또 하나의 병폐다. 이는 아래돌단자리에서 힘의 실체를 느껴보려는 욕심에 의해 부드럽고 순조롭게 움직여야 할 횡격막이 경직되면서 오는 통증이다. 원래 횡격막은 횡격막 신경의 지배를 받아 신축伸縮과 이완弛緩을 반복하면서 폐장의 호흡 작용을 도와주는데, 갑자기 몰려드는 힘에 의해 아래쪽에 있는 비장과 좌우 신장, 위장, 간장, 담을 자극하여 통증이 유발되는 것이다. 또한 기관지나 폐첨에서 움직이는 호흡 근육들이 경직되면서 생기는 통증도 있다.

국선도 숨쉬기는 아래돌단자리에 밝점을 두고 그 점에 집중하면서 숨쉬기를 하여 아래돌단자리가 저절로 들고날 수 있어야 한다. 이 '저절로 되는 호흡'이 화창하고 따스한 기운을 만들고 이 '화창하고 따스한 기운'이 기화氣化 현상을 일으키며 조화제작造化製作으로 연결되는 것이 국선도 호흡의 비결이다.

여기까지 안내를 가지고 수련에 임했다면 이제는 일체의 잡념을 떨쳐버리고 몸을 이완하여 기혈 순환에 방해되는 요소들을 없애도록 노력해야 한다. 마음이 고요하여 동요가 일지 않게 할 것이며 저절로 되는 호흡이 이루어지도록 노력해야 한다.

국선도 아래돌단자리 숨쉬기에서 한 가지 유념할 것이 있으니, 날숨[呼出]을 먼저 다스려야 한다는 점이다. 날숨 뒤에는 반드시 들숨[吸入]이 오게 되어 있으니 날숨부터 가늘고 길게 부드럽게 정성껏 내쉰다면 들숨은 절로 이루어진다. 날숨을 잘 행하라 하는 것은 천리天理를 따르는 순리로 옛 조사님들께서 말씀하신 데서 기인한 것이다.

본시 사람이 태아로 모체 내에 있을 때에는 임독任督 두 맥이 부드럽고 맑게 통해 있어 모태母胎가 선천원기先天元氣의 근원 자리가 된다. 그런데 아기가 태외胎外로 출생하면서 선천원기의 근원으로부터 분리되고 좌우 심방心房 사이에 존재하는 난원공卵圓孔이라는 공혈孔穴이 폐쇄되면서 첫 울음을 터트리게 된다. 이때 터트리는 첫 울음이 바로 날숨이다. 사람이 세상에 태어나 최초의 폐호흡에 진입하게 되는 것이 바로 날숨이니, 날숨부터 잘 행하라고 언급한 것이다.

어린 유아들의 잠든 모습, 특히 복부의 움직임을 보면 저절로 단전호흡을 하고 있는 모습을 볼 수 있다. 배꼽 아래쪽이 움직이지만 무리하게 힘을 주거나 의식적으로 복부의 모양을 만들지 않고 무의식적으로 저절로 이루어지며 힘을 주지 않는 아래돌단자리 호흡의 정석을 보게 된다. 유아들은 어른들처럼 아랫배를 내밀려는 욕심으로 기氣를 쓰지도 않으면서 저절로 되는 호흡에 의지한 상태로 모든 걸 맡긴다. 무엇을 하겠다는 욕심 없는 마음에서 이루어지는 호흡, 이것이 아래돌단자리 기초 호흡의 진수眞髓라 할 것이다.

아래돌단자리에 대해 어느 정도 숙지하고 아래돌단자리 호흡이 시작되었다면 처음에는 누워서 편안하게 마음의 안정을 찾다가, 서거나 앉은 자세에서 아래돌단자리 호흡을 해보라. 어떤 자세를 취하든 독자적으로 내관념의 힘을 배양해야 한다.

내관념의 힘을 배양해야 하는 이유를 굳이 설명하자면 마음을 한 곳으로 집중하기 위해서다. 마음을 적정寂靜 상태로 유도해서 자신의 마음속에 바라는 것들의 실상實像을 기대하고 정성 들여 이루어지는 실상을 바라보며 다 이루어진다는 신념信念 속으로 자신을 침잠시킨다. 내관념의 힘을 배양하라는 말은 어느 한 곳을 뚫어지게 힘들여 바라보라는 뜻이 아니다.

이때부터는 아래돌단자리 호흡에 재미를 붙여야 한다. 옛 선인들은 "수재秀才는 노력하는 사람을 못 따라가고 노력하는 사람은 재미를 느끼며 수련하는 이를 못 따라간다. 마지못해 또는 육신의 병고를 물리치려는 생각으로 하는 수련보다 아래돌단자리 호흡에 재미를 느끼는 것이 수련의 지름길이다"라고 하셨.

의식은 항상 밝점과 함께 아래돌단자리에 고정시켜 마음의 흔들림이 없어야 한다. 잡념으로 인해 감정이나 기분이 변화되고 기운의 흐름이 바뀌면 안 된다. 항상 대자연의 품에 안겨 있는 듯 평안함을 느껴야 한다. 이런 때가 오면 호흡 조절이 원활해지고 마음이 절로 평안해지기 시작할 것이다.

대략 3~7일 정도 기초 호흡에 치중하여 지루하다는 생각을 버리고 행공에 전념해야 한다. 마음은 항상 밝처럼 밝고 공정하게 만들어가야 한다. 밝이 마음을 밝히므로 마음에 쌓여 있는 시기, 질투, 미움, 애증 같은 어두운 그늘을 쫓아버리고 수련의 기초를 공고히 세워야 한다. 더불어 밝을 받아 체내에 그 참빛[眞光]을 깊이 운행하도록 한다. 국선도 최종 수행이 무위無爲의 호흡이자 진리의 법을 수행해나가는 것임을 명심하고 예로부터 전해 내려오는 우리 민족의 호칭 '밝백성', '밝겨레'의 참뜻을 찾는 수련자가 되어야 한다.

초보 단계의 기초 호흡에 입문한 수련자는 쉬지 말고 열심히 수련에 임하되 수련 시간에만 호흡하지 말고 수목樹木이 있고 공기가 맑은 곳에서는 언제나 아래돌단자리 호흡을 하며 생활의 단전호흡이 자리 잡히도록 해야 할 것이다.

모든 수련자는 기초 수련에 큰 비중을 두어야 한다. 기초가 튼튼하지 못하면 크고 높은 건물을 세울 수 없다. 국선도 아래돌단자리 호흡도 정확한 기초 호흡을 배우지 못하고 인위적인 힘으로 아래돌단자리라 불리는 호흡을 하게 되면 나중에 큰 진전이 없음은 물론이거니와 수승화강이 안 되고 화기가 가슴에 스며들어 뭉쳐서 울기되는 사례가 발생할 수 있다.

울기가 시작되면 처음엔 아무 고통도 없으나 열심을 내어 수련

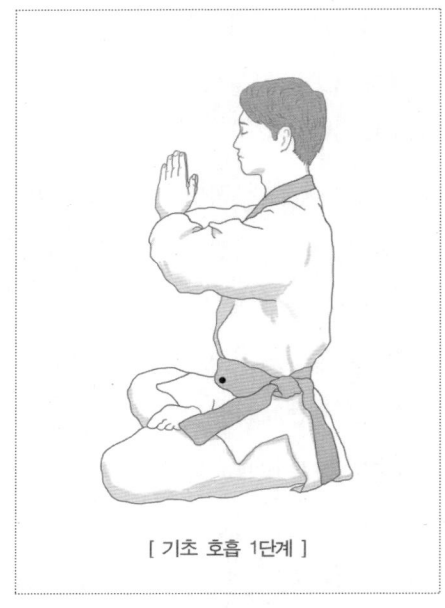
[기초 호흡 1단계]

할수록 흉비胸痺[4]가 발생하게 된다. 호흡할 때 흡기吸氣가 깊이 내려가지 않으며 소화가 잘 안 되고 명치 밑이 무거운 듯한 증상이 나타난다. 이런 증상을 끌어안고 언젠가는 괜찮아지겠지 하는 마음으로 더욱 열심히 행공하는 수련인은 호흡 수련의 진전도 없고 결흉結胸[5]으로 인해 몸을 망치게 되며 10년을 하루같이 내던 열심熱心도 물거품으로 사라지는 예가 허다하다.

이렇게 되는 이유는 기초 호흡을 올바르게 지도하는 스승을 만나지 못한 결과요, 수련하는 자신의 고집과 열심 그 두 가지가 화禍를 불러들인 결과다. 이런 문제점을 안고 있는 수련자는 남에게 말도 못하고 끙끙 아파하며 도가 서적들을 섭렵하고 자신의 병을 치료하려고 애쓰게 된다.

문제는 여기서 발생한다. 도가 서적들을 탐독하면 머릿속에 그려지는 그림이 많아 지적 수준이 올라간 듯 여겨지지만 실제로 자

---

[4] 호흡 수련만 하면 가슴이 빠개질 것 같은 통증이 느껴지며 답답한 것이 협심증 비슷한 증상을 말한다.
[5] 흉비보다 더욱 심각한 증상을 말한다.

신의 육신에 깃들여진 울가나 흉비나 결흉의 병인은 알지도 못하고 치료하지도 못한다. 현세에서는 이를 통칭하여 기체氣滯라고 표현한다. 가슴에 차 있는 화기와 그릇된 열심으로 인해 기도氣道가 고르지 못하고 호흡 근육들이 경직되어 발생하는 통증으로 인한 마음의 상처와 긴 세월을 허비한 공허한 마음까지 더해지면

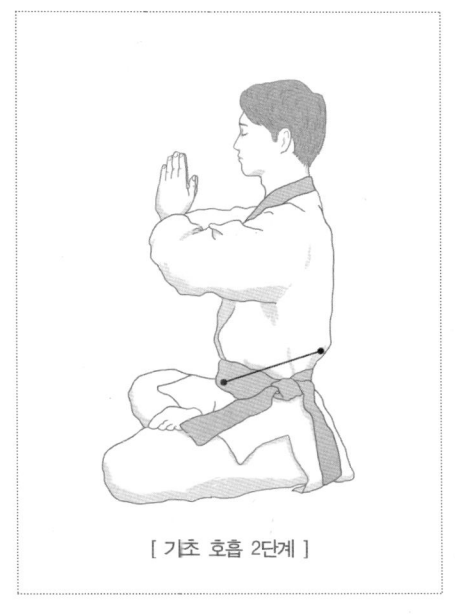

[기초 호흡 2단계]

사람이 황폐해지다 못해 정신적인 문제까지 발생하게 된다. 이런 사례를 허다하게 본 필자로서 제일 안타까워하는 문제가 바로 이것이다.

기초 호흡 1단계에서는 밝점을 좀 더 확실하게 구상화시키도록 해야 한다. 아래돌단자리에 고착시키는 밝점에 의식을 집중하는 능력을 키우기 위해 눈을 감고 마음을 가다듬어 생각에 잠겨 점을 바라보는 훈련을 계속하여 집중 능력을 키우도록 해야 한다.

기초 호흡 2단계에서는 먼저 아래돌단자리로 정확하게 호흡하고 있는지 점검하고, 효율적인 축기를 위해 아래돌단자리로 흡식吸息할 때는 밝점이 배 표면까지 나온다는 생각으로 흡입해야 한다. 호출할 때도 등허리까지 밝점이 이동하도록 해야 한다. 아랫배에

힘을 많이 주면 안 된다. 배 모양이나 힘으로 밝점을 이동시키는 것이 아니라 마음을 내려 관념으로 밝점을 이동시켜야 한다. 이때 중요한 것은 밝점의 이동을 구상화시킨 선을 따라 실제로 밝점의 이동과 아래돌단자리의 감각이 일치되도록 해야 한다는 점이다.

호식呼息할 때는 밝점이 등 쪽으로 향하는데 중간 부분에서 멈춰서는 일이 없도록 끝까지 가서 의식이 머물도록 한다. 그리고 다시 흡식을 하면서 밝점이 배 표면까지 나오도록 한다. 자연스럽게 호출을 잘해야 흡식이 절로 이루어진다. 관념으로 항상 밝점의 전후 이동을 잘 호위하면서 아래돌단자리에 강한 힘을 주지 않도록 주의하라.

관념으로 밝점의 구상이 잘 이루어지지 않으면 밝점을 코끝에 있다고 생각하라. 코끝을 바라보다 코끝에 심안心眼의 밝점이 보이면 이 점을 인당印堂까지 올렸다가 코끝으로 다시 내리고, 코끝에서 배꼽으로 내렸다가 다시 아래돌단자리로 끌어내리며 심안의 선을 만들어보라.

밝점을 따라 관념으로 호흡하는 가운데 기의 통로를 가상 설정하고 수련에 임하되 점차적으로 내관념 가운데 기의 흐름이 자연스럽게 이루어지도록 해야 한다. 그리고 원정元精을 일깨워 원기元氣가 되도록 행공하면 기가 원정 안에 존재함을 실제로 느끼게 되고 기력氣力이 절로 생성되며 후천진기後天眞氣의 조화제작을 체험하게 될 것이다.

반복해서 말하지만 아래돌단자리 호흡을 하면서 천기를 흡입할 때는 밝점이 하복부 표면의 관원혈關元穴까지 오게 하고 호출할 때는 등의 명문혈命門穴까지 가도록 마음으로 밝점을 이동시켜야 한다. 이때 복부에 힘을 주면 안 되고 배의 모양으로만 밝점을 이동하는 것이 아니라 마음을 내려 마음으로 밝점을 이동시켜야 한다. 매 호흡 때마다 이를 반복하면서 수련자 스스로 마음으로 밝점의 이동 경로를 간단하게 그림으로 그려서 생각이 아닌 실제로 밝점의 이동과 아래돌단자리의 느낌 및 감각이 일치하도록 해야 한다.

이렇게 기초 호흡법에 충실하고 아래돌단자리에서 밝점을 핵으로 삼아 의식 집중을 하는 일이 잘 이루어지면 아랫배의 들고나는 형태가 잡히면서 경직된 복직근에 의한 상복부의 움직임 폭이 점차 좁아지면서 아래돌단자리만 자연스럽게 부풀어 오르게 된다.

옛날 대장간에서 화덕에 풀무질하던 모습처럼 전후 대각선으로 움직임의 형태를 마음속에 형상화하면서, 들숨 때는 명문혈로 자연지기가 흡취되어 들어오고 날숨 때는 체내에 있던 탁기濁氣와 사기邪氣가 배출된다는 상념想念을 가지고 아래돌단자리 숨 고르기를 하라. 호흡이 깊어지면서 횡격막의 상하 진폭이 점차 자연스럽게 넓어질 것이다.

단전호흡을 수련하는 이들은 비수련자보다 횡격막의 진폭이 4~6㎝ 정도 넓게 상하로 움직인다. 비수련자는 횡격막의 진폭이 2~3㎝를 넘지 못하고 폐활량도 대체로 공기를 흡입했을 경우 300~500cc의 공기량을 넘는 이가 별로 없다. 횡격막의 진폭이 1㎝ 하향하면 공기의 흡입량도 300cc가량 더 흡입된다고 하니 단전호흡을 수련하는 사람은 비수련자보다 한 들숨에 약 600~900cc 정도의 공기를 더 많이 흡입하는 것이다.

산소의 흡입량이 많아지면 신체 내의 혈액에도 산소 농도가 높아지고 산소 공급이 원활해져서 체내에서 사용하고 남은 산소의 잉여분이 생기게 된다. 이 잉여분의 산소는 체외로 배출되는 것이 아니라 체내에 필요 없는 지방질을 연소시켜줄 뿐만 아니라 혈관에 접착되어 있는 불순물(지방질과 콜레스테롤)을 연소시켜준다. 따라서 성인병을 예방하고 지방간 치료에도 큰 도움이 된다.

이때 밝점에 잘 집중하지 못하거나 정신 집중이 잘 안 되는 자, 뇌혈관이 평균치보다 얇은 자, 지방이나 콜레스테롤이 혈관 벽에 많이 접착되어 있는 자, 스트레스를 심하게 받거나 알코올 중독성이 잠재적으로 있는 자들은 두통을 겪는 예가 많다. 이 경우에는 체내에 산소가 충분히 공급될 때까지 자연치유능력에 의지하여 행공을 열심히 해야 한다. 자신의 몸에서 일어나는 기운의 흐름을 따르며 감정에 치우치지 말고 마음이 하단전에 고착되고 중심이 잡힐 때까지 인내하며 수련하는 것이 현명한 방법이다.

우리는 통상 격렬한 운동이 체내의 지방을 연소시키고 근육질의 신체를 만들어준다고 생각한다. 그러나 인체는 운동이 격렬할수록 더 많은 양의 산소를 필요로 한다. 산소 소모량이 많아지니 지방질 연소에 필요한 산소의 잉여분이 줄어드는 상황이 된다. 격렬한 운동을 장시간 계속하게 되면 오히려 체내에서 활성산소가 발생하고 노화 물질인 리보후스진이 생성된다. 리보후스진은 성인병의 발생 원인이기도 하다. 뇌세포만이라도 젊으면 활성산소의 피해를 줄일 수 있으나 뇌세포를 젊고 활력 있게 만들어주는 방법을 모르기 때문에 성인병에 시달리게 되는 것이다.

체내에 산소가 부족하면 통증, 염증, 마비 또는 두통과 상습적인 피로, 호흡 장애 등이 유발된다. 협심증 같은 심장 질환이 있는 사람들은 체내에 산소가 부족하면 심근경색으로 발전하여 생명을 잃을 수도 있다. 인체에서 병을 발생시키는 모든 원인을 정밀하게 분석하면 산소 부족에서 오는 질병이 대부분이라 해도 과언이 아니다.

우리 조상들은 이런 면에서 참으로 지혜로웠다. 아래돌단자리 숨쉬기를 통해 체내에 다량의 산소를 유입하서 뇌가 필요로 하는 산소를 충분히 공급해주었으니 말이다. 충분한 산소량으로 뇌세포를 활성화시키고 혈액 순환에 방해되는 지방질과 콜레스테롤을 연소시켜 뇌세포를 계속 젊게 유지시킨 것이다.

아래돌단자리 숨쉬기를 하면 횡격막의 진폭이 넓게 작용하여 오장육부의 상하 운동이 절로 되면서 자연스럽게 내장을 마사지하는 작용도 해주게 된다. 따라서 단전호흡을 잘하면 오장육부가 강건해지는 것은 물론이요, 자연치유능력이 극대화되어 신체의 강건함이 유지된다.

인체에서 자연치유능력을 주관하는 것은 간뇌다. 간뇌는 내장이나 혈관의 활동을 주장하는 자율신경의 중추다. 자율신경은 교감 신경과 부교감 신경으로 나뉘어 있으며 오장육부를 지배한다. 자율신경은 척추 내측을 타고 내려오다가 횡격막근에 걸려 있다. 여기서 우리 체내에서 오직 횡격막만 불수의근[6]이자 수의근이라

---

[6] 의지와 관계없이 자율적으로 움직이는 근육.

는 사실을 유념하라. 수련자가 아래돌단자리 호흡을 통해서 횡격막을 충분히 운동시켜줄 때 자율신경을 자극하게 되고 자연치유 능력을 활성화하며 극대화하는 것이다. 더불어 교감 신경과 부교감 신경의 활발한 활성화로 긴장과 이완 운동이 반복적으로 활발해져 모든 장기와 전신에 활력이 넘치게 된다.

아래돌단자리 숨쉬기를 하는 가운데 아래돌단자리에 기가 모이고 흩어지는 상황이 반복적으로 이루어지면 복압이 높아져 복강 안에서 정체되거나 울혈돼 있는 혈액의 순환이 원활해지고 신속해지는 까닭에 말초까지 혈액이 풍부하게 공급된다. 체세포의 노화도 지연되고 육체의 활력이 증진되어 수련하는 사람을 활동적으로 탈바꿈하게 만든다.

기초적인 아래돌단자리 호흡을 잘하려면 우주의 기가 명문혈로 들어온다는 생각을 갖고 관원혈까지 밀어준 다음 안쪽을 향해 약간 구부러질 때까지 숨을 들이마신 다음 잠시 멈추는 듯하다가 내쉰다. 이때 탁기와 더불어 사기가 외부로 배출된다는 생각을 하면서 하복부를 등허리 쪽으로 끌어당겨야 한다. 너무 강하게 하지 말고 자연스럽게 하되 날숨에 의해 기의 흐름이 안쪽으로 구부러지도록 반복하라. 의식을 실은 밝점은 명문혈로 들어오는 자연지기自然之氣의 시초에 두고 행공하면서 호흡 중간에 멈추는 듯해야 한다.

'호흡 중간에 멈추는 듯하다'라는 표현이 뜻하는 바는 바로 이단二段 호흡이다. 아래돌단자리 심호흡을 할 때 중간에 잠시 자연스럽게 호흡을 정지하는 것을 일러 이단 호흡이라 말하는데 잘못 해석하는 일이 왕왕 있어 세밀히 기술하려 한다.

호흡 중간[呼吸之中間]이란 말은 숨을 내쉴 때의 정 중간을 말하는 것이 아니다. 들숨과 날숨, 다시 말해 흡입吸入과 호출呼出의 가운데란 뜻이다. 숨을 정지하여 멈추는 것이 아니라 들숨과 날숨 때 폐의 기능이 납기納氣하여 축기蓄氣되도록 하는 신腎의 기능으로 전이될 때까지 잠시 멈추라는 뜻이다.

주의할 것은 숨쉬기를 할 때 들숨이 끝났다고 기도氣道를 꼭 닫고 참으면 안 된다. 기도는 열어놓은 채 하늘기운이 계속 침잠해 들어와 땅기운과 만나 두 기[二氣]가 서로 어우러지게 해야 한다. 날숨 때도 날숨이 끝났다고 기도를 꼭 막는 것이 아니다. 날숨이 끝날 무렵부터 관념은 계속 땅기운을 끌어들여 아래돌단자리에 머물도록 해야 한다.

관념으로 기의 흐름을 낚싯바늘 두 개를 맞대놓은 것처럼 운용하면서 원정元精을 자극하여 신장에서 잠재숙면하고 있던 선천지기가 깨어 일어나도록 수련해야 한다. 그래서 원정元精이 아래돌단자리 호흡에 의해 기체화氣體化되도록 조화제작하며, 더 나아가 이것이 생체열로 변화되도록 행공해야 한다.

그래야만 원정 안에 있는 기의 실체를 느끼게 되고, 기력이 호흡에 의해 생성되는 행공이 될 것이다. 여기까지 행공한 수련자는 긍정적 마인드를 가지고 수련에 열중하되 수련자 스스로 마음속에 생각하는 모든 것이 추상적 관념이나 표상으로 끝나는 것이 아니라 반드시 구체적인 물질과 상황으로 변환되어 자신의 육체 가운데 명백하게 나타나 실제 작용으로 환원된다는 사실을 명심하고 마음에 각인해야 한다.

 더불어 체내의 정精이 순화되지 않으면 원기元氣가 발생하지 않고 원기가 발생하지 않으면 축정蓄精이 되지 않는다는 점을 기억하라. 축정이 되지 않으면 축기蓄氣를 할 수 없고 축기가 안 되면 원정元精을 기체화할 수 없다. 원정을 기체화할 수 없으니 생체열이 생성되지 않는다. 생체열이 생성되지 않으면 원정 안에 갇혀 있는 기의 실체를 느끼지 못하게 된다. 낚싯바늘 호흡을 터득하면 기의 실체를 느낄 수 있다. 생체열 등으로 나타나는 기의 실체를 느껴야 정이 순화되어 돌단을 쌓는 기초 호흡법이 이루어졌다고 할 수 있다.

 호흡을 통한 오장육부의 상하 운동과 동작을 통한 기혈순환유통법(준비운동 및 정리운동)을 하면 근육에서 열이 만들어진다. 이들 열에너지는 혈액에 의해 온몸의 세포 곳곳에 분배된다. 국선도의 모든 몸동작은 근육 운동이 아니다. 아래돌단자리 호흡과 함께 관념 집중을 심도 깊게 하면서 육체의 굴신 동작을 행하며 인체 관절 가운데 움직임이 거의 없는 근육을 움직여주도록 구성돼 있다.

 움직임이 거의 없는 섬유관절 가운데 요골橈骨[7]과 척골尺骨,[8] 비골腓骨[9]과 경골脛骨[10] 사이에 있는 관절 운동도 미세하게 시켜준다. 또한 연골관절 가운데 늑골肋骨과 흉골胸骨을 연결시켜주는 연

---

[7] 엄지로 연결된 팔뼈.
[8] 소지로 이어진 팔뼈.
[9] 종아리뼈 가는 것.
[10] 종아리뼈 굵은 것.

골에 자극을 줌으로써 이들 관절의 탄력성을 키워주며 윤활관절의 윤활액潤滑液이 부드럽게 순환되도록 도와준다. 더불어 이들 관절에 보급되는 영양에 지장을 초래하는 모든 요소를 차단하는 역할도 해준다.

국선도에서 취하는 모든 동작은 윤활관절에 긴장과 이완 효과를 반복적

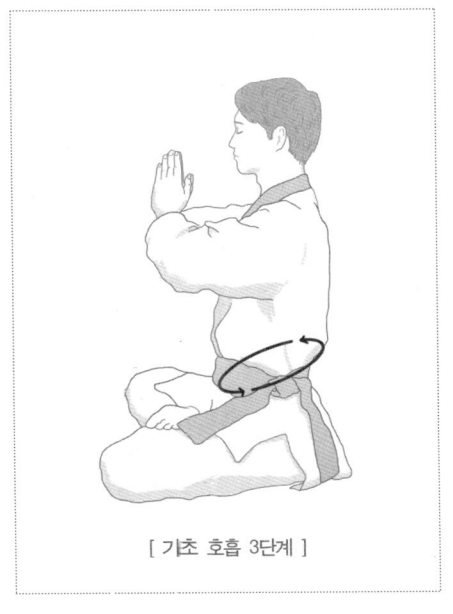

[기초 호흡 3단계]

으로 취함으로써 관절주머니나 연골의 노쇠를 방지하는 효과가 있다. 또 관절의 각도 운동 가운데 굽히거나 펴고, 벌리거나 좁히는 상반된 두 쌍의 서로 다른 각도를 가진 다른 축에서 움직이는 운동을 통해 연골막軟骨膜을 강건케 한다.

그리고 심호흡을 하면 늑간근과 늑골이 벌어져 폐활량을 최대한 활용하여 산소의 수급량이 보통 사람들보다 많아진다. 흡입한 많은 양의 산소는 지방, 콜레스테롤, 불필요한 노폐물 등을 태워버리고 혈액을 정화시켜 암과 같은 질병을 예방한다. 또한 날숨 시에는 노폐물인 이산화탄소와 일산화탄소, 휘발성 유해물을 폐에서 다량으로 방출한다.

기초 호흡 3단계까지 수련한 행공자는 아래돌단자리 숨쉬기를 통

해 수승화강 작용을 느끼게 될 것이다. 그 첫 징후가 바로 아랫배에서 더운 기운, 열기를 느끼는 것이다. 혹시 이를 느끼지 못한 수련자는 이제부터 설명하는 호흡법을 주의 깊게 실행해보라.

기초 호흡 3단계는 일명 '낚싯바늘 호흡'이다. 기의 흐름이 낚싯바늘 두 개를 포개놓은 것 같아서 '낚싯바늘 호흡'이라 이름을 붙였다. 관념觀念으로 기를 순화시키지 못하고 아래돌단자리에 더운 기운이 생성되는 것을 느끼지 못한 행공자는 밝점을 기준점으로 삼아 의식을 아래돌단자리에 잘 고정시켜야 한다. 이때 숨 고르기를 하면서 심호흡을 하되 관념으로는 아래돌단자리에 있는 원정을 압박하면서 응축시켜야 한다. 마치 태양 주변을 궤도 따라 도는 행성처럼 하늘기운을 유도해 들인다는 생각을 가지고 명문혈로 외기外氣를 진입시켜라. 단 아래돌단자리가 경직되지 않도록 이완해야 한다.

명문혈로 진입한 기를 돌단자리에서 회전시키고 응축하면서 원정에 압박을 가해 두 기운이 하나로 융화되도록 의식을 집중하면 힘이 생성된다. 이때 압박받던 원정에서 원기가 서서히 분리되도록 짜인 것이 기초 호흡의 마지막 비결이다.

분리되는 원기에 아래돌단자리 숨쉬기를 통해 진입해 들어오는 맑고 깨끗한 산소를 계속 보내주면 아래돌단자리에 더운 기운이 생성된다. 이 더운 기운이 열로 변화하게 되는데 이를 일러 생체열生體熱, 양화기陽火氣 또는 단화열丹火熱이라 한다. 요즘은 더 줄여 단열丹熱이라고 표현한다.

이때의 행공법을 좀 더 자세히 설명하면 다음과 같다. 숨을 들이

마실 때는 하늘기운이 밝점을 따라 명문혈로 진입해 들어온다는 관념을 갖고 아래돌단자리 중앙 부위에 달걀의 노른자 모양으로 기를 응축시킨다. 또한 숨을 내쉴 때는 응축시켰던 기를 풀어주면서 원정이 있는 아래돌단자리에 기의 이합집산이 원활하게 이루어지도록 한다. 기가 아래돌단자리에 모일 때는 원

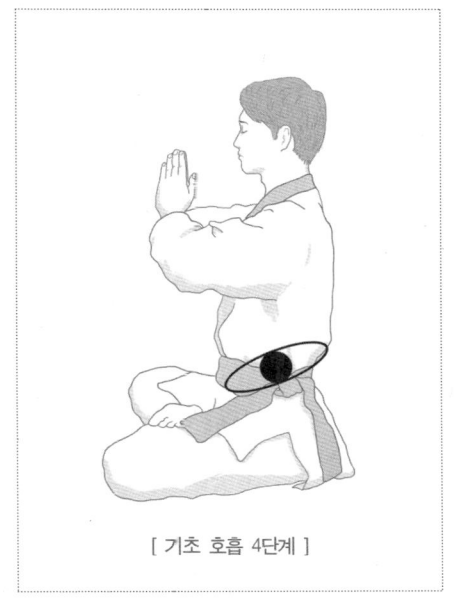

[기초 호흡 4단계]

정을 압박하는 효과를 최대한 얻어야 한다. 기를 풀어줄 때는 탁기와 사기가 배출된다는 관념을 가지고 행공하되 아래돌단자리에 구체적으로 기가 응집됨을 실제로 체감할 수 있도록 구상화시켜 행공해야 한다.

여기까지가 통상적인 국선도 기초 호흡 단계다. 행공 자세는 눕거나 서거나 앉거나 행공하는 것을 통례로 삼고 있다.

이제까지 설명한 기초 호흡 4가지를 차례대로 행하다 보면 기감氣感을 감지할 수 있다. 아래돌단자리에서 양화기를 느끼지 못하거나 상기上氣되는 현상을 느끼거나 흔히 말하는 기공병氣功病을 얻은 이들은 기마세騎馬勢로 호흡의 안정을 되찾아야 한다. 그래도 안 되면 원정보세遠正步勢를 취한 채 아래돌단자리 숨쉬기를 하

라. 이 동작에서 호흡이 수월해지면 본래의 수련으로 돌아간다.

기마세와 원정보세 호흡법은 상기上氣를 방지하고 아래돌단자리에 축정된 원정을 기체화하며 원기가 충일하도록 도와주면서 양다리를 튼튼하게 만들어준다. 아래돌단자리에 원기가 충일해지면 양화기가 발생하기 때문에 이 두 자세를 통해 호흡을 원활하게 행하면 수련자는 훈훈한 기운이 열기로 변화됨을 빠르게 느낄 수 있을 것이다.

양화기가 발생한 연후에는 아래돌단자리에 밤톨만 한 응기凝氣 덩어리가 만들어지는 것을 느낄 것이다. 장기간 행공했는데도 상기上記한 증상들을 체험하지 못했다면 먼저 마음의 자세를 점검할 것을 권한다. 자신의 마음이 고요한 경지에 들어갈 환경이 조성되었는지 살펴보라. 그다음으로 호흡의 자세를 점검하여 호흡이 고르게 운행되고 외부의 소요는 없는지를 살핀 연후에 행공에 임해보라.

즉 조심調心이 먼저 이루어지고 조식調息이 될 환경이 형성된 연후에야 체내에 흩어져 있는 정精을 회수해서 아래돌단자리에 모아 고정시키는 일이 가능해지는 것이다. 원래 정이란 것은 체내로 잘 흩어지고 또 체외로 발산되든가 자연적으로 소모되기 때문에 고요한 마음가짐[靜心]으로 정을 안정시키고 고요한 숨 고르기[靜息]로 흩어진 정을 아래돌단자리로 모아들여야 한다.

그런 다음 꿈속에서 행공하듯 자세를 취한 다음 서서히 숨쉬기를 한다. 몸은 의식하지 않고 호흡만 의식하며 2~3분 정도 기마세나 원정보세를 취한다. 자세가 숙달되면서 자연스럽게 아래돌단자

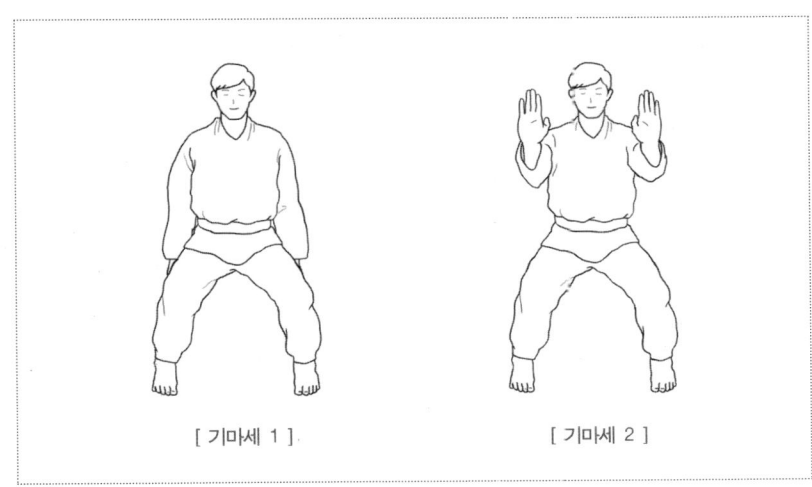

[기마세 1]   [기마세 2]

리 호흡을 하는데 지장이 없는 한 최소 10분까지 인내하며 자세를 유지하고 아래돌단자리 호흡을 정확하게 할 수 있도록 수련한다.

기마세는 다음과 같이 취한다. 양발을 어깨너비의 1.5배 정도 벌리고 발은 11자 형이 되도록 서서 양 무릎을 구부리되 무릎뼈가 발 앞으로 나가지 않도록 구부리고 엉덩이는 약간 뒤로 빼듯 자세를 취한다. 상체는 곧게 세우되 양 무릎을 약간 안쪽으로 당겨서 말[馬]의 복부를 조여주는 승마 형태를 취하고 아래돌단자리 숨쉬기를 하면 된다.

이 자세는 자신이 취한 자세의 잘잘못을 알게 되도록 되어 있다. 자세가 정확하게 취해지면 들숨에서 돌단자리에 기운이 절로 모이는 것을 느낀다. 기마세와 원정보세를 취할 때는 처음부터 욕심을 부려 장시간 유지하려고 애쓰지 말아야 한다. 몸이 따라주는 만큼 수련하면서 점진적으로 자세를 취하고 시간을 늘려가는

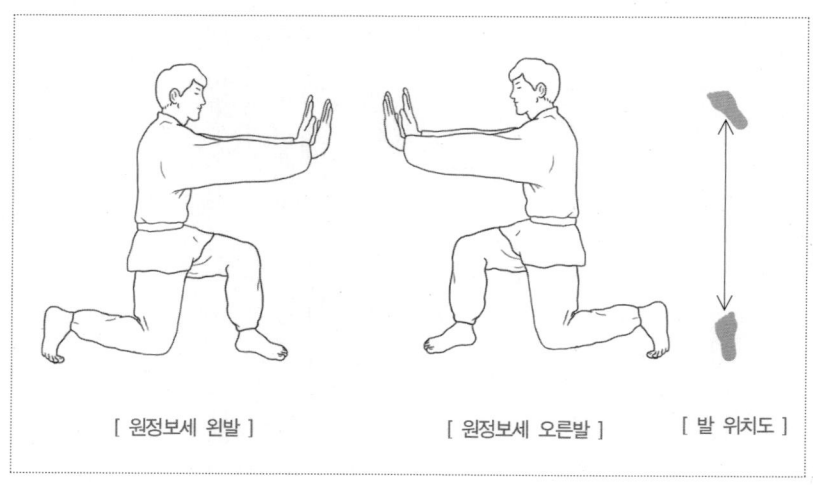

[원정보세 왼발] [원정보세 오른발] [발 위치도]

것이 순리이며 장시간보다는 정확한 자세를 요하는 행공법이다.

원정보세는 다음과 같이 취한다. 앞으로 나간 발을 대각선(45도)으로 놓으며 뒤편에 있는 발은 1자 형이 되게 하되 전면에 나간 발의 무릎이 90도로 구부러지게 자세를 취한다. 뒤에 있는 발은 무릎을 굽혀 지면과 무릎 사이에 달걀 하나 들어갈 수 있을 정도의 간격으로 띄운다. 양손은 전방을 향하여 손목을 최대한 직각으로 꺾되 손가락은 모으고 손가락 첫 마디를 약간 굽힌 채 노궁혈勞宮穴을 쫙 펴준다. 그리고 전방으로 나간 발의 허벅지 안쪽 부분이 하복부 측면을 압박하도록 자세를 취하고 상체는 수직으로 세운다. 이 자세에서 아래돌단자리 숨쉬기를 하되 양손에서 완전히 힘을 거둬들여 아래돌단자리 숨쉬기로 기운이 순환된다는 관념을 가지고 행공해야 한다. 양발을 교대로 행공한다.

기마세와 원정보세는 아래돌단자리 숨쉬기를 통해 돌단을 쌓기 위해 기감을 느껴야 할 행공자, 응축시키는 원기를 통해 양화기나 생체열이나 단열을 느끼지 못하는 행공자, 정을 충만하게 양정養精하길 원하는 수련자, 관념觀念이 산만해져서 밝점에 정신 집중이 잘 안 되는 수련자에게 권하는 행공법이다. 모든 수련인에게 지도하는 수련법은 아니다.

이 두 자세로 행공할 때 자세에 치중하느라 숨쉬기가 산만해져서 숨 고르기[調息]를 놓치게 되면 수련자가 육신에 피로를 느끼고 무력감이 올 수도 있으므로 첫째가 숨 고르기요, 그다음이 자세임을 명심해야 한다.

그리고 행공에 의해 양화기가 아래돌단자리에 발생하고 정과 기가 서로 양정養精과 양기養氣가 되면서 축기蓄氣되기 시작하는 첫걸음을 떼는 때이므로 수련자는 이때부터 구규九竅[11]를 잘 다스려야 한다. 축정과 축기를 하는 데 방해 요소가 되는, 구규를 통해 흩어지는 정기精氣의 유실을 최대한 막아야 하기 때문이다.

또한 행공자의 사욕私慾이 공욕公慾으로 변화되도록 상념을 가지고 행공할 것을 당부한다. 국선도 수련자의 정신은 언제나 천지의 도리道理와 공리公利를 생각하고 나라와 민족 그리고 선조들을 염두에 두고 수련하는 마음의 자세가 될 때 바르고 선한 수련이 이루어진다. 나아가 마음을 아래돌단자리에 더무르게 하기 위한 한 방편이니 마음의 흔들림이 없고 심신의 통일이 이루어지는 때

---

[11] 사람 몸에 있는 아홉 개의 구멍. 즉 귀, 눈, 코의 여섯 구멍과 입, 요도, 항문의 세 구멍을 통틀어 이른다.

가 바로 이때다. 이때 수련자가 가장 신경 써야 할 것이 바로 항문肛門과 성기性器다. 애써 행공해서 잘 간직해야 할 정기精氣가 체외로 유출되지 않도록 차단해야 한다.

양방괄약근을 안쪽으로 바짝 당겨주라는 말을 반복적으로 하는 이유는 이 때문이다. 이것이 정기의 유출을 막는 길이다. 본래 정이란 것은 무형의 물질로 체내에 있으면 정기가 되고 흩어진 정을 국선도 수련에 의해 아래돌단자리로 모아들이면 축정과 축기가 되며, 행공 수련을 통해 정련된 기는 기체화되어 체내에서 순환주회循環周廻하도록 운용해주지 않으면 액체로 변화하는 습성이 있다. 정련된 기가 체내를 순환주회하면 신체 기능이 원활해지고 내기를 양생해주는 밑거름이 된다.

미혼자나 독신 생활을 오래 한 행공자는 이때 정과 기가 아래돌단자리에서 결합하여 양생이 되고 정련된 기로 화해서 전신으로 순환주회할 때 전신 조직과 기관에 균등하게 주류시키지 않으면, 그리고 수련자의 심지心志가 굳지 못해 미색美色을 보고 색기色氣가 발동하면 몽정夢精을 통해 체외로 배설하는 일이 발생하여 안타까움을 준다.

따라서 아래돌단자리 숨쉬기를 행공할 때 들숨을 취할 때는 양방괄약근을 바짝 당겨 항문이 위쪽으로 오므라들게 하고 입은 가볍게 다물어 혀를 꺾어 그 끝을 입천장 뒷부분의 말랑말랑한 부분에 닿도록 한다. 이는 혀 밑 좌우에 신장과 상호 연결되어 있는 신규腎竅를 자극해 신장으로부터 올라오는 맑은 물이 분출되도록 도와주기 위해서다.12

또한 설골舌骨에 자극을 주기 위한 목적도 있다. 설골체舌骨體와 대각大角과 소각小角의 연접된 부분이 연골軟骨에서 굳은 뼈로 변질되는 것을 예방하며 경추신경을 자극하게 되므로 목과 척추신경을 강화해준다.

다시 한번 강조하지만 양방괄약근을 수축하고 혀를 꺾어 말아 입천장에 붙이는 이유는 행공할 때 마음[魂]이 움직이거나 요동하며 잡다한 생각들을 만들어 상승하려는 기를 눌러주고 하강하려는 기를 위로 끌어올려 수승화강을 도와주면서 정련된 기가 체내를 순환하는 데 도움을 주고 기의 누설을 제거하며 성기를 통해 누진되려는 정기를 아래돌단자리로 되돌리기 위함이다.

국선도 수련에서 가장 중요한 것이 기초 흐흡이다. 기초가 탄탄하지 못하면 돌단은 쉽게 무너진다. 기초 호흡을 정확하게 배우지 못해 국선도 수련자들이 제자리를 맴돌며 앞으로 정진하지 못하는 것이 안타까워 자세히 기술하였으니 누구나 이대로 배워 수련하면 많은 진전이 있을 것이다.

필자 또한 수련 초기에는 청산 사부님께 여러 번 질문하며 익힌 수련법이다. 기초 호흡법을 제대로 익히지 못하면 상승의 수

---

12 신규腎竅로부터 맑은 침이 나오는 곳을 선인들께서는 온천玉泉이라 불렀으며 맑은 침을 옥액玉液 또는 옥장玉漿, 영액靈液이라 부르며 대단히 귀중하게 여겼다. 그런데 옥천으로부터 흘러나오는 맑은 영액을 알기 쉽게 표현하려는 마음에서 그랬는지 아니면 쉽게 되는 대로 명칭을 붙인 것인지 알 수 없지만 지금은 단침이라는 새로운 단어를 만들어 쓰고 있다. 옥천에서 생성되는 영액은 평상시 타액보다 서너 배 강한 살균력이 있기 때문에 옛 어른들께서 영액으로 눈을 씻어 시력을 보존하셨고 수련의 깊이가 깊어질수록 영액에서 달콤한 향이 느껴지며 체질에 따라 그 느낌이 각자 다르게 나타난다 했다.

련으로 올라갈수록 많은 문제가 발생한다는 것을 유념하고, 사부님께서 비유로 말씀해주신 내용을 수련자 제위諸位께 도움이 되었으면 하는 마음으로 옮겨본다.

　사부님께서는 아래돌단자리 호흡을 산골에 있는 작은 자연 호수에 비유하며 설명해주셨다. 작은 시냇물이 도랑을 타고 호수까지 흘러 들어오는 것을 들숨[吸]이라 하셨고, 호수의 가장자리부터 중앙까지의 흐름을 멈춤[止]에 비유하셨다. 도랑물이 흘러 호수에 닿을 때까지는 물의 흐름을 볼 수 있으나 물이 일단 호수에 들어가게 되면 물의 흐름을 잘 볼 수 없다. 그러나 물은 계속 흘러서 호수 중앙에 이르고 호수의 중심 바닥에서 솟아오르는 용천수와 어우러져 맑고 깨끗한 물이 되며 탁한 물은 흘러 들어온 만큼 침잠되기는 하나 흘러나간다고 하셨다.

　날숨[呼]에 대해서는 밥을 짓기 위해 쌀을 씻는 일에 비유하셨다. 바가지에서 쌀 씻은 물을 버리는 것을 날숨[呼]이라 할 때 물을 거의 다 버릴 때쯤 되면 쌀이 물을 따라 나오려 한다. 이때 쌀을 바가지 안으로 밀어 넣어 쌀이 나오지 못하게 하는 마음으로 쌀을 되돌리는 것을 바로 멈춤[止]이라 하셨다. 이때 기도氣道는 열어놓은 채 하늘기운과 땅기운이 침잠되도록 행공하라 하셨다. 또한 숨이 멈춘 듯 멈춰지지 않은 채로 호수 가장자리에서 중심으로 기의 내적 흐름이 원활해지도록 행공하라 하셨다.

　여기 밝혀놓은 기초 호흡법을 제대로 익힌 자는 국선도의 변질을 막고 원형을 보존하는 일에 동참하는 셈이다.

3장

국선도 수련과 삼조법

국선도 수련과 삼조법

국선도 수련은 자연과 음양의 진리를 원리로 삼고 정精·기氣·신神의 도력화道力化를 이루고자 덕력德力을 합실合實하도록 만들어가는 현실상現實像의 수련이다. 미신, 종교, 신비주의도 아닌 우리 민족 고유의 심신 수련법 국선도는 다음과 같은 합리성을 갖는다.

첫째, 수련하기가 용이하다.

둘째, 수련 효과가 감득感得되어 나타난다.

셋째, 심신의 건강이 점진적으로 한 차원씩 높아진다.

넷째, 심신의 질병이 자연치유된다.

다섯째, 건전한 인품이 도치陶冶된다.

여섯째, 고차원의 행공行功에 진입한 수련자는 경락이 전부 개규開竅되어 대자연의 대기大氣와 상통하여 극치적 하늘사람이 된다.[1]

---

[1] 청산,《국선도법―영생하는 길》, 122쪽 참조.

사람은 누구나 천지의 자연 조화로 부모님의 정기를 받고 세상에 태어나 생명을 이어간다. 이 생명을 이어가려면 세 가지 필수 조건이 있다. 첫째는 입으로 먹는 것이요, 둘째는 코로 호흡하는 것이요, 셋째는 적당한 운동이다. 이 세 가지를 잘 조화시켜나가면 건강하게 살고 충실한 생명을 영위하지만 반대로 조화시키지 못하면 병이 든다.[2]

그렇다면 사람은 왜 몸과 마음이 병드는 해로운 행위를 할까? 이는 사람이 소유하고 있는 지능과 감정보다 의지의 힘이 약하기 때문이다. 국선도는 바로 이 의지력을 강하게 길러주는 수련법이다. 의지가 약하면 욕심과 감정에 치우쳐 지나친 고민과 행동으로 천지자연의 법도를 거스르는 사람이 된다. 그리하여 마음에 고통이 오고 몸은 병들어 천수天壽를 누리지 못하고 고생하다 일찍 사망하는 것이다.[3]

무병장수하는 사람들을 보면 고량진미에 호의호식하며 생을 이어가는 것이 아니라 적당히 움직이며 채식 위주의 생활을 한다. 소박한 생활 가운데 먹고 마시는 섭생과 행동도 자연에 맞춰 살아간다. 과식을 하지 않고 과격한 운동도 삼가하며 과욕도 부리지 않는다. 올바르게 먹고[正食] 제대로 숨 쉬고[正息] 바른 생각으로[正思] 바르게 운동하고[正行] 거짓 없는 말을 하면서[正語] 공도公道와 공심公心으로 자연의 도리道理에 맞는 도심道心을 가지고 정

---

[2] 청산, 《국선도법—영생하는 길》, 2쪽 참조.
[3] 청산, 《국선도법—영생하는 길》, 3쪽 참조.

도正道의 생활을 하며 충실한 생명체를 키워나간다. 바로 이들이 국선도인이라 해도 과언이 아니다.[4]

국선도 선사들의 가르침에 의하면 동양 의학은 국선도 단리丹理의 각병연년술却病延年術에서 나왔으며 건강위생법과 임독경락연년술任督經絡延年術도 국선도 범주 안에 속해 있다. 경락학經絡學은 점법占法에 속하는 운기설運氣說과 생리生理를 좇는 경락학설經絡學說로 분류되는데, 점법에 속하는 운기설을 따라 음양 점법으로 흐르는 것은 어디까지나 미신이지 도법이 아니라는 점을 유념해야 한다.[5]

국선도에서 제일 강조하는 주의사상은 일화一和와 정선正善이다.[6] 바르고 착한 마음正善心만이 장수의 근원이며, 이 마음으로 뜻을 바르게 세워 목적을 분명히 할 때 계단 오르듯 차곡차곡 수련이 발전되어나간다.

국선도는 세 가지 뚜렷한 목표가 있다. 이 목표들은 현실적이며 평등한 절대의 진리로 융합된 일체여서 어느 특정한 하나만을 단독으로 성취할 수 없다. 이것이 바로 국선도의 특징이다.

첫째는 극치적 체력을 단련하기 위해 몸을 고요하고 깊게 간직하는 것이요, 둘째는 극치적 정신력을 기르기 위해 말을 아끼고 적게 하는 것이요, 셋째는 극치적 도력과 덕력이니 이는 뜻을 가지런히 하여 흔들림이 없는 것이다.[7]

---

[4] 청산, 《국선도법─영생하는 길》, 4쪽 참조.
[5] 청산, 《국선도법─영생하는 길》, 320쪽 참조.
[6] 청산, 《국선도법─영생하는 길》, 320쪽 참조.
[7] 청산, 《국선도법─영생하는 길》, 43쪽 참조.

이상의 세 요소를 함께 잘 조화시켜나가며 전인적 수련을 통해 하늘사람의 경지까지 오르도록 수도하는 것이 국선도의 수련 목적이라 하겠다.

또한 모든 사람이 가져야 하는 지智, 인仁, 용勇, 이 세 가지 덕성 가운데 하나라도 결여되면 의미가 없듯이 국선도인들도 이 세 가지 덕성 가운데 하나라도 결여하면 국선도 수도인이라 말하기 어렵다.

지, 인, 용 가운데 인과 용이 없는 지는 간특해서 남을 속이는 잔꾀나 부리게 될 것이요, 지와 용이 없는 인은 무능하나 어질기만 할 것이요, 지와 인이 없는 용은 만용으로 패악해서 악독하게 될 것이니, 자신을 늘 돌아보면서 마음과 돋과 말이 일치하도록 화합해나가야 한다.

머리는 뇌를 도와 올바른 생각[正思]을 하고, 입[口]은 뜻[意]을 도와 진실을 말하며, 뜻은 몸[身]과 함께 정립正立해서 착실한 행실을 분명하게 행해야 한다. 생각과 말과 행동을 올바르게 하도록 만드는 수련이 바로 국선도의 정행正行이다.

또한 사람에게는 정명定命이라는 것이 있는데, 이것은 모태에서 태어나면서 구분되는 것이 아니라 저마다 정해진 분수가 있어 바꿀 수 없다. 사람의 뜻과 마음은 오직 수련에 의해 변화되고 바꿀 수 있다.

사람에게 지혜로운 것보다 더 아름다운 것은 없다. 하늘로부터 타고난 본성을 가꾸고 키우기 위해 국선도를 수련해서 입과 몸과 뜻, 이 세 가지가 서로 조화를 이루도록 수련해야 할 것이다. 행공 수련하는 가운데 이 삼자三者가 마음에 속한 것을 깨달아 마음을 비우고 고요함을 유지하도록 선하게 길들이는 조심법調心法에 이르러야 한다.

국선도에는 살면서 균형을 잡아 길들이는 방법이 세 가지 있는데 이를 일러 삼조법三調法이라 한다. 숨을 균일하고 고르게 깊이 쉬도록 길들이는 조식법調息法, 몸을 유연하되 강인하도록 길들이는 조신법調身法, 마음을 비우고 고요함을 유지하도록 선하게 길들이는 조심법調心法이 바로 그것이다.

숨을 들이마실 때 밝의 대생명력을 끌어당겨 몸과 마음과 숨 쉬는 뜻이 서로 감응하도록 수련해야 한다. 자신의 몸을 낮추고 겸손을 미덕으로 삼아 수련에 열중하며 한 걸음 한 걸음 깊이 있는 수련에 진입해 들어갈 때 대우주의 뜻을 깨닫게 된다.

이 깨달음을 자신의 것으로 얻어 간직하려면 자신이 체득한 깨달음을 다른 수련자에게도 지도해서 그가 성장할 수 있도록 도와야 한다. 타인이 성장한 만큼 자신의 깨달음도 한층 더 성장하게 된다는 것을 유념하라.

더불어 수련자 자신이 스스로를 낮추고 겸손한 마음으로 수련에 정진하며 수련한 원리를 따라 실천하는 삶을 살면 밝 받는 참진리를 빠른 속도로 깨닫게 된다. 그러면 아래돌단자리에 진기眞氣가 더욱 충일하게 엉겨들고 수련자는 밝의 대생명력을 통해 체내에 흐르는 기 순환을 자각하게 된다. 수련자 자신이 이런 자각 상태를 늘 유지하려면 마음을 항상 고요하고 흔들림 없이 담담하게 가다듬어 밝 받는 법을 정공靜功으로 수련해야 한다.

이때부터 미미한 존재의 우주적 자아가 마음속으로 진입하게 된다. 마음속에 진입한 우주적 자아가 지혜의 씨앗과 결합하게 되는 것이 바로 밝 받는 법의 수련 원리다.

이렇게 수련하면 지혜의 씨앗과 결합하는 참씨앗[眞種子]이 수련자의 중심점[正鵠]을 창조하게 되고, 창조된 밝점이 수련자 마음에 정립正立되면 종교적 색채나 신비주의적 상징들이 표면화되는 것에 현혹되지 않고 정도正道로 정행正行하는 참된 수도자의 길을 걸어가게 된다.

이제 삼조법을 수련해야 하는 이유가 무엇인지, 수련자에게 어떤 유익을 주고 목적하는 바가 무엇인지 하나하나 살펴보자.

조신법調身法

몸을 유연하되 강인하도록 길들이는 조신調身에 대해서는 여러 학설이 나와 있으나 국선도에서는 근육 신축伸縮에 따른 유기법流氣法을 우선으로 하고 있다.

유기법은 기혈 순환을 도와주며 특정한 몸놀림과 자세를 통해 십이경근十筋經二을 강화하므로 신체의 모든 근육을 강인하고 유연하게 유지해주고 신체의 왜곡을 교정해주며 몸의 형태가 비틀리거나 변형되지 않고 바르고 완전하도록 만들어준다.

그와 동시에 체내에서는 혈액 순환의 원동력이 되는 심장 근육의 활력을 증진시켜주고 구규九竅의 혈맥血脈이 화통하게 경맥經脈

으로 통하게 한다. 또한 이들 혈맥을 보補해주며 기혈 순환에 장애가 되는 불순물을 제거시켜 뼛속까지 기혈이 흘러들도록 한다.

국선도 조신법에서는 근육의 긴장을 최고로 높여가면서 전신에 강한 힘을 가하는 운동을 하는가 하면, 어느 때는 아주 부드러우나 골절의 마디마디를 풀어주고 근육량을 늘려주는 운동을 한다.

이때 아래돌단자리 숨쉬기를 병행하면서 산소 수급량을 늘려 복압을 높여줘야 한다. 그러면 위장, 간장, 췌장, 신장, 방광, 난소, 자궁 등의 장기에 힘이 미치면서 복강 안에서 정체되어 아주 느리게 흐르며 울혈되려는 혈액이 재빨리 심장으로 되돌아간다. 당연히 혈액 순환이 빨라지고 빈혈이 예방되니 아래돌단자리가 제2의 심장 역할을 한다는 사실을 체득하게 된다. 또한 뇌혈관 말초까지도 혈액과 산소의 순환이 원활해지므로 두뇌를 젊고 맑게 만들어준다.

몸을 유연하되 강인하도록 길들이는 조신법에도 심신心身을 고요하게 하는 법[靜]과 움직이는 동법[動] 두 종류가 있다. 전자는 몸을 고요한 가운데 담담하게 깊이 간직하여 내적으로 얻어지는 조신을 말하며, 후자는 신체 외형에 나타나는 몸의 움직임을 말한다.

후자를 구성하는 움직임은 다음과 같다. 행공 전후에 행하는 기혈순환유통법氣穴循環流通法, 기신법氣身法, 지음地陰의 용마화龍馬花, 지양地陽의 용춘화龍春花, 건곤乾坤의 기화용법氣化用法, 천화법天化法, 연혈법連穴法, 기타 기화용법氣化用法, 행공하는 가운데 변화되는 동작과 자세가 모두 움직이는 동법動法에 해당한다.

동법을 행할 때는 가벼운 동작 하나를 하더라도 가볍게 여기지 말고 모든 동작을 곧고 바르고 정확하게 움직여줘야 한다. 이것이 연공煉功을 하는 구성構成의 으뜸이 된다. 이 점을 명심하고 그릇된 자세를 취해서 생기는 부작용을 개선하고 신체의 각 부분이 협조해서 경락을 따라 순환하고 유주하는 기가 균등하게 전신으로 퍼지도록 몸의 자세를 바르게 수련해야 한다.

움직이는 동작을 할 때는 맥이 막힌 곳이 있으면 열어주고 울기鬱氣된 곳은 터트리듯 동작을 취해줘야만 우주 간에 충만하게 산재해 있는 밝의 대생명력인 하늘기운이 수도관水道管을 통해 흐르는 물처럼 체내로 진입하게 된다.

하늘기운이 수련자 체내로 진입하면 오르고 내리고 열고 닫히고 당기고 늦추는 듯 또는 들어오고 나가듯 혈도를 통해서 탁기濁氣와 사기邪氣를 물리쳐 없애버리고 맑고 깨끗한 정기正氣를 체내로 인도해 들여 새로운 생기生氣가 생명 가운데 불꽃처럼 피어오르도록 동작을 취하며 행공해야 한다.

상기한 것들은 국선도에서 몸을 유연하되 강인하도록 길들이는 조신법에서 얻어지는 효과를 간략히 설명한 것인데, 어떤 이들은 능력을 얻기 위해 독자적으로 고행의 길을 걸어가며 아무리 어려운 상황에 처해도 굴하지 않고 극기하는 능력을 키우려는 수련자도 있다.

수련을 통한 인체의 고행은 현대 의학이나 생리학이 증명하거나 분석해서 해명할 수 없기 때문에 글로 표현하거나 설명하기가 부족한 실정이지만 수련에 의한 실증은 나타나게 마련이다.

국선도 선사들께서는 '외로울 고孤' 자를 사용해서 '고행孤行'이라 표현한다. '괴로울 고苦'의 '고행苦行'은 마음은 선善이고 몸은 악惡이라는 이원론적 사상을 기초로 하여 수련자 스스로의 육신을 망각하고 괴롭히면서 육신은 아무것도 아니라는 생각하에 물질적 욕망을 차단하기 위한 고뇌를 견뎌내는 수행이다.

수련에서 얻어지는 생리적 효능을 느끼려면 경락의 흐름을 정확하게 알아야 한다. 경락의 흐름을 완전히 숙지하지 못하고 고행孤行의 길로 향하면 앞을 못 보는 사람이 남대문을 더듬는 격이 될 것이며 나침반 없이 망망대해에서 해로海路를 찾는 어리석음에 비유될 것이다.[8]

열 손가락 끝의 지문이 있는 두툼한 부분에서 수삼양手三陽과 수삼음手三陰 여섯 경락이 시작되고 동시에 마친다. 수련자는 경락의 흐르는 각도角度를 정확하게 숙지하고 바로 알아야 어느 혈穴에서 기를 끌어당기고 어느 혈에서 기가 상호 교차하며 어느 혈에서 기가 서로 이어주는 역할을 하는지를 알게 된다.

손가락 지문 부분의 두툼한 곳은 오장육부와 상통하고 있다. 엄지에는 수태음폐경이, 인지印指에는 수양명대장경이, 중지中指에는 수궐음심포경이, 무명지無名指에는 수소양삼초경이, 소지小指에는 수태양소장경과 수소음심경이 흐른다.

손바닥은 소태극小太極으로 인체 생명의 전부를 포괄하며, 손바닥 안에도 오장육부의 만병을 다스릴 수 있는 체표體表 감응혈感應穴들이 산재해 있다. 그 감응혈에 침針으로 자극을 주어 치병하

---

[8] 자세한 내용은 7장 '국선도와 경락'을 참조하라.

는 것이 현대 한방에서 수지침手指鍼으로 발전한 것이다. 발바닥에도 손바닥과 마찬가지로 치병할 수 있는 감응혈들이 산재해 있다.

손가락 하나하나의 개체적인 힘에 의해서도 병의 원인을 알 수 있다. 엄지손가락의 힘이 약해지면 대뇌에 이상 증상이 나타나고, 인지의 힘이 부족하면 위장에 이상이 생기고, 중지의 힘이 약해지면 혈압과 관계가 있고, 무명지의 힘이 약해지면 간장에 이상이 있으며, 소지의 힘이 없어지면 심장에 이상 증상이 나타나게 된다.

국선도 수행자들은 사람의 손바닥을 관찰하면서 만유萬有에 움직이는 자연을 분별할 수 있도록 수련자 체내에 잠재 숙면하고 있는 선천기先天氣의 존재와 영성靈性을 인지해서 단계적으로 계발해야 한다.

또한 손가락과 손과 팔의 운동이 전신 조직과 더불어 기관적器管的 운동이 되고 경락으로 순환하는 기를 더욱 유리하게 작용하도록 하며 근육에 교류되는 기혈이 충일하도록 수련해야 한다. 이를 위해 수련 중에 내기內氣를 격발激發하도록 해야만 전신 조직에 새로운 활력이 넘친다. 활력이 넘쳐야만 기혈 순환에 장애 되는 요소가 제거된다.

손가락은 우주 본체本體와 능能으로 상통하고 체내에서는 오장육부와 통하기 때문에 사람의 손에서 곧 대우주와 일정한 법칙에 의해 교류가 이루어진다고 하겠다.

대우주와 서로 통하는 데는 두 가지 방법이 있다. 첫째는 혈도穴道를 통해 흘러들어 전달되는 방법이며, 둘째는 수련자가 한 밝음을 얻어 대우주와 그대로 상합相合하는 방법이다.

열 손가락 끝부분 한가운데 손톱에서 일 푼一分가량 떨어져 있는 십선기혈十宣寄穴, 손가락 끝부분에서 두 번째 마디 횡문 정중앙에 있는 사봉기혈四縫寄穴, 손바닥 정중앙의 노궁혈勞宮穴, 발바닥의 용천혈勇泉穴은 대자연의 외기外氣가 체내로 들고나는 중요한 혈도다.

수련자는 평소 행공 시에 이 혈도를 잘 인지하고 숙지해서 축기한 내공이 쌓여 공력이 고차원으로 상승하면 수련자 체내에서 기를 격발할 때 잘 사용할 수 있도록 늘 마음속으로 기의 흐름을 민감하게 느낄 수 있어야 한다.

상기한 혈도들을 통해 전달되는 대우주의 기운과 서로 통하고 있다는 생각을 관념 가운데 깊이 간직하고 십선기혈과 사봉기혈 그리고 노궁혈과 용천혈을 상념 속에 인식하고 있어야 한다.

아주 작은 혈도라 할지라도 아랫돌단자리 숨쉬기를 통해 축기된 내기內氣가 혈도에 실리게 되면 혈도의 효능은 한층 강화되면서 내기를 발산하는 출구가 될 수도 있고 대우주의 외기를 받아들이는 입구가 될 수도 있다.

또한 국선도를 수련해나가면서 체내에서 움직이기 시작하는 진기眞氣를 신체 구석구석까지 주류시키도록 노력해야 한다. 내기를 더욱 많이 양생하도록 수련에 가일층 박차를 가하고 기를 길들이고 고르면서[調氣] 밖의 대생명력인 하늘기운과 수련자의 내기가 소통할 수 있도록 정진해야 한다.

어렵고 힘들더라도 인내를 가지고 목적한 뜻을 이룰 때까지 수련을 중단하지 말고 내외의 기가 일체감을 가질 때까지 맹수련에 돌입해야 한다. 맹수련에 돌입할 때는 무조건 수련하지 말고 밝의 속성과 더불어 밝의 오묘한 이치와 밝의 참뜻을 체득하도록 노력해야 한다.

수련자와 밝의 대생명력이 상호 연결되도록 정신을 집중해서 맑고 깨끗한 밝의 대생명력이 수련자에게 흘러들도록 행공해야 한다. 또한 청결하고 순수한 지기地氣를 흡취하는 행공도 병행 수련해야 한다. 지기를 끌어들이는 효과를 단시일 내에 얻지 못한다 해도 쉬지 말고 일심一心으로 맑고 좋은 지기가 관념 가운데 혈도로 진입하고 있다는 상념을 품고 행공에 열중하면 많은 양의 땅기운이 용천혈을 통해 반드시 체내로 진입하는 현상을 체득하게 될 것이다.

이때 수련자는 용천혈로 진입하는 기를 족소음신경으로 유도해서 인도하되 기해혈氣海穴을 통해 포문胞門을 거쳐 아래돌단자리로 인도해야 한다. 포문이란 표면적으로 생기生氣를 나타내는 거울로 취급되며 지기地氣를 끌어들여 아래돌단자리에 갈무리할 때 수련자 얼굴에 생기발랄한 힘이 나타나서 지기가 아래돌단자리로 잘 유도되는 현상을 재는 척도로 사용되기도 한다.

이런 법리法理를 알지 못하면 정확하게 어느 혈로 지기를 모아 아래돌단자리로 끌어들인다 말할 수 없다. 얄팍한 지식으로 겉포장만 잘하는 설경자舌耕者들이 많은 세상이라 분별과 판단은 수련자의 몫으로 남길 수밖에 없는 현실이다.

지기를 흡취하는 방법도 하늘기운을 흡취하는 방법과 동일하다.

행공을 하고 지기를 끌어 잡아당길 때 수련자 자신이 천지天地와 더불어 상통하고 합해진다는 생각이 마음속으로 느껴질 때까지 행공을 지속적으로 해야 한다.

대다수 수련자가 이를 불신하고 감각적 작용만 믿으려는 경향이 있어 수련의 결실을 보지 못한다. 도道 자체를 신체로 느껴보려는 조급함 때문에 올바른 도의 원리를 깨닫지 못하는 것이다. 도는 무의無意로 얻는 것이라 생각하고 정선正善을 몸소 실천하지 않으면 시현상視現象에 붙들리게 된다. 그런다고 도를 얻을 수 있는 게 아니다. 정情에 맡겨 자기 자신의 마음이 이끄는 대로 행동하고 잡다한 생각과 망령된 말을 서슴없이 하며 스스로의 잣대를 가지고 범사를 헤아리는 일로 도를 깨닫는 게 아니다.

옛 선인들이 말씀하시길 "시간과 공간이 떨어져 있는 거리는 척촌尺寸(10촌) 거리인데 건곤지기乾坤之氣를 고르게 흡취하려면 살짝 굽혀 두들기고 쪼개 치지 아니하면 두 기(하늘기운과 땅기운)를 당겨서 하나의 기운이 되도록 융화시킬 수 없다"라고 하셨다.

또 "건곤지기는 서로 떨어져 있어 체내에서는 스스로 상접相接하게 만들 수 없기 때문에 두 기운이 실질적으로 움직이는 조짐이 나타나도록 행공을 해야만 도에 가깝게 접근할 수 있다"라고 하셨다.

그런 연유로 국선도에서는 '밝점을 통한 의식 집중'을 기본으로 몸을 유연하게 길들이는 조신법과 숨을 길들이는 조식법, 마음을 길들이는 조심법까지 이르도록 해야 한다.

우선 조신법을 통해 혹사당하던 육체와 정신을 격리하도록 노력해야 한다. '의식 집중'을 최우선 과제로 익혀 자극과 반응을 통해 육신의 왜곡이나 골격의 부조리에서 탈피하도록 신체를 서서히 정상화시켜야 한다. 그렇게 스스로의 육체를 수련해나가면 차츰 자아 능력과 잠재 능력이 계발된다.

수련하는 가운데 어려움에 봉착하는 까닭은 숨을 균일하게 고르고 깊게 쉬도록 길들이는 조식은 알면서 신체적으로 느낄 수 있는 공기의 진동을 깨닫지 못하고 그냥 지나쳐버리는 우를 범하기 때문이다.

공기 가운데 존재하는 진동과 물체로부터 발산되는 진동을 공히 수련을 통해 체감해야 한다. 공기 가운데 발생하는 진동은 공진共振한다는 사실을 수련자가 체험을 통해 체득해야 한다.

따라서 숨을 길들이는 조식에만 매달리지 말고 수련자 주변에 흐르는 기류氣流나 기파氣波에 신체가 민감해지도록 행공해야 한다. 이렇게 수련할 때 수련자 마음의 진동을 통해 자연과 공진을 조화롭게 제작하는 심파心波가 발생하고, 이를 통해 자연의 진동파振動波와 보조를 맞추게 된다.

거문고나 가야금 같은 악기가 특수 상황에 처하면 스스로 울기도 하고 장검長劍 또한 스스로 울었다는 예화가 전해 내려오는데, 이런 현상은 모두 공진 현상의 출현이라 할 수 있다. 공진이라는 것은 우리가 살고 있는 우주 가운데 흩어져 있는 공기 중에 기가 파동을 일으켜 생겨나는 공명共鳴 현상이다.

수련을 통해 자연의 진동파와 수련자의 심파가 교합을 이뤄야 수련자 육체의 본질에 존재하는 본성本性의 신성神性을 깨닫는 원리를 알 수 있다. 그때 갈망하는 욕심을 제어하고 수련의 오의奧

義를 깨닫게 되는데 바로 영적 시간 속에서 사는 삶과 실제 생활 속에서 사는 삶이 같다는 깨달음이 바로 그것이다. 수련자 스스로의 삶이 발작적發作的으로 혼魂의 사고 영역처럼 한정적인 것이 아니라 무한정이며 무한대라는 영적 자각을 얻게 된다. 이것이 바로 국선도 오의를 깨닫는 것이다.

국선도는 무無에서 도道가 구체화된 것이 기氣요, 기는 파동이지만 파동들이 모여 물질을 형성하고, 형성된 물질들이 생명生命이 된다고 본다. 생명 자체는 힘이라 그 힘이 모여 응집되면서 육체와 정신이 되었다고 보는 것이 도적道的 개념이다.

또한 아무것도 없는 공空 상태에서 기가 파동을 타고 움직이다 한 무리의 기가 인체의 각 기관과 각 조직을 생성시켰으며, 그 가운데 마음이란 것도 탄생시켰다고 본다. 마음이 탄생된 가운데 인체의 세포도 생겨나고, 그 세포들은 나름대로 고유 분자와 원자를 나란히 거느리고 있다고 본다.

더불어 우주 공간에는 사람의 눈으로 볼 수 있는 광파光波와 볼 수 없는 광파가 존재하는가 하면, 귀로 들을 수 있는 소리의 파동과 귀로 들을 수 없는 소리의 파동이 있다. 또한 자외선 같은 광파가 있는가 하면 우리가 전혀 모르는 여러 광파가 우주 공간 사이를 날아다니고 있다. 현대 과학으로도 발견하지 못한 무수한 전자파 형태의 에너지원도 수없이 많다.

이렇게 많은 빛의 파장이나 소리의 파장 또는 전자파 같은 아주 작은 미립자들은 인체에 유익을 주기도 하고 해를 끼치기도 한다. 국선도는 이런 미립자들을 수련에 의해 유한한 범위 내에서 신체의 리듬을 조성하고 외계적인 양성良性의 근원 가운데서 대자연에 순응하는 삶을 만들어가고자 생명 근원을 찾아 연결하는 데 필요한 존재들로 보고 있다.

수련자가 생명 근원에 순응하는 삶을 살면 생명의 기력이 충만해지고 고차원의 생명을 실현하게 되며 생명에 대한 자각을 체득하게 된다. 이때 조신법을 통해 인체를 조정하는 자세를 하나하나 취해갈 때마다 밝의 대생명력인 하늘기운이 기맥으로 흡취된다.

수련자는 이 흡취된 하늘기운이 체내로 진입할 수 있도록 행공해야 한다. 이때 공기의 공진 작용을 체감하면서 하늘기운이 땅기운과 함께 아래돌단자리에서 상합하도록 수련하다 보면 신체의 잠재능력도 개발되고 고차원으로 진입해서 천인합일天人合一의 경지까지 승화될 수 있다.

국선도 도력을 얻고자 수련하는 연공자煉功者들은 자신이 보유하고 있는 기가 밝의 대생명력인 하늘기운과 함께 신체의 경락을 따라 항상 쉬지 않고 자신의 체내를 순환한다는 상념을 품어야 한다.

항상 좋은 것과 올바른 것을 상상하면서 대자연에 감사하는 마음을 갖고 수련하라. 또한 생각이나 마음을 항상 긍정적으로 유지하며 심장은 주먹만 하더라도 세상의 모든 것을 다 포용할 수 있다는 사고를 가져라. 정선正善 가운데 사랑이 충만하고 겸손하며 낮은 자리에 앉게 되면 더 높은 차원의 수련자로 태어날 수 있을 것이다.

조식법調息法

숨을 균일하게 고르고 깊게 쉬도록 길들이는 방법은 국선도 수련의 정수로 진입하는 지름길이다. 고요함[靜]을 근본으로 삼는 최우선 순위로 아래돌단자리 심호흡의 덕을 강조한다.

국선도는 독자적인 호흡 방법이 있으니 이를 일러 '정기신精氣神 삼단三丹 이단二段 단전호흡법丹田呼吸法'이라 한다. 삼단전이란 상·중·하 세 개의 단전을 말하는데 한 몸의 주主가 되는 정·기·신의 상의相依 상생相生의 원리를 바탕으로 하며 정·기·신의 단법 기초는 단전호흡이다.9

보통 단전호흡이라 할 때의 단전은 아래돌단자리[下丹田] 정精을 가리킨다. 아래돌단자리 기해혈氣海穴을 중심으로 심호흡하는 것을 말하나 '정기신 삼단 이단 단전호흡'이라 할 때는 윗돌단자리[上丹田]의 기氣와 가운데돌단자리[中丹田]의 신神을 고요한 경지에서 아래돌단자리의 정精이 있는 곳으로 집중시키면서 아래돌단자리로 심호흡하는 것을 말한다.10

한 가지 더 독특한 방법은 아래돌단자리 심호흡을 하되 날숨과 들숨 사이에 잠시 자연스럽게 숨을 정지하는 것이다. 이를 이단호흡이라 말하는데, 숨을 정지할 때는 억지로 멈춰 참는 것이 아니라 저절로[自然] 이루어지게 해야 한다.

---

9 청산, 《국선도법—영생하는 길》, 61쪽 참조.
10 청산, 《국선도법—영생하는 길》, 197쪽 참조.

저절로 이루어지는 호흡에서 숨을 들이마신 다음에 오는 멈춤[中止] 상태에서는 기도氣道를 열어놓아 자연의 기운이 신체 내부로 흘러들도록 하고 숨을 내쉰 다음에 오는 멈춤에서는 몸에 탁한 기운이 배출되도록 기도를 열어놓아야 한다.

호흡할 때는 반드시 아래돌단자리에 기를 집중시켜 정精의 충실이 이루어지도록 한다. 그리고 신장에서 잠재 숙면하고 있는 선천원기先天元氣가 움직이도록 행공하되 여러 형태의 자세를 병행 수련해서 기가 전신으로 순환하는 데 방해되는 요소들을 제거하고 기혈이 전신으로 유통 순환하는 데 지장이 없도록 해야 한다.

국선도 수련 과정은 삼단계의 행법으로 이루어져 있고, 각 단계마다 삼단법三丹法이 있다. 그중 첫 행법인 정각도正覺道는 호흡과 더불어 신체의 부조리와 왜곡을 교정하는 단계로서 기가 전신으로 순환하는 데 방해되는 요소를 제거하려는 목적이 있다.

정각도 단계에서 몸의 중심을 잡고 극치極 체력을 형성했다면 통기법通氣法으로 넘어간다. 이 단계에서는 정신력을 함양해서 영靈이 밝고 맑아져 제자리를 찾아 활동하도록 행공하므로 도력과 덕력이 있는 전인적인 사람으로의 탄생을 꾀하게 된다.

마지막 선도법仙道法에서는 초인적 능력을 체득해서 전인적이며 극치적인 하늘사람의 경지에 오르도록 하는 데 목적을 둔다.

1장에서도 밝혔듯이 국선도에는 삼단계의 행법이 있고 각 단계마다 삼단법이 있으며 그 삼단법의 명칭들을 설명했으니 이제 삼단계의 수련 과정을 간단히 살펴보자.

상기한 바와 같이 정각도 단계의 아래돌단자리 호흡에서는 신장에 잠재 숙면하고 있는 선천원기가 움직이도록 수련해야 한다. 그러려면 행공자 체내에서 수승화강이 원활하게 이루어져야 한다. 사람의 아래돌단자리는 신장의 찬 기운으로 냉기의 발생 원인이 되기 쉽다. 호흡을 통해 심장과 폐장에서 발생하는 화기를 아래돌단자리로 납기시켜야 단화기가 발생한다. 이 단화기가 신장의 차가운 기운을 내기內氣로 상승시키게 하고 심장의 화기를 하강하도록 해야 한다. 이런 작용을 수승화강이라 말하며, 수승화강을 제대로 수련해야 중기단법에서 몸의 중기가 잡히고 마음의 중심이 잡히게 된다.

건곤단법에서는 축정蓄精을 통해 축기蓄氣를 목적으로 수련함과 동시에 반드시 임독자개任督自開를 위해 임독을 돌리는 수련을 병행해야 하며,[11] 원기단법에서는 임독맥을 자행타개自行打開시켜야 한다. 임독맥이 유통되지 않으면 수련자의 기감氣感이 영적으로 민첩하게 숙달되지 못하기 때문에 통기법通氣法의 첫 관문인 진기단법眞氣丹法에 진입한다 해도 수행에 큰 진전이 없고 십일고경十日高境은 먼 나라의 동화처럼 느껴질 것이다.[12]

진기단법 수련자는 수련할 때 반드시 동좌서향東座西向 해야 한다. 수련할 때 동쪽으로 등을 돌리고 서쪽을 향해 앉아야 하는데, 이렇게 하는 이유는 양맥陽脈의 바다라 일컫는 독맥이 순양純陽의

---

[11] 청산, 《국선도법—영생하는 길》, 217쪽 참조.
[12] 국선도에서 말하는 십일고경이란 10일마다 연공자의 기감과 예지 능력의 차원이 달라지는 것을 말한다. 지혜나 힘의 차원도 어느 정도 달라지는데 여기에는 한계가 있다는 점을 밝혀둔다.

밝과 함께 상통되며 임독맥을 자행타개하는 데 밝의 기운이 함께 작용하도록 하기 위함이다.

또한 진기단법 수련자는 동두서족東頭西足해야 한다. 밝 백성의 고대 사상에 의하면 사람의 둥근 머리는 하늘을 상징한다. 동녘을 신성시하는 밝 백성은 세계 어느 곳에서 사망하더라도 땅에 묻힐 때 머리 위치를 밝산을 향하거나 태양이 떠오르는 동쪽을 향해 머리를 둠으로써 밝에 대한 큰 예[大禮]를 지켜왔다.

밝이 만물을 비추고 포육하는 어머니와 같은 이지理智의 본체라는 생각과 더불어 천·지·인 삼재의 도道에 밝은 백의민족의 특성이다. 실제로 통기법의 두 번째 행법인 삼합단법三合丹法에 진입하면 천·지·인의 삼기三氣를 합일시키는 수련을 하게 된다.

이때부터는 원기元氣를 전신 경락으로 순환 유통시켜 700만 개의 기공氣孔 구멍을 다 열어서 밝의 대생명력인 '하늘기운[天氣]'과 자연 만물을 포육하는 '땅기운[地氣]'과 인체 내에서 생성 축기된 '단기丹氣'가 서로 상합하고 상통하는 행공을 해야 한다.

수련하는 가운데 수련자의 신체에서 여러 가지 생리적인 변화가 생기는데 이 변화는 눈에 보이지 않아서 수련자들이 믿지 못하는 경향이 있다. 이는 신장에서 잠재 숙면하고 있던 원기가 기적처럼 깨어 일어나면서 나타나는 현상으로 수련자 개개인의 신체에 상응하는 체험을 하게 된다.

이때는 마음을 무문無門으로 인도해야 하는데 이 길은 체득하는 길만 있을 뿐이며 문자나 글로는 설명하기가 어렵다. 그런 연유로 국선도 수련의 길을 특설일문特設一門이라 한다. 선인들께서 도덕적 자연관에 근거해서 수련과 실천으로 체득한 비법이기에 자인자득自認自得에 의한 체지체능만 있을 뿐 논증할 수 없는 것이 통기법 이상의 행공 수련이다.

마음은 언제나 밝처럼 밝고 고요한 가운데 숙정의 자세로 앉아 마음이 분산되지 않도록 집중하고 숨을 균일하게 고르면서 깊고 고요한 호흡 방법으로 소우주인 나를 대우주인 자연의 움직임과 변화에 접선하는 원리를 깨닫고 우주의 음양과 호흡의 음양이 합일되도록 수련 정진해야 한다.

들숨은 음陰의 기氣이고 날숨은 양陽의 기氣다. 이 두 기가 우주의 기와 서로 교류하는 가운데 원기가 음양 사이로 접근하도록 행공해서 이들 삼자[陰氣, 陽氣, 丹氣]가 상생할 수 있도록 수련자는 어머니의 품안에 안겨 있듯 안온한 마음과 안정감을 가져야 한다.

수련자 각자가 가지고 있는 상념이 고요한 가운데 수련에 의해 한 계단씩 차원을 높여가야 마음이 정심靜心으로 환원된다. 마음이 정심으로 환원돼야 정사靜思를 이끌어낼 수 있으며, 정사를 이끌어내는 경지에 도달해야만 모든 제법諸法의 진리를 관찰하게 되고, 진리를 관찰하는 정사靜思가 지속되어야만 마음에서 파동이 일어나게 된다.

정사가 지속되는 가운데 나타나는 마음의 파동을 심파心波라 한다. 수련자에게 이 심파가 발생하듯이 육체도 파동이 발생하게 되어 있다. 발생하는 심신의 파동은 상념이 원천이며, 상념에 의해 발생하는 몸과 마음의 파동은 정각도 단계에서 발생했던 육체의 진동과는 차원이 다르다.

이때 일어나는 심신의 파동은 불가사의한 일들을 수행할 수 있는 초기 단계의 능력을 일으키기 때문에 마음을 더욱 일경一境에 두고 숨을 균일하게 고르고 깊게 쉬도록 길들이는 것[調息]에 의지하면서 상념을 고차원으로 더욱 높이면 내관념內觀念이 힘을 발휘하게 된다. 내관념이 힘을 발휘하는 때부터 현존하는 자신이 허상虛像임을 자각하게 된다.

현존하는 자신이 허상임을 깨닫는 시기가 삼합단법三合丹法에 입문하는 시기다. 자신이 허상임을 자각하는 순간부터 수련자의 마음은 도인道人다운 도심道心을 갖게 되니 언제나 사욕을 버리고 무욕의 세계로 들어 명경지수明鏡止水와 같은 청정심淸淨心을 가지면서 육체의 모든 실체가 존재하는 또 하나의 세계가 있음을 어렴풋이 알게 된다.

이 세계는 '밝 세계'라 불러도 좋고 '사차원 세계'라 말해도 좋으며 '시공時空 세계'라 해도 좋고 '보편普遍 세계' 또는 '진공眞空 세계'라 불러도 좋은 곳이다. 이런 밝 세계를 점점 뚜렷이 알게 되고 진아眞我의 존재를 느끼며 700만 개의 기공 가운데 10분의 1 이상이 개규된 수련자는 축시丑時(새벽 1시~3시)부터 미시未時(13시~15시)까지 수련할 것을 권한다. 이때부터 천·지·인 삼기가 합일되어 수련자 체내에서 삼기의 작용이 일어나면 각 경락혈이 완전 자개하는 상태가 된다.

상기한 삼기란 자연의 오운육기五運六氣와 사람의 단기丹氣를 가리킨다. 오운육기와 단기가 상통되면 조리단법造理丹法으로 넘어간다. 이때부터 우아일체宇我一體의 경지라서 수련자가 자연체自然體

가 되면서 자연의 영향을 받지 않으므로 삼층천三層天을 뚫고 무한 공간을 지나 순수한 밝의 원천에 합일되는 수련이 시작된다. 대우주 의식을 통해 육체는 소멸되고 신아神我(신적 자아)가 나타나는 경지까지 승화시켜 행공해야만 진공眞空을 맛볼 수 있다.

이때 몸과 마음의 파동은 언제나 상념을 품고 있으며, 상념은 불가능이 없음을 자각하게 될 때 심신에서 일어나는 파동의 파고波高를 올릴 수도, 떨어뜨릴 수도 있다.

이때는 온전히 비지식지식非止息之息의 호흡과 더불어 상념이 심파를 움직이게 하는 강력한 기의 응집과 결속이 이루어지는 때이니, 한 점 욕심이나 잡념도 완전히 제거된 무애청정한 마음이 소생되어 상념조차 없어지고 정신은 명경지수 같아야 한다.

이때 정신이 명경지수처럼 맑지 않으면 환상이나 환각이 수련자를 암시하는 상태로 빠져들게 해 외도外道 현상으로 흐르게 될 위험이 있다. 따라서 정신 상태는 무애청정하게 유지하고 정선正善의 기운과 더불어 맑고 깨끗한 사랑과 자애만 자연 가운데로 흘러넘치도록 모든 상념의 끈을 끊어버리고, 생각이 없는 것 같으나 생각의 끝을 잡고 있는 비지사지사非止思之思의 묘한 경지에 진입해야 한다.

그런 연후에 정선과 사랑과 자애의 마음조차 고요한 숙정 속으로 침잠되도록 숨을 고르면서[調息] 정식靜息으로 호흡의 차원을 한 단계 높여 무애청정한 호흡 가운데 선천원기가 아래돌단자리로 모여들도록 행공하면 그로 인해 심장의 고동은 순조로워지고 전신 혈맥으로 혈액 순환이 원활하게 된다. 기의 흐름도 힘차고 억세게 흐르던 상태에서 그 흐름이 순조로워지면서 원정과 원기의 자리가 청명해지고 그 둘이 서로 끌어당겨 융화하여 화합하려 할 것이다.

여기까지 행공한 수련자는 수련자 스스로가 바라고 원하는 모든 것이 이미 수련자 마음속에서 탄생할 모든 준비를 완료시킨 상태라는 것을, 따라서 언제든 필요할 때면 사용할 수 있다는 확실한 인식을 마음판에 각인하고 긍정적 사고 가운데 행공에 정진해야 할 것이다. 그렇게 되면 원정(아래돌단자리)과 원기(윗돌단자리)도 자연스럽게 합일하는 것을 느끼게 된다.

원정(아래돌단자리)과 원기(윗돌단자리)의 합일이 이루어지는 순간부터 흔히 말하는 초인적 능력이나 초월적 능력이 나타나게 된다. 수련자 마음속에서 보이는 것으로 보이지 않는 것을 찾을 수 있다는 신념 위에 바로 서야 원정 아래돌단자리와 원기 윗돌단자리의 합일이 제대로 이루어진다. 수련 원리대로 원정과 원기의 합일이 먼저 이루어지지 않으면 장구한 세월을 수련한다 해도 원정元精과 원기元氣와 원신元神의 합일은 불가능하다.

원정과 원기가 합일하는 시기에 잠시 원신(가운데돌단자리)의 작동으로 신비 현상을 체험할 수도 있는데 이것이 수련자를 외도로 흐르게 만드는 지름길이 된다. 이를 따르면 고차원의 행공에 진입할 수 없으니 반드시 유념하기 바란다.

겸손하고 낮아져 남을 섬기는 마음의 자세가 될 때 자연에 존재하는 만물에게 손상을 입히지 않고 덕을 베풀며 대자연의 생각과 감정과 행동이라는 상념이 수련자 마음속으로 진입해 들어온다. 그 상념이 수련자의 의식을 가장 높은 곳까지 끌어올려주고 대자연의 순리에 순응하는 몸과 마음과 뜻을 우주적 진아眞我에 의탁하도록 만들어준다.

우주적 진아에 의탁된 수련자의 소우주체小宇宙體는 이 시기에 가장 순수한 상태가 된다. 소우주체가 가장 순수한 상태가 되었을 때만 고귀한 영기靈氣가 활동을 시작한다.

수련자 자신의 모든 것을 영기의 활동에 맡기면 영기의 활동이 덕을 베푸는 대자연의 동기動機를 만들어준다. 영기의 활동이 순수한 밝의 원천인 진공眞空 안에서 성취되기 때문에 수련자 마음속에 있는 소우주체라는 일종의 수용 기관을 통해 영성靈性이 최상의 의식 차원으로 승화되어 영靈의 활동 범위가 무한광대하게 나타나게 된다.

국선도에 입문하면 신체의 왜곡을 바로잡는 수련을 먼저 시작해서 마음을 통해 육체에 반영되는 질병의 퇴치를 위해 자연치유 능력을 극대화하는 수련을 한다. 그 후 우주적 자아가 수련자의 마음속으로 진입하기 시작하면 이때부터 마음속에 있는 지혜의 씨앗과 우주적 자아가 결합하게 되는 것이다.

마음속에 있는 지혜의 씨앗을 바로 진종자眞種子라 하는데 아주 작은 진종자라도 간직하고 있어야 우주적 자아와 결합할 수 있다. 우주적 자아와 결합된 진종자를 중심점으로 삼아 무엇인가를 이뤄보려고 한다면 마음에 내주內住한 우주적 자아라는 햇빛과 영혼이라는 씨앗과 정선正善이라는 선한 생각의 거름으로 진종자가 성숙되고 완전한 결실을 맺도록 수행에 정진해야 한다.

그래야 수련자 자신이 원하는 뜻대로 자신 안에 내재되어 있는 진아眞我를 통해서 신아神我의 표현이 나타나게 되고 신아의 표현을 지나 더 고차원의 영아가 나타나는, 멀고도 긴 여정을 가장 큰 이상을 간직한 채 쉬지 않고 달려갈 수 있을 것이다.

이제 수련자는 마음이라는 부드러운 흙 가운데 영혼의 지혜라는 진종자를 심고 우주적 자아라는 햇빛을 비추며 정선正善이라는 거름을 주길 바란다. 이제부터 각자 원하는 대로 가장 좋은 도력과 사랑과 자애라는 열매를 맺을 수 있도록 가꾸고 키우는 농부가 되어 수련에 정진하는 구도자가 되고 구활창생救活蒼生에 앞장서는 참된 수련인이 되길 바란다.

수련 초기부터 큰 기대를 가지고 신선神仙이나 도사道士가 되어 우화등선羽化登仙하겠다는 생각으로 국선도에 입문하지는 말라는 당부를 하고 싶다. 다만 자연 생명력에 지장을 초래하는 불필요한 요소들을 제거해 정명定命대로 생을 유지하면서 즐겁게 살아가며 영적으로 내재된 아름다운 신성을 키워나간다는 생각으로 입문하길 바란다.

그리고 몸은 유연하고 강인하도록 잘 길들이고[調身] 호흡은 고저高低 장단長短이 잘 어우러지도록 길들여서[調息] 조심[調心]에 이르기까지 당도해 성인병 예방과 더불어 진건강을 찾아 무병장수하길 바란다.

국선도의 고차원 수련을 원한다면 무엇보다 통기법의 첫 관문인 진기단법의 전 수련 과정을 통해 자신의 지난날 죄과를 씻고 선덕을 쌓아올리는 수련을 해야 한다. 높은 자리보다 낮은 자리를 찾아 겸손하고 맑고 깨끗한 심령心靈 가운데 정선正善의 길로 행할 때 삼합단법에 입문하는 문이 열릴 것이다.

조심법調心法

조심법은 마음을 고르고 선하게 길들이는 수련법이다. 일상의 실천적 관심을 벗어나 순수한 이성 활동에 의한 오성悟性에 의해 포착하고 사유할 수 있는 대상을 분별하며 인식하는 상태에서 밝점을 통해 관념을 운용하는 마음, 이것이 바로 조심이다. 쉽게 말해 현실의 지각에 없는 심상心像을 마음속으로 그리며 미루어 생각하는 것이다.

  마음이란 대상을 포착하고 관찰하는 주관主觀을 위해 빌려온 눈의 뿌리가 아니다. 자아의 지식을 잠재우고 그 지식을 초월하여 자아 속에 함유되어 있는 더럽고 혼탁한 찌꺼기를 제거하고, 세 돌단자리가 서로 화합하도록 정신 기능을 관장하며, 시비是非와 선악善惡을 판단하고 스스로의 행동을 결상結想하는 곳이다.

  삼조법 가운데 조심법이 가장 중요하다는 점을 강조하고 싶다. 몸을 길들이는 조신법이나 숨을 길들이는 조식법이 외계의 힘을 빌려 의지하는 수련이라면, 마음을 길들이는 조심법은 스스로의 뜻을 고요하고 잠잠하게 만들고자 마음을 밝점 한 곳에 묶어두고 중심을 바로 세우는 수련법이다. 세파에 시달리며 괴로운 것들을 아낌없이 던져버리고 밝점을 통한 관념의 힘으로 마음을 다스리는 수련인 것이다.

따라서 고요히 수련하는 가운데 밝점을 통한 관념의 힘을 표현할 때는 마음을 하나로 집중시키는 일심불란一心不亂의 경지로 진입해야 한다. 이렇게 수련하면 의식이 각성된 상태에서 사물을 깨닫는 일체의 작용이 일어나 사물의 본질을 알게 되고 응신凝神하게 된다.

마음을 한 곳에 집중하여 일심불란의 경지에 진입하는 수련을 하면 번뇌와 망상이 소멸되며 무아無我의 경지에 빠져들게 된다. 이때 몸과 마음을 고요히 담담하게 하며 진공眞空의 자리에 도달하도록 관념의 힘을 가일층 발휘하여 수련하면 극히 짧은 찰나에 대자연으로부터 수련자 체내로 영력靈力이 흘러들어오게 된다.

수련자는 대자연으로부터 흘러드는 영력을 원기단법 수련 시 윗돌단자리를 내관할 때 주시했던 영의 자리로 흘러들도록 수련해야 한다. 대자연으로부터 체내로 유입되는 영력을 인도해 들이고 인도된 영력을 수련자 영성의 자리에서 융화시킬 때 수련자 내부로부터 영기靈氣가 외계를 향해 움직임을 갖게 된다.

영靈은 외계의 자극을 직관적으로 받아들이는 능력이 있다. 영의 기능은 한마디로 직관直觀과 양심良心이다. 영력은 수련자 내부에서 내기에 의해 표출되기 때문에 수련자가 이성의 영향권에서 완전히 벗어나지 못하면 영성이 독자적으로 행동할 수가 없다.

따라서 영성이 이성으로부터 독립해서 독자적으로 활동할 수 있도록 가일층 일심불란에 들어야 한다. 수련자의 영력이 외계로 나가 우주 허공으로 융화되고 수련자의 영성이 우주와 합일하는 이때를 일러 천인합일天人合一의 경지에 들었다고 말한다.

천인합일의 경지에 들려면 고요한 마음 상태에서 순수하게 표현되는 밝점을 통한 관념을 따라 천문天門을 통해 밝의 대생명력인 하늘기운을 받아들여 윗돌단자리 골윗샘으로 인도해 영력을 성장시켜야 한다.

우선 우주에 산재해 있는 미립자들이 천령개의 구멍[竅], 다시 말해 천문으로 순탄하게 출입할 수 있도록 행공한 연후에 천기天氣와 지기地氣가 융화 합일되어야 한다. 그런 다음에 원신(가운데돌단자리)과 원정(아래돌단자리)의 자리까지 끌어내려 머물게 하면 마음이 맑은 햇살처럼 대자연으로 흘러넘치게 되고 수련자 스스로 영적인 평안함의 표시標示(표를 통해서 외부로 드러내 보임)를 체득하게 된다.

이때는 진실로 심층 깊은 곳에서 참된 행복감이 충만하게 우러나오고 스스로의 존재 가치에 대한 감동과 더불어 사랑과 자애가 수련자 주위를 아름답게 변화시키는 원동력으로 작용하게 된다. 항상 여유 있는 마음 가운데 선한 생각만 밀물처럼 몰려오면서 행공에 임하는 수련자의 얼굴 형상이 밝게 빛난다.

이렇게 수련할 때 수련자의 모든 것을 자연에 의지하는, 아니 자연에 맡기는 삶으로 변화된다. 또한 모든 것의 근원인 밝의 대생명력이 발산하는 천기를 수련자의 내기와 융합시켜 한 기운[一氣]이 되도록 수련할 수 있다.

이때 환상이나 환영, 환청 등이 시도 때도 없이 찾아들 수 있는데 이런 것들을 좇지 말고 흘러가도록 놓아두어야 한다. 수련자의 자아自我가 이미 대우주에 뿌리를 내리고 있기 때문이다. 수련자는 오직 우주와 대자연에 감사하는 마음과 함께 만물은 모두 공空이며 실實은 하나도 없는 공제空諦에 들어갈 때 찾아오는 밝점을 통한 관념의 힘을 스스로 느껴야 한다.

이때 기력氣力은 한 곳으로 집중시켜야 한다. 밝의 대생명력인 천기와 수련자의 내력에 의한 내기가 융화되고 이것이 일기로 화합하면 세 돌단자리에서 발산되는 밝의 포근한 힘이 감로수처럼 수련자 전신 경맥을 타고 흘러나가 모공毛孔과 기공氣孔으로 사기邪氣와 흑기黑氣를 배출하기 시작한다.

세상을 살아오면서 오염되고 탁한 기운이 세상의 모든 구속력과 규칙 그리고 물物, 심心, 선善, 악惡으로부터 탈피하고 모든 사상을 초월해서 무엇에도 구애받지 않는 심신의 전환점 앞에 당도했기 때문이다. 이때부터 밝의 천기가 가운데돌단자리 중핵中核의 반사면反射面에 부딪치면서 세 돌단자리 모두 순환 작용이 이루어진다.

이때 가운데돌단자리에 내관념을 집중해서 혼적인 자아를 잠재우고 조심調心의 경지를 뛰어넘어 참정심[眞靜心]에 들면 가운데돌단자리 중핵에서 내면으로 밝의 천기가 햇살처럼 퍼져나가는 것을 내시하게 된다. 이때 참정심 상태로 수련에 임해야 관념의 힘이 수련자를 변화시키면서 더 높은 차원의 수련 세계로 인도해준다.

연공자가 수련하면서 흡취하는 대자연의 자연지기는 대우주 가운데서도 가장 깨끗하고 순수하며 뛰어나게 우수한 기로 형성되어 있음을 마음에 깊이 새기고 대자연에 감사하는 심령이 되어야 한다. 수련자의 뜻이 곧 밝의 원기가 되고 밝의 참원기[眞元氣]를 인도하는 중요한 원인이 되기 때문에 밝점을 통해 의식을 집중하는 가운데 순수한 이성 활동에 의해 예지적 인식 상태가 되어야만 마음과 호흡과 몸을 길들이는 삼조법이 상응하게 된다.

"나는 밝의 참빛 가운데 있고 밝의 참빛은 내 가운데 있으며 우주 간에 있는 밝의 참빛은 다 나에게 들어온다"는 상념을 항상 마음속에 품고 밝점을 통해 관념을 운행하다 보면 대자연의 자연지기와 밝의 참원기가 수련자 자신의 체내외를 포근하게 감싸 안는 것을 느끼게 될 것이다.

이때 밝의 참원기가 전신으로 순환하도록 정식靜息(고요한 호흡)을 따라 주류시키며 관념과 정식이 서로 연결되어 막히거나 끊어지지 않도록 행공하면서 유통시킬 때 수련자는 우주와 합일되는 현상을 느끼게 된다.

이 시기부터 침착하고 겸손한 마음으로 점차 고차원의 행공으로 정진하면 수련자의 예지의 씨앗인 진종자가 의식을 잠재우게 된다. 이때부터 유형의 물질세계와 무형의 정신세계가 있다는 사실을 자각하게 되며, 유무형의 두 세계가 결코 둘이 아니고 하나라는 사실에 눈을 뜨게 된다. 바로 이를 일러 각覺(깨달음)을 이루었다 말한다.

유무형의 두 세계를 하나로 느끼는 각을 이루면 육체와 영혼도 둘이 아니라 하나로 느끼게 된다. 이 둘의 관계는 떼려야 뗄 수 없는 불가분의 관계임을 체득하고, 한 걸음 더 나아가 하늘사람

[人天人]의 경지에 진입해서 본향을 향해 떠나간다.

본향을 향해 떠나간 하늘사람은 인류에게 많은 도움을 주며 밝점을 통한 의식 집중에 의한 상념의 법에 따라 생활한다. 그분들은 마음에 품고 있던 이상이 현실로 풍성하게 열매 맺어 정신계의 깊은 참뜻을 깨달았기에 육체라는 물질계에서 탈피한 것이다.

또한 그분들은 창조력 있는 영적 상태에서 이상적인 형상을 관념 가운데 그리면 대자연의 참원기[眞元氣]가 유형의 형태를 띠고 생성되어 나타나는데 이를 일러 도력道力이라고 표현한다.

국선도를 수련하지 않는 이들의 사고 틀에서는 결코 이해할 수 없는 일이다. 현대 과학도 인체의 오묘한 문제를 다 풀지 못하고 있는 실정이니 '영체靈體'에 대해 기술하는 것이 망설여진다. 그러나 영체靈體에 대해 알게 되면 현실 세계에 존재하는 내 육체의 빈 껍질이 물질적인 것임을 알게 된다. 또한 영체가 존재한다는 사실 안에서 얼나[靈我]라는 존재가 엄연히 실상으로 나타나는 것을 깨닫고 완전무결한 얼나를 찾았을 때 비로소 자연인으로 환원되는 것, 이것이 수도修道의 공식이다.

삼조법 가운데 으뜸은 조심법이다. 조신이나 조식은 조심을 하기 위해 있다. 참된 이치는 수행을 통해서 얻는 깨달음의 결과로 무명無明 번뇌를 떠나 체득하는 것이지 필설筆舌로는 형용할 수 없는 것임을 반드시 유념하길 바란다.

마음을 길들이는 조심법이 고차원의 경지에 오르면 밝점을 통한 관념은 가일층 정화되고 진아가 우주와 완전무결하게 합일되어 얼나의 경지로 승화된다. 이때 심정心情은 어질고 몸은 한가로워지며 두뇌는 명석하고 기육肌肉의 접합된 부분들이 자연스럽게 약동하게 된다. 또한 말로 표현할 수 없는 참된 평안함이 마음속에 안주하게 되니 얹거리앉음세로[結跏趺坐] 앉아 있으나 정좌靜坐의 시간관념을 잊은 채 체體가 공空인 듯한 부동심不動心이 된다.

체가 공인 듯한 부동심이 되면 이로써 마음을 길들이는 조심법이 으뜸임을 깨달을 것이며, 이런 경지에 들면 언어의 필요성을 전혀 느끼지 못하고 심어心語를 사용하는 경지가 된다.

조심법을 수련하면 다음과 같은 현상을 감각하게 될 것이다. 몸이 민들레 홀씨처럼 가벼워 천공天空을 향해 높이 떠오르는 듯 허무하고 뚜렷하지도 않으며 어렴풋하고 유야무야해서 수련자 육신이 어디에 있는지 깨닫지 못하나 수련자의 영기는 자연 가운데로 충만하게 퍼져나가 대우주의 기에 의탁하고 몸과 마음의 수없는 변화 현상 가운데서도 수련자의 영적 세계가 열리고 기혈이 만개하여 큰 깨달음을 얻게 된다.

이상 설명한 삼조법은 청산 사부님과 비거 사백님께서 전수해 주신 말씀을 요약해서 정리한 것이기에 어떤 책에서도 밝힌 적이 없다. 국선도가 세상에 펴고자 하는 선도일화仙道一和와 구활창생救活蒼生, 그리고 선의善意가 이루어지는 데 도움이 되었으면 한다.

4장

국선도 밝점 운용법

국선도 밝점 운용법

국선도 수련원을 찾아오는 사람들은 몸과 마음의 상태, 사고방식 등이 저마다 다르니 국선도 법리를 가감加減해서 자신에게 알맞은 방법으로 수련할 필요가 있다. 수련 경험이 많지 않아 수행해온 과정이나 모범 교육안 등에 대한 고정관념이 강하면 수련을 결국 실패로 이끌고 법리에 대한 불신감이 생겨 자신의 수련을 더욱 미궁으로 빠트릴 수 있으니 특별히 주의해야 한다. 다음의 글은 국선도에 처음 입도하는 수련자를 위한 것이니 깊이 유념해서 실제 수련에 적용해나가기를 바란다.

  우선 국선도의 어의語義를 살펴보자. 국선도國仙道의 '국國'이란 나라를 의미하는 것으로 착각하기 쉬우나 실제로는 '나[我]' 또는 '몸[身]', '하늘' 또는 '우주'로 보아야 한다. 지금까지는 삼신사상三神思想과 끊임없는 외침으로 한얼, 환웅, 단군의 세 시대적 국가 신에서 발원하여 신라 화랑도 등으로 발전하다 현재에 이른 국가

적 의미가 짙지만 이는 국수주의적인 색채가 강한 잘못된 인식이다. 진정한 협의로는 소우주인 우리 몸을 의미하고, 광의로는 대자연 우주를 뜻한다.[1]

원시 시대 사람에게는 하늘보다 태양이 현실적으로 매력적인 상징이었기에 천공을 태양의 출생지로 받아들였다. 국선도인은 바로 이 하늘과도 상통하고 사람과도 상통하도록 관조하고 깨우친다는 뜻의 '사이[間] 사람'을 이르는 말이기도 하다. 국선도의 핵심인 '밝'이란 '밝고 깨끗한 사람', '태양', '빛', '천기도天氣道(하늘 기운)' 등을 뜻한다. 후세에 이르러 입산 수도하는 사람을 선인仙人이라 했는데 이 명칭에는 '하늘사람 선伾' 자를 사용하지 않았다. 국선도를 수련하는 이들은 구름처럼 물처럼 거처가 일정치 않고 산에서 수련한다 하여 산사람[仙人]이라 불렸고, 일명 새방아, 산이(하늘과도 통하고 사람과도 통하는 사이 사람)라 불리기도 했다.

'국선도'의 '도道'란 참된 길을 알고자 진리의 법을 닦는 수련에 매진하며 대자연의 진리를 깨달아 윤회하는 인생 여정과 우주 법칙을 올바로 깨닫는 길이란 뜻이다.

한마디로 국선도는 진실로 맑고 깨끗하게 자연 그대로 어느 것에도 구속되지 않고 자유자재로 왕래하며, 하나의 규敎를 내시하면서 고요하게 적정寂靜을 유지하며 우주의 정精을 인체의 아래돌단자리에 축기해서 기장신명氣壯神明하도록 진眞을 수련하는 양생

---

[1] 청화, 《국선초》, 283쪽 참조.

지도이자 전인적 인간 수련법이다.

다음으로 우리의 인사법을 살펴보자. 우리 고유의 예법은 직립直立이다. 바로 선 자세로 양손을 모으고 온화한 눈빛으로 상대를 바라보며 15도 정도 가볍게 머리를 숙인다. 양손을 모으는 것은 진실을 표하기 위해서이며, 머리를 가볍게 숙이는 것은 상호 존중을 표하기 위해서다. 15도 정도 상체를 숙이는 까닭은 사랑과 존중의 마음, 그리고 존경의 뜻을 모아 서로 교감하며 교류하기 위해서다.

이와 달리 허리를 깊이 굽히는 인사는 경건한 모양은 있으나 진심이 담기지 않은 자세로 일본의 막부 문화가 우리에게 남긴 좋지 않은 인사법이다. 또한 불교가 우리나라에 들어오면서 부처는 신이고 스님은 신의 대리자로 보는 관념을 따라 신도가 깊이 허리를 숙여 인사하면 스님은 한 손에 염주를 들고 한 손만 올려 가벼운 목례 가운데 미소로 답례하는 문화가 뿌리내린 탓이기도 하다. 이는 신의 대리자에게 신도가 굴종의 예를 표하는 것이다. 이런 외래문화가 들어오기 이전에 우리 민족 고유의 인사법은 직립의 예였다는 점을 잊지 말아야 한다.

국선도 도기道旗도 살펴보자. 국선도 도기는 사각의 흰 바탕에 푸른색의 둥근 원이 가운데 위치하고 있다. 세간에서는 도기의 푸른색이 우주권 밖에 있는 본래의 색을 의미한다고 말하지만, 푸른색 원은 출태出胎하신 선인들께서 우주를 유영하시다 돌아올 때 보이는 지구의 형상이다. 대기권 밖은 칠흑 같은 어둠뿐인데 지구만 파란 생명의 빛을 띠고 있는 것을 보고 이 지구를 사람의 입장에서 우주로 상징하여 도기에 표현한 것이다. 또한 푸른색은 맑고 깨끗하게 정화된 하늘기운을 상징하기도 한다.

국선도를 수련할 때 몸 고르기[調身], 숨 고르기[調息], 마음 고르기[調心]는 가장 기본적인 것이며 그만큼 중요하다. 국선도에 입문한 사람에게 이 삼조법三調法을 완벽하게 소화하기를 요구한다는 것은 무리다. 국선도 지도자는 초입자의 몸과 마음의 상태가 저마다 다르고 호흡 상태도 다르니 초입자에게 가장 잘 맞는 방법으로 지도해야 한다. 그리고 수련을 본격적으로 지도하기 전에 수련원 안에서 지켜야 할 기본예절과 규칙을 일러줌으로써 수련자 스스로 마음 고르기를 할 수 있도록 도와주고, 마음이 편안해야 몸에 흐르는 기가 조화를 이뤄 잘 통한다는 것을 알려주도록 한다.

국선도 수련의 특징은 '단법丹法'과 '법리法理'에 있다고 해도 과언이 아니다. '단법'이란 아래돌단자리(하단전)에서 원기 생성 방법을 통해 만들어진 기氣를 토대로 전신에 굴신屈伸[2] 동작을 취하고 기를 증강해서 그 기를 바탕으로 체력을 강화하는 방법을 말한다. 이는 정신과 육체 안에서 원기의 기화氣化 현상이 일어나게 하고, 아래돌단자리를 중심으로 심호흡해서 연단煉丹 작용을 일으켜 생성되는 기의 힘을 육신의 굴신 동작에 응용해나가는 것이다. 여기서 숨쉬기의 비중은 매우 커 원기를 생성·분리하는 방법 또한 중요하다.

---

[2] 팔, 다리 따위를 굽혔다 폈다 하는 것.

국선도에서는 수련하는 방법을 총칭해서 '법리'라고 하는데, 법리를 알지 못하고 숨쉬기에 몰두한다면 마치 눈을 감고 앞으로만 달려가는 결과를 초래할 것이다. 시간과 노력을 투자한 만큼 높은 경지에 이른 듯싶으나 실상 목적지에 이르기는커녕 출발지로부터 멀지 않은 곳에서 맴돌며 입으로만 농사짓는 설경자의 길을 벗어나지 못하게 되는 것이다.

현재 국선도 수련자들의 양상이 이러하다 해도 과언이 아니다. 눈을 감고 뛰면서 좌충우돌 허송세월하다 이제는 귀까지 막혀버린 형국이어서 법리를 전하려 해도 알아듣지 못하는 데다가 법리를 무슨 기술로 취급하며 천대하는 풍조까지 보인다. 국선도 법리는 '밝돌법'이라는 고유 명칭의 역사만큼이나 특유한 것이기에 그대로 실천하지 않으면 도력을 얻지 못하며, 스승으로부터 하나씩 하나씩 전수받아 오로지 수련을 통한 행입으로 체지체능할 때 마스터할 수 있는 것이다.

따라서 지도자는 수련자가 다음 단계의 수련을 할 수 있는 능력이 생길 때까지 다음 단계의 법리를 비치지 말고 스스로 당면한 문제를 해결해 체능할 수 있도록 인내와 믿음으로 지켜보아야 한다. 수련자 또한 지도자를 신뢰하고 수련에 정진하면서 몸과 마음의 수련이 동시에 이루어질 때 지도자로부터 더 깊은 법리를 전수받게 된다. 국선도는 수련자 자신의 능력과 노력만으로 이룰 수 있는 수련법이 결코 아니며, 지도자의 지도 방법을 따라 기초 수련을 충분히 이루었을 때 다음 단계로 발전한다는 것을 유념해야 한다.

국선도 수련법은 이런 지도 방법 및 전수 방법을 통해 9800여 년 동안 대대로 전해 내려왔고, 또한 이런 수련 방식만이 한 단계 한 단계 올라가며 체능할 수 있는 가장 빠른 지름길이다. 이 길을 따르지 않고 수련자가 모든 법리를 한꺼번에 알게 되면 그 수가 많고도 높은 도단에 질려 도중에 포기하거나 스스로의 최면에 걸려 망상에 사로잡히기 쉽다. 그래서 청산 사부님께서 "어떤 이들은 실제로 중기단법을 수련하면서 머릿속 지식은 진공단법을 넘나든다"라고 말씀하시면서 경계하신 것이다.

지도자에게 하나씩 전수받은 법리를 감사한 마음으로 받아들이고 간직하여 행입으로 바르게 갈고 닦을 때 비로소 수련의 능력이 향상되며 극치적 인간 완성으로 나타난다. 국선도 수련의 3대 목표인 극치적 체력, 극치적 정신력, 극치적 도덕력을 겸비한 인간은 행입 수련을 통해서만 나타나기 때문에 예로부터 국선도는 전인적이며 이상적인 도로 알려져왔고 수련의 방법도 평범한 상식을 벗어나 있는 것이다. 국선도에서 말하는 도덕력은 도력과 덕력을 말하는 것이지 사회 규범의 윤리도덕이 아니다.

한 예로 '수련修煉'이라는 한자 단어를 살펴보자. 보통 '닦을 수修' 자에 '조련할 련' 또는 '익힐 련' 자를 써서 '수련修練'이라고 표기하거나 '단련할 련鍊' 자를 일반적으로 쓴다. 그러나 국선도에서는 '반죽할 련' 혹은 '마음 단련할 련煉' 자를 써서 '수련修煉'이라고 표기한다. 그 까닭은 몸과 마음, 즉 심신을 함께 수련한다는 원리가 법리에 숨겨져 있음을 은연중 표시한 것이며, 심신의 수련을 기본 삼아 그 위에 수련을 꽃피운다는 뜻을 담고 있다. 옛 선인들은 "마음은 생각을 담는 그릇이요 살아 움직이는 힘이며, 아래돌단자리 숨쉬기는 생명을 잇는 통로로 보기 때문에 조심調心을 하지 못하면 조식調息을 이룰 수 없는 상관관계에 있다" 하셨고, 청산 사부님은 "마음은 생각을 담는 그릇이요, 숨은 생명을 잇는 통로로 보아도 틀림없다. 그리고 연결되어 보이기도 한다"라고 말씀하면서 이 원리를 은연중 내비치셨다.

국선도 지도자는 초입자에게 국선도 수련의 기본인 아래돌단자리 호흡 즉 단전호흡을 지도해야 하는데, 그전에 초입자의 마음 자세와 호흡 자세가 바로 설 때까지 몸과 마음을 편안하게 해주는 유산소 운동을 지도하면서 단전의 위치와 단전호흡을 이해시켜야 한다. 숨을 고르는 것은 얼[靈]이 앉을 자리를 닦는 것이고, 얼이 자리를 잡은 후라야 무슨 도든지 이루어지는 법이다. 더불어 숨을 고른다는 것은 숨을 만든다는 뜻이 아니라 고요한 가운데 호흡이 절로 이루어지도록 하는 것을 말한다.

몸과 마음이 편안해져 자연스러운 호흡이 이루어지면 국선도 '기혈순환유통법'을 익히도록 한다. 기혈순환유통법은 행공行功 전에 행하는 '준비운동'과 행공 후에 행하는 '정리운동'으로 구성돼 있다.

국선도 기혈순환유통법 준비운동을 살펴보면 인체의 연골軟骨과 활막滑膜을 강화해주는 동작이 많다. 가령 목 운동을 통해 갑상샘 연골들을 강화함으로써 갑상샘 질병을 예방하는 이치다. 또한 갈비뼈나 흉골을 연결하는 연골에 자극을 줌으로써 이들 연골에 탄력을 주고 윤활潤滑 관절의 윤활액이 잘 유통되도록 도와주며 영양분 보급에 지장을 주는 요소들을 미리 차단한다. 국선도에서 취하는 모든 동작은 윤활 관절에 긴장과 이완 효과를 반복해줌으로써 관절 주머니 안의 섬유층을 강화해주며 활막층滑膜層의 윤활 작용을 도와 노쇠를 방지하는 효과를 가져온다.

정리운동 또한 관절의 각도 운동 가운데 굽혔다 펴고 벌렸다 좁히는 상반된 두 쌍의, 서로 다른 각도를 가진 다른 축에서 움직여지는 운동을 통해 연골 활막을 강화해준다.

초입자는 다음의 사항들을 유념하며 단전호흡을 해보면 좋을 것이다. 우선 편안하게 누워 자신의 심박동수를 헤아리며 호흡을 고르고 마음을 고요히 하며 심장의 소리에 귀를 기울인다. 박동소리가 크게 들리면 자신의 기혈이 전신으로 힘차게 주류하고 있다는 뜻이다. 지도자는 이때 초입자 옆에 앉아서 말이나 물리적 방법을 동원하여 초입자가 모든 의식을 코끝에 집중할 수 있도록 돕는다. 또한 초입자와 호흡을 함께하면서 서로의 마음이 상통할 수 있는 주파수를 맞추며 의식 집중과 기의 흐름을 함께 해나간다.

초입자의 의식 집중이 하나로 뭉쳐진 결정체를 우리는 하나의 '점'으로 표현하는데 그 명칭을 '밝돌법'의 '밝'자를 붙여 '밝점'이라고 하자(이 책 전반에서 의식의 집중점을 '밝점'으로 통일하여 기술할 것이다). 이 밝점의 크기는 초입자들의 상상에 맡기되, 자신의 새끼손가락 손톱 크기에 무색의 원형이면 적당하다.

초입자는 이 밝점이 코끝에 있다고 여기며 양 눈으로 코끝의 밝점을 바라본다. 그러면 양안兩眼이 사팔뜨기 같은 형상이 될 것이다. 그런 다음 어느 정도 의식이 코끝에 집중되면 서서히 눈을 감고 집중된 의식을 통해 관념으로 밝점을 양미간을 향해 마음으로 이동시킨다. 자신의 몸 바깥에 자신과 같은 상을 만들어놓고 점을 이동시키는 것이 아니라 실제 자신의 몸에서 피부로 감촉을 느껴가며 코끝의 감각을 살려야 한다. 이상의 방법을 통해 밝점을 바라보면 대체로 긴장감이 풀리고 마음이 이완되어 평안해진다.

마음이 평안해지기 시작하면 밝점을 양미간에서 서서히 아래로 끌어내려 코끝을 통해 입술을 지나 턱 끝까지 내린다. 그런 다음 자신의 몸통을 빈 항아리라고 생각하면서 목선을 지나 가슴 한복판까지 내린다. 이제 여유를 가지고 밝점을 서서히 아랫배 단전 부위 표면(관원혈)까지 이동시킨 다음에 평안한 마음의 눈으로 밝점을 바라본다. 의식 집중이 잘 이루어지면 밝점을 계속 바라보는 상태에서 코로만 서서히 호흡하면서 숨을 고르며 길들이기 시작한다. 이때 국선도 선도주先道住 도인도송道人道頌에 맞춰 5초 동안 숨을 들이마셨다가 5초 동안 내쉰다. 5초 호흡이 어려운 사람은 3초나 4초 마시되, 내쉬는 숨의 길이를 1대 1로 일정하게 유지하며 행한다.

지도자는 초입자가 밝점을 잡아 단전까지 내리는 동안 함께 의식을 집중하면서 밝점의 이동을 암시적으로 도와주어야 한다. 이를 돕지 않고 호흡의 장단長短만 일정해지도록 지도함으로써 오늘날 수련자들로 하여금 멀고 험한 길을 돌게 했다고 해도 과언이 아니니 책임감을 갖고 지도하길 바란다. 국선도 수련의 정수는 어찌 보면 밝점을 마음[心像]에 구상화具像化시켜 마음으로 이동시키며 가지고 놀다가 밝점조차 놓아버리는 데 있는지도 모른다.

초입자의 의식이 구상화된 밝점을 기점으로 모이고 이동이 가능해지며 호흡의 장단을 맞추는 상태까지 도달하면 절로 아랫배로 호흡하게 된다. 이제부터는 수련원 안에서나 바깥에서나 언제나 코만을 사용하여 호흡할 것이며, 들숨이든 날숨이든 코로만 호흡해야 한다. 입은 말하거나 식사하거나 격렬히 운동할 때를 제외하고는 언제나 다물고 있어야 한다. 입이 아닌 코로만 호흡해야 하는 이유는 다름 아닌 공기의 정화, 습도 조절 기능이 입에는 없기 때문이다.

콧구멍 안쪽의 점막에는 가는 섬모가 융단처럼 촘촘히 나 있는데, 이곳에서 점액을 분비하여 외부에서 들어오는 이물질을 걸러낸다. 오염되거나 너무 차갑거나 너무 뜨거운 공기가 코를 통해 걸러지지 않고 폐로 직접 들어가면 감기나 폐렴 등 질병을 일으키니 유의해야 한다. 또한 코로 호흡하면 산소가 뇌에 효율적으로 공급되어 집중력이 좋아진다.

우리가 아래돌단자리 호흡을 하는 목적은 갓 태어난 아기들처럼 호흡하여 생기生氣를 유지하려는 데 있다. 아이들 자는 모습을 가만히 들여다보면 들숨 때는 아랫배가 나오고 날숨 때는 아랫배가 들어가는 모습을 볼 수 있다. 바로 이것이 단전호흡이다. 아이가 성장하면서 숨 쉬는 위치가 아랫배에서 점점 위로 올라가 들숨 때 가슴이 나오고 날숨 때 가슴이 들어가는 때가 온다. 그러다 숨이 어깨에 이르러 목 부위까지 도달하면 죽음에 이르게 되는 것이다.

아래돌단자리 호흡은 숨 쉬는 위치가 상승하는 것을 막고 그 위치를 원복시키는 데 목적이 있다. 이미 성장을 마친 성인이 어린아이처럼 호흡하는 일이 그리 쉽지만은 않을 것이다. 그렇기에 '의식 집중'이라는 방법을 이용해 정신이 가는 곳에 마음도 따라간다는 간단한 원리를 적용하여 숨을 쉬면 갓난아기처럼 들숨 때 아랫배가 나오고 날숨 때 아랫배가 들어가게 된다.

이제 다시 밝점을 코끝에 두었다가 콧등을 통해 양미간으로 끌어 올려 의식을 집중한 다음, 그 집중된 밝점을 아래돌단자리까지 천천히 내리면서 마음을 고요히 두고 숨을 쉬기 시작하면 아랫배가 저절로 움직일 것이다. 이때 주의할 점은 호흡을 천천히, 길게, 가늘게, 고요하게, 끊어지지 않게, 들숨과 날숨의 길이가 같도록 해야 한다는 것이다. 또 하나 유념해야 할 점은 처음부터 하복부가 많이 들어가고 나오는 게 중요한 것이 아니라 흡사 잠자는 사람처럼 숨을 쉬되 의식은 깨어 있어야 한다는 점이다. 이렇게 밝점을 따라 의식 집중이 잘 이루어지면 다음 단계로 넘어간다. 2~3일 동안 복습하며 기초를 튼튼히 해두어도 좋다.

이제 누워서 수련해본다. 의식이 집중된 밝점을 숨을 내쉬면서 명문혈 쪽으로 수직으로 떨어뜨렸다가 숨을 들이마시면서 밝점을 아랫배 표면 관원혈까지 끌어올린다. 이때 밝점을 이동시킬 때는 복부에 힘을 주지 말고 배를 부풀리지도 말며 마음으로 이동시켜야 한다. 마음속으로 이 간단한 그림을 그려 뇌리에 투명하게 각인해두면 좋다. 머리에서도 아니고 가슴에서도 아니며 실제로 밝점의 이동과 아랫배의 감각(감촉)이 일치되어야 하며, 밝점을 내릴 때는 절대로 중도에 멈추지 말고 명문혈까지 내렸다가 다시 아랫배 표면 관원혈까지 올려야 한다. 이 방법이 숙달되면 절로 날숨을 잘 쉬게 되고, 날숨을 잘 쉬어야 다음에 오는 들숨도 잘 쉬게 된다.

복부가 전혀 움직이지 않는 경우에는 지도자가 초입자의 하복부에 중지를 대고 약간 눌러주되 대각선으로 찌르듯이 해주면 하복부가 움직이며 호흡의 감각을 찾게 된다. 그래도 잘 안 되면 지도자가 초입자의 관원혈에 한 손가락을 대고 허리 뒷부분 명문혈에 다른 한 손가락을 댄 다음 이 양쪽이 선으로 연결되어 있다고 유도하면서 밝점을 호흡에 맞춰 이동하도록 지도해보라. 수련자들 대부분의 복부가 저절로 들고나면서 밝점에 의식이 집중될 것이다.

거울 앞에 서서 자신의 복부를 직접 보며 호흡해도 좋다. 지도자는 초입자가 이 과정에 익숙해질 때까지 스스로 아래돌단자리의 감각을 찾도록 도와주어야 한다. 3~4일 정도 이와 같은 방법으로 수련하면서 어느 정도 복부의 들고 남이 이루어지고 밝점을 따라 의식 집중이 가능해지면 이제 서거나 앉아서 호흡하거나 또는 중기단법 첫 다섯 동작을 행하며 호흡한다.

이 과정을 수련할 때는 밝점만 이동하면 안 된다. 들숨 때는 밝점이 명문혈을 통해 천기를 끌고 들어오는 첨병이 되고 날숨 때는 밝점이 체내의 탁기와 사기를 밀어 내보낸다고 '관념'으로 생각하면서 호흡해야 한다. 날숨 때는 선을 잡아당겨 뽑아내는 것이 아니라 치골부터 밝점을 밀어낸다는 생각으로 호흡하면 좋다. 이 그림을 정확하게 내관內觀하면서 밝점에 호흡과 의식이 집중되고 그 이동이 조화로우면 복부의 모양은 자연히 이루어진다.

내관하는 위치와 관점은 좌·우 어느 쪽도 아닌 한가운데가 되어야 한다. 의식 집중이 잘되어 밝점과 초입자의 마음이 하나로 일치되는 경지에 이를 때까지 지도자의 역할이 아주 중요하다. 이 과정은 2~3주, 길면 1개월 정도 소요된다. 여기까지 잘 이끌어주면 수련자가 중기단법 후편에 이르러 호흡의 궤도가 변해도 큰 어려움 없이 수련에 재미를 붙이고 잘하게 된다.

이 과정만 수련해도 몸의 탁기가 많이 배출되고 아래돌단자리에서 미열을 느끼는 수련자가 있을 것이다. 지도자는 이런 수련자가 정로를 밟아 수련할 수 있도록 잘 인도해야 한다. 수련자의 아랫배 관원혈을 중심으로 하고 명문혈에 손을 대어 함께 호흡해주고 아래돌단자리를 내관하면서 밝점의 이동을 명확하게 알도록 도와주면 수련자가 아래돌단자리 호흡을 훨씬 수월하게 할 수 있다. 그러나 필요 이상 자주 도와주면 수련자가 지도자를 너무 의지하게 되므로 수련자가 수련의 진도가 막혀 매우 힘들어하거나 도단이 한 단계 올라가려는 시점일 때 돕도록 한다.

지도자는 이제 수련자에게 중기단법 동작을 정확하게 지도해야 하는데 무엇이든 한 번 알려주었다고 그냥 지나치지 말고 매일같이 중요한 말을 되풀이해서 주지시켜야 한다. 이때는 '호흡'과 '동작'과 '의식 집중'이 조화를 이루어야 한다는 말을 강조해야 한다. 이 기초 단계에서 세 요소의 조화를 이룬다면 건곤단법乾坤丹法 과정에서 수련자 스스로 이 조화로움을 느끼게 될 것이다.

밝점 운용 1단계

국선도 밝돌법을 배움에 있어서 기존의 수련 책자들을 보면 용어가 어렵고 은어적 표현이 많아 수많은 수련인이 잘못된 해석을 내리고 구체적인 수련 방법을 알지 못해 효과를 충분히 보지 못하는 실정이다. 실제 수련에서 유창한 말과 멋들어진 글, 애매모호한 표현으로 점철된 책자는 큰 도움을 주지 못한다. 책자의 내용은 어디까지나 대중을 위한 것이라서 참고서는 될 수 있어도 전수서는 될 수 없다. 그러나 이런 책들마저 없었다면 국선도 수련자는 한 사람도 남아 있지 못했을 것이다.

우리의 정통 국선도를 전수하는 데 있어서 글로는 일반 법리조차 쉽게 풀이해놓지 못한 상황이다. 더 정확히 말하면 풀이해놓지 않은 것이 아니라 풀이를 안 했고 앞으로도 안 한다고 봐야 한다. 여러 이유가 있겠지만 가장 큰 이유는 수련은 어디까지나 스승에게 배워 체지체능으로 이루어내는 것이지 지식으로만 알고 있다고 해서 완성되는 것이 아니기 때문이다.

스승이나 지도자의 강의 내용을 공책에 적어놓거나 아니면 녹취해서 나중에 이해하고 소화하면 된다는 태도로는 결코 좋은 결과를 기대하기 어렵다. 지도자가 무엇인가를 하나 지도해주면 틀림없이 이유가 있어서 하는 것이니, 이것을 받은 수련자는 별것 아닌 듯 느껴지더라도 끝까지 몸으로 수련하고 탐구해서 몸으로 직접 행할 수 있도록 체능해야 한다. 비록 원리까지는 알아내지 못했다 하더라도 체지체능으로 완성해가는 수련자의 모습을 보면 어떤 지도자도 그냥 가만히 지나치지 않을 것이다. 기특해서라도 하나 더 가르쳐주게 된다. 이것이 쌓이고 쌓이면 바로 전수가 되는 것이다.

스승은 언제나 제자에게 가르침을 하나 던져주고 스스로 어떻게 요리하는지 본 이후에 다음의 것을 결정한다. 이런 방법은 전수하는 스승들의 공통 심리다. 자신이 평생 닦아온 도의 길을 아무렇게나 팽개치듯이 펼쳐놓을 사람은 없다. 다음 가르침을 받아도 될 수준에 도달한 합당한 수련자에게는 아낌없이 지도해주는 것은 물론이요, 이는 스승의 마지막 자존심을 세우는 일이기도 하다. 재언하지만 국선도는 살아 있는 전수, 체지체능을 위한 전수여야지 언제 들춰볼지 모르는 이론만 즐비한 수련이 되어서는 안 된다.

국선도 수련을 익힐 때 가장 기본적인 것은 '밝점 잡기'라 해도 과언이 아니다. 밝점은 '의식 집중점', '정신 통일점', '집점', '정곡'이라 말해도 좋으나 국선도를 수련하는 사람들이니 '밝점'이라 표현하자. 이 밝점이 콧등 부분에 있다고 생각하라. 그런 다음 밝점을 양미간 인당혈 부위로 옮겼다가 다시 콧등을 거쳐 아래돌단자리로 이동하되 심상心像의 점을 따라 마음으로 움직여야 한다. 이렇게 하면 어느덧 점點이 선線으로 연결되고, 아래돌단자리에서는 이 선이 궤도軌道로 연결된다. 즉 점을 연결하면 선이 되고 선을 연결하면 궤도가 된다는 말이다. 이 원리에 따르면 우주 전체도 한 '점'에서부터 시작되었다고 해도 과언이 아니다.

그런데 아래돌단자리에서 그리는 궤도는 어디까지나 마음[心像]

으로 그리는 선이다. 마음으로 그리는 선이라 해서 최초의 시작점이 없는 것은 아니다. 마음의 선도 최초로 시작된 마음의 꼭짓점이 있기에 선이 되고 궤도가 되는 것이다. 만약 마음의 핵심점이 희미하면 선도 희미할 것이고 궤도는 전혀 느껴지지 않을 것이다. 아래돌단자리 호흡을 하면서 아랫배에서 저절로 기운이 궤도 모양으로 말릴 것이라 기대하면서 궤도 자체를 추상적으로만 생각해온 수련자는 지금 이 설명을 암기할 정도로 마음에 잘 새겨두어야 한다. 마음의 점은 선을 잘 나타내기 위해서라도 아주 중요한 요소다. 마음의 점이 강하고 뚜렷하면 뚜렷할수록 선도 분명해지고 전체적인 궤도는 두말할 필요가 없다.

앞에서 국선도 수련의 정수는 밝점을 마음으로 구상화시켜 마음으로 이동시키고 밝점을 가지고 놀다가 밝점조차 놓아버리는 데 있다고 말했다. 이쯤에서 의문이 생기는 분도 있을 것이다. 왜 점을 만들어 궤도를 그려야 하며, 왜 결국 놓기 위한 점을 잡아야 하는가? 이 경우, 이유 불문하고 '왜'를 '어떻게'로 바꿔보라고 권하고 싶다. '어떻게 하면 점을 분명하고 뚜렷하게 잡을 수 있는가'라고. 마음으로 구상화시킨 점이라 해도 점을 잡아본 사람만이 놓을 수 있지, 점을 잡아보지 못한 사람은 결코 점을 놓을 수 없다. 이 역설을 이해해야 한다. 마음의 점을 잡기 위해 머리든 아랫배든 사력을 다해본 사람만이 더 이상 사투를 벌이지 않아도 될 경지까지 도달했을 때 정말로 점을 놓게 된다. 정신적으로 아무것도 하지 않고 호흡만 해서는 10년이고 20년이고 변화되는 것은 없다.

자 그렇다면 어떻게 해야 점을 분명하게 뚜렷이 잡을 수 있을까? '집중'밖에 없다. 의식 집중, 관념 집중, 정신 집중, 어떤 표현이라도 다 좋다. 간단히 말해 아래돌단자리에 온 정신을 집중하면 된다. 정신 집중에서도 가장 중심이 되는 핵심점(밝점)을 마음의 상에 그려놓고, 그 마음의 상 자체를 아래돌단자리에 옮겨서 상 안에 있는 핵심점(밝점)을 아래돌단자리에 맞춰야 한다.

좀 더 쉽게 설명해보겠다. 어린 시절의 추억에 빠진다든지 현재 자신의 집을 떠올리면 해당 장면들이 연상될 것이다. 마치 극장 스크린에 영화 장면들이 스쳐 지나가듯 말이다. 여기서 필요한 것이 바로 '마음의 스크린'이다. 이 마음의 스크린 위에 '정신을 집중한 핵심점(the point of the concentration, the core of the concentration)'을 그려놓고, 이 점을 중심으로 스크린을 아랫배로 가지고 내려와서 아래돌단자리의 감각과 감촉으로 느껴보도록 노력하면서 동시에 그 점을 일치시키고 고요하게 유지하면 된다.

여기서 일치된 점에 지대한 관심과 흥미와 재미를 붙여보라. 그러면 점에 집중해야 한다는 생각과 뜻이 잘 흩어지지 않고 이 상태를 자연스레 유지하는 데 도움이 된다. 이 점을 끝까지 사수해야 한다는 강박적인 마음은 절로 없어지고 깊은 집중으로 몰입하는 데 도움이 된다. 어린아이들이 만화영화에 빠져들 듯 집중하라. 공부하라면 이리저리 피해 다니는 아이들이 텔레비전에서 만화영화를 방영하면 자다가도 벌떡 일어나 텔레비전 앞에 앉아 빨려 들어가듯 만화에 집중하는 모습을 보았을 것이다. 30분 이상 소요되는 시간 동안 숨소리조차 없이 눈길 한 번 다른 곳으로 주지 않고 집중하는 모습 말이다. 집중으로만 치면 아이들한테는 불가능한 일이라 할 수 있다. 공부할 때는 평균 5분도 집중하지 못하는 아이들이 여섯 배 이상 지속적으로 만화영화와 하나가 될 때까지 집중하는 모습은 거의 기적이라 할 수 있다. 이 기적이 가능한 것은 아이들이 만화영화를 재미있어 하고 좋아하기 때문이다. 재미가 있으니 다른 데 신경이 쓰이지 않고 오직 관심 있는 만화영화에만 집중하며 그것과 하나 되어 그 자체를 즐기는 것이다. 어른들처럼 필요에 의해 일부러 관심을 둔다면 욕심으로 흐르기 쉽고, 아이들처럼 대상 자체를 순수하게 재미있어 하고 좋아한다면 몇 시간이 흘러도 집중을 즐길 수 있게 된다.

청산 선사의 말씀 중에 '이재전전利在田田'이라는 말이 있다. '우리에게 이로운 것은 모두 단전에 있다'라는 뜻이다. 다시 말해 '단전은 좋은 곳이므로 그 자체로 흥미와 재미가 넘치니 일부러 의식 집중이니 관념 집중이니 하며 잡으려 하지 않아도 되며 그 경지를 초월해 마음이 고요하게 머물러 휴식하고 즐길 수 있어야 한다'는 뜻이다. 이 경지는 부러움의 경지이면서 수련인이라면 가야만 하는 길이다.

좋아서 하고 재밌어서 하는데도 마음의 점은 고사하고 집중이 전혀 안 될 때도 있다. 원인은 수없이 많지만 간추려 세 가지로 요약하면 다음과 같다. 첫째로 마음이 고요하지 못해서이고, 둘째로 불필요한 상념을 무시하지 못해서이며, 셋째로 마음이 긍정적이지 못해서이다. 마음이 고요하지 않은 상태에서 마음의 점을 잡는다는 것은 고통 그 자체이며 거기다 호흡까지 하면 불난 집에 부채질하는 양상과 같다. 마음이 고요하게 가라앉지 않았는데 집중을 하려니 심적으로 얼마나 부담을 느끼고 애를 써야 되겠는가. 게다가 호흡은 힘을 불어넣는 것으로 볼 수 있는데 이 상태라면 마음이 끊임없이 소용돌이칠 것이다. 마음이 들떠서 종잡을 수 없는 상황에서 애만 쓰니 스스로를 고문한다 해도 과언이 아니다.

목이 마른 사람이 간절히 물을 찾다가 하필 찾은 물이 진흙물이라면 어떻겠는가? 지혜가 부족하고 성질이 급한 사람이라면 물을 진흙과 함께 단숨에 마셔버려 곧 배가 아플 것이다. 반면에 지혜로운 사람이라면 잠시 기다려 진흙이 모두 가라앉음을 확인한 뒤 맑은 물을 마셔 갈증을 해소할 것이다. 기다리는 동안 물을 빨리 마시고 싶다는 욕망으로 물이 담긴 그릇을 들어도 보고 저어도 보고 싶겠지만 지혜로운 사람은 절대로 물에 충격을 가하지 않을 것이다. 진흙이 완전히 가라앉기 전에 충격을 주면 다시 물이 흐려져 더 많은 시간을 기다려야 함을 알기 때문이다.

우리의 마음과 호흡의 관계도 이와 마찬가지다. 수련 전에 마음이 물속의 진흙처럼 충분히 가라앉아 고요를 찾아야 마음의 점도 자리를 잡고 숨결도 고요해지는 법이다. 그러므로 호흡과 집중 이전에 선행되어야 할 일이 있으니 곧 마음이 차분해지도록 기다리는 일이다. 아무리 고요하려 해도 안 된다면 마음이 긍정적이지 못해서 그렇다고 볼 수 있다.

옛 선인들은 "마음은 생각을 담는 그릇이요, 살아 움직이는 힘이며 아래돌단자리 숨쉬기는 생명을 잇는 통로로 보기 때문에 조심調心이 되지 않으면 조식調息을 할 수 없는 상관관계에 있다"라고 하셨다. 여기서 우리가 그릇에 무엇을 담느냐에 따라서 그릇의 이름이 바뀐다는 사실을 유념해야 한다. 독을 담으면 사약 사발이 되고, 꿀을 담으면 꿀단지가 된다. 아무리 좋은 그릇이라도, 아무리 형편없는 그릇이라도 내용물에 따라서 그릇의 이름과 가치가 달라진다.

　이처럼 좋은 생각을 담으면 마음도 긍정적으로 변화되어 마음 조절이 수월해진다. 반대로 '이거 정말로 되는 것 맞아?' 하면서 부정적인 생각으로 저울질한다면 마음의 그릇도 같이 흔들려 끊임없는 회오리에 빨려들어 고요와는 거리가 멀어진다.

　평상시 어떤 상황에서도 생각을 긍정적인 방향으로 설정하여 마음이 긍정적으로 변화하면 감정 조절이 훨씬 수월해져서 뜻한 대로 마음을 고르는 조심調心에 이르게 된다. 조심이 깊어지면 고요한 마음인 정심靜心으로 인도될 것이며, 정심이 지속되면 정심正心에 들게 될 것이다. 이때 비로소 국선도의 훈訓3처럼 정행正行을 하게 되며 정행마저 넘어서 정선正善의 경지에 이르게 된다.

　결국 국선도 밝돌법의 올바른 밝점을 깊이 있게 수련하다 보면 마음 고르는 조심에서 출발해 정선正善까지 인도된다. 이로써 국선도 수련의 최종 목적지인 일화정선一和正善에 이르게 된다. 평상시의 마음과 수련 시의 마음이 하나 되도록 수련을 생활화하며 생각과 말과 행동이 일치해야 한다는 이야기는 바로 이 때문이다.

---

3 국선도 훈訓: 정심正心, 정시正視, 정각正覺, 정도正道, 정행正行.

마음도 고요하고 집중도 잘되는데 끊임없이 잠재의식 속에서 어떤 생각이나 영상이 떠올라 마음의 점이 흩어지는 경우도 있다. 이는 떠오른 생각이나 영상을 그냥 흘려보내거나 무시하지 못하기 때문이다. 용량이 어마어마해서 절대로 포맷할 수 없는 컴퓨터의 하드디스크처럼 어머니 태 안에서부터 현재 이 순간까지 입력된 모든 기억이 마음이 고요해지면 심층에서 불쑥불쑥 튀어나오는 것이다. 이렇게 떠오른 생각이나 영상 때문에 기억 속 당시의 분위기에 젖어들고 마음의 감정까지 크게 흔들리는 경험을 수련 중에 흔히들 할 것이다. 이 상태까지 가면 밝점은 온데간데없이 사라지고 영화를 보듯 끊임없이 이어지는 장면들을 멈출 수 없게 된다.

　수련의 고하를 막론하고 누구든 잠재의식적으로 흐르는 생각은 멈출 수 없다. 그러나 그걸 좇지 않고 흘러보내는 일은 가능하다. 마치 흐르는 시냇가에 앉아 시냇물 속의 조약돌을 무심히 쳐다보듯 해보라. 흐르는 물을 통과해서 조약돌을 보아야 하는데 흐르는 물에 신경이 쓰여 물을 좇다 보면 어느새 시선은 저 멀리로 달아난다. 물의 흐름을 무시하고 투명한 물을 통과해서 조약돌만 쳐다보고 있으면 물의 흐름조차 느끼지 못하게 되는 원리다. 여기서 조약돌은 밝점을 뜻하며, 물의 흐름은 수련 중 툭툭 튀어 올라오는 생각이나 기억의 영상들이라 할 수 있다. 원하지도 않았던 잡념이 떠오르면 막고 싸우려 하지 말고 그냥 흘러보내야 한다. 그냥 무시해야 한다.

　이도 저도 이해되지 않고 '집중'이라는 것 자체가 이해되지 않으면 눈을 반개半開하고 코끝만 바라보라. 이렇게 하다 보면 나중에 집중이란 이런 것이구나 하고 알게 된다. 이렇게까지 재차 강조하는 이유는 마음이 집중된 핵점, 즉 밝존에 대한 수련의 뒷받침이 없으면 앞으로 전개해나갈 밝점의 운용도 받아들이기 어렵기 때문이다. 또한 국선도 수련은 기초와 기본이 얼마나 튼튼한가에 따라 앞으로 배워야 할 수련의 진전이 정해지기 때문이다.

국선도 수련원에서는 수련할 때 대체로 선도주4를 일정한 음률로 녹음한 테이프나 CD를 틀어놓는다. 수련자는 이 선도주 소리를 들으면서 아래돌단자리 호흡을 하는 가운데 마음으로 점을 따라 궤도를 돌릴 것이다. 이를 나누어 보면 세 가지 일이지만 이 세 가지 일은 한꺼번에 조화롭게 진행된다.

문제는 이 세 가지 일이 공교롭게도 동시간대에 함께 이루어진다는 것이다. 어떤 비율과 구성을 따를 때 올바른 조화를 이룰 수 있느냐? 이에 대해서는 정확하게 답하기 어렵지만 코로 숨을 들이마시면 자동으로 하복부가 부풀고 숨을 내쉬면 자동으로 하복부가 수축된다는 점은 분명하다. 즉 호흡과 하복부가 함께 움직인다고 볼 수 있다.

그리고 호흡과 하복부의 움직임 사이에 벌리를 따른 마음의 궤도를 그리게 된다. 밝점에서 시작되는 궤도 말이다. 숨을 마시면서 밝점을 움직여 궤도를 시작하고, 숨을 토하면서 궤도의 마지

---

4 국선도 선도주 侎道住: 정각도원正覺道源 체지체능體智體能 선도일화侎道一和 구활창생救活蒼生.

막 부분을 완성해간다고 할 수 있다.

이때 호흡은 가늘게, 길게, 부드럽게, 천천히, 고르게, 들숨과 날숨의 길이가 같게 해야 한다. 여기까지 이루어지면 건곤단법 호흡은 무난히 해낸다. 이것만이라도 제대로 운용하면 틀림없이 효과가 나타난다. 밝점의 존재가 강하면 강할수록 선이 쉽게 그려지고 들숨과 날숨 사이에 궤도가 명확해져서 기운의 뭉침, '축기蓄氣'가 확실하게 이루어진다. 이대로 수련해서 계속 체지체능을 해나가면 상관없지만 대다수 수련자가 축기되는 기운의 존재를 확연히 느끼기 시작하면서 여러 가지 문제를 일으킨다.

기氣라는 것도 수련의 성취도에 따라 종류가 변화하고 불리는 이름도 달라지는데 여기서는 그냥 기라고 하겠다. 아래돌단자리에서 이루어지는 의식 집중과 호흡이 결합된 부산물을 내기內氣라고 말한다. 우리가 평소 수련할 때 기감氣感을 느끼면 수련이 깊게 잘되었다고 여기고 장시간 수련해도 기감을 못 느끼면 "오늘 수련은 잘 안 되네" 하면서 자책들을 많이 한다. 그래서 기감이 곧 수련의 척도가 되기 쉬운데 이로 인해 많은 수련자가 함정에 빠지고, 빠진 함정에서 탈출하려 노력하다 보니 다른 문제들을 야기하는 일이 비일비재하다.

문제란 것은 다름 아닌 하복부에 힘을 주기 시작하는 것을 말한다. 틀림없이 기감을 뚜렷하게 느낄 때면 하복부가 꽉 차오르고 힘이 생동하며 호흡도 잘되기 때문에 그 결과만을 기억하여 무의식적으로 자신도 모르게 아랫배에 힘을 주면 기감이 다시 살아나려니 여기게 된다. 그리하여 흡吸할 때 상복부를 근육으로

잡고 누르며 하복부를 치켜올리기 시작한다. 겉으로 보기에는 정말 아래돌단자리 호흡을 잘하는 수련자로 보이고 하복부의 크기도 상당해서 아주 오래 수련한 사람처럼 보이기 마련이다. 그러나 억지로 배 모양을 만들고 있다는 사실을 본인은 안다. 이렇게 하면 호흡이 잘되지도 않을뿐더러 이 호흡을 오래 지속하면 신체가 여러 부작용을 일으킨다는 사실도 안다.

한 예로 이런 호흡을 오래 하면 명치 밑이 묵직하고 아프며 수련하기 전보다 소화가 잘 안 되는 증상이 생긴다. 또 머리가 무겁고 아프며 잠을 자고 나도 몸이 개운하지 않다. 이때 지도자는 수련자에게 "욕심이 많으시네요, 복부에서 힘을 빼세요"라고 말할 것이다. 그러면 수련자는 '힘을 주긴 누가 줬다고 그러나요, 열심히 하려는 것도 욕심인가?'라며 속으로 말대꾸를 한다. 지도자 입장에서는 수련자가 마음을 비우고 집중된 밝점을 운용하면서 호흡해야 하는데 결과적인 기감만 좇아서 호흡의 힘으로 하복부를 채우고 힘을 주니 당연히 수련자의 잘못된 상태를 지적하게 된다. 또 수련자 입장에서는 전혀 의도하지 않았더라도 수련이 잘되던 때의 상황이 몸에 배어 무의식적으로 하복부를 크게 만들려고 노력하는 와중에 이렇게 된 것인데 욕심이라고 몰아붙이니 너무하다고 여기게 마련이다.

그러나 국선도 수련을 제대로 배워볼 마음이 있는 수련자는 즉시 지도자의 말을 듣고 잠시 잊었던 밝점을 운용하면서 호흡과 조화를 이뤄가야 한다. 그렇게 할 때 수련자는 "맞아, 이거야" 하면서 다시 호흡이 정상화됨을 느낄 것이다. 그리고 그것마저도 제대로 수련하기가 수월하지 않음을 알게 될 것이다. 지도자가 하라는 대로 하고 밝점을 운용해서 궤도를 그려봐도 호흡이 뜨기 일쑤고, 궤도가 정확하게 그려지지도 않으며, 그렇다고 딱히 기감이 없는 것은 아닌데 진전은 없고 답답해질 것이다.

이 경우는 욕심을 완전히 버리지 못한 채 몸의 기감을 좇는 마음의 욕심이 순수한 밝점의 운용보다 더 커서 밝점 자체에 호흡을 이용한 근육적 힘을 주게 되어 발생하는 것이다. 아마도 십중팔구, 아니 십중십 모두 이렇게 아래돌단자리 호흡을 하고 있다고 봐도 과언이 아니다. 이런 연유로 밝점을 정확히 이해하고 수련해야 할 필요가 있다.

진실한 마음을 바탕으로 정신이 온전히 집중된 핵심점은 실제 유기적 존재가 아니다. 어떤 물체처럼 만질 수도 없고 해부해보면 아무것도 없는 밝점은 무기적 마음의 결정체다. 그러나 호흡과 의식 집중으로 기운을 끌어당기게 되니 기운은 느낄 수 있다. 기운은 여러 형태로 느껴지기 때문에 마치 유기적 존재인 양 다루기 쉬운데, 기운이 유기적 존재라면 바람이 불고 힘으로 밀면 움직일 터이나 무기적인 정신적 존재는 물체를 다루는 방법으로는 절대 움직이지 않는다. 밝점은 정신적인 방법으로 다룰 때 움직인다. 곧 호흡을 동반한 복부 근육의 힘이 아닌 마음으로 움직여야 한다는 말이다. 없는 것을 있도록 만들었는데, 있다고 해서 있는 것처럼 다루지 말고 없는 것처럼 다뤄야 한다는 이야기다.

구체적으로 아래돌단자리 안에서 달팽이 모양의 궤도를 그린다고 생각하라. 우선 마음으로 밝점을 움직이면서 숨을 끌어당겨 미끄러지듯 하면 들숨이 되고, 또 마음으로 밝점을 반대로 밀고 나가면 날숨이 된다. 밝점의 출발점인 명문혈과 도착점인 관원혈을 염두에 두고 각자 자신에게 맞는 선도주 박자대로 목표 지점을 향해 밝점을 마음으로 움직인다. 이때 법리에 맞게 들숨과 날숨을 쉬면 된다. 즉 선도주 음률과 박자에 밝점의 움직임을 맞추고, 그 밝점의 움직임에 호흡을 맞추면 되는 것이다.

차car에는 크게 두 종류가 있다. 전륜 구동 차와 후륜 구동 차이다. 전륜 구동 차는 앞바퀴가 굴러감으로써 전체적으로 차를 끄는 형태를 취한다. 승차한 사람이 다소 끌려가는 형태라서 고급스러운 편안함이 결여되지만 차체의 컨트롤이 좋고 미끄럼이 덜하다는 장점이 있다. 반면 후륜 구동 차는 뒷바퀴가 굴러감으로써 차체를 민다고 볼 수 있다. 고급 승용차들은 거의 모두 후륜 구동인데, 이유는 밀리는 기분에 승차감이 편안하기 때문이다. 그러나 앞바퀴를 돌려주는 컨트롤이 없어 눈 위에서는 미끄러지기 쉽다. 힘이 강하면 강할수록 이 미끄러짐은 어마어마해진다.

바로 이 후륜 구동 차의 경우가 밝점을 힘으로 미는 형태와 아주 흡사하다. 호흡하는 힘으로 밝점을 뒤에서 세게 밀면 밀수록 제어하기가 어려워지고 원치 않는 곳으로 비뚤어져나가 숨이 뜨고 만다. 반면에 마음으로 밝점을 움직여서 숨이 절로 들어오게 하는 것은 전륜 구동 차의 경우와 비슷하다. 아래돌단자리 호흡을 하면 언제나 정신이 깨어 있어서 앞으로 가는 길을 마음으로 인도해주니 뒤따라오는 숨은 억지로 집어넣을 필요가 없고 숨을 쉰다는 의식 없이 절로 호흡이 된다. 밝점의 컨트롤 또한 마음먹기에 달린 것이다. 이처럼 밝점을 운용할 때는 전륜 구동 차처럼 앞바퀴를 굴리듯 마음으로 움직이길 바란다.

수련자들에게 잘 알려진 호흡법 가운데 3대 7할의 호흡, 5대 5할의 호흡, 7대 3할의 호흡법 등이 있다. 초입자 시절에는 앞바퀴가 3할을 끌고 뒷바퀴가 7할을 따라가는 형상이어야 한다. 원기단법 이상의 수련자는 앞바퀴가 5할을 끌고 뒷바퀴가 5할을 따라가야 한다. 진기단법 이상부터는 앞바퀴가 7할을 끌고 뒷바퀴가 3할을 끌어야 한다. 진기단법부터는 그 이상의 호흡도 이루어지며, 이렇게 수련되어야 좀 더 고차원으로 승차하면서 호흡이 깊어진다.

밝점은 지혜의 점이며 일기—氣를 일으키게 하는 점이다. 아래 돌단자리에서 마음을 한 점으로 모으면 생체 에너지가 모이고 이때의 호흡이 생체 에너지를 극대화하여 우리가 부르는 기氣, 즉 내기로 변화한다. 마음의 밝점이 움직이면 밝점이 움직이는 궤도를 따라 기운도 같이 움직이고, 기운이 같이 움직이는 수련의 도가 깊어질수록 마음의 밝점과 기운은 동일하게 느껴진다. 엄밀하게 말하면 하나이면서 하나가 아니고 하나가 아니면서도 하나인데 욕심을 부려 기운을 좇으면 기본 법리를 잊어버려 기운이 숨어버린다.

이런 연유로 수련과 기운에 대한 의심이 들고 초조하고 불안해짐으로써 마음 가운데 화기火氣가 차서 엉뚱한 수련을 하게 되거나, 욕심이 너무 없어 기운이야 생기든 말든 집중을 하지 않아 수련을 객관적으로 보지 못하고 자신을 채찍질하며 수련하는 일을 게을리하니 시간만 낭비하게 된다. 어느 쪽으로도 치우치지 않도록 중용의 도道로 가는 지혜가 필요하며, 그 중中으로 가게 하는 지혜의 마음의 핵이 곧 밝점이다. 이 밝점의 운용은 '참밝점'으로 거듭나기 위한 태동이라고 볼 수 있다.

　밝점의 운용을 통해서 지기地氣와 천기天氣를 끌어들이고, 임독유통任督流通을 통해서 밝점이 우주의 기운을 끌어당겨 우주의 지혜가 내 밝점의 지혜를 조금씩 거듭나게 할 때 '참밝점'이 된다. 따라서 밝점을 통해 임독유통을 시도하는 것은 국선도 수련자로서 당연한 과제다.

　임독유통 중 첫 번째 과정이 바로 밝점을 아래돌단자리에서 회음혈로 이동시키는 과정이다. 지금까지 설명한 대로 수련하면서 또 다른 집중된 마음의 밝점을 회음혈로 인도하고 가만히 놔두면 된다. 쉽게 말해 또 다른 밝점을 회음혈로 이동하면 된다. 여기서 분심법分心法의 기초가 이루어진다. 집중이란 하나일 뿐이지 둘은 될 수 없는 것 아니냐고 의문을 가질 수도 있겠지만, 힘이 두 군데로 나눠지는 게 아니라 그 자체가 하나로써 동시다발로 일어나는 것이다. 말로 설명할 수 있는 부분이 아니고 실제 행공 시에 일어나는 일들이니 직접 행입하기를 권한다.

　회음이 뚫릴 때는 기감적으로 여러 가지 현상이 일어나는데 기감을 너무 좇지 말아야 하면서도 기감에 민감해야 하는 이유가 여기에 있다. 수련의 결과를 나타내면서도 다음 단계로 넘어가야 하는 신호로 볼 수 있기에 회음혈에서 법리에 합당한 기감적 현상과 변화가 나타나면 다음 단계인 미려혈로 밝점을 이동시키면 된다. 미려혈의 정확한 위치나 분심법에 대한 설명은 임독유통 편에서 다루기로 하고 여기서는 밝점의 운용에만 초점을 맞추겠다. 밝점을 중요하게 다루지 않으면 미려혈은 결코 쉽게 열리지 않는다.

회음혈을 뚫을 때와 마찬가지로 밝점을 이용한 아래돌단자리 호흡을 그대로 실행하면서 또 다른 밝점은 회음혈을 지나 정확하게 미려혈에 도달해 있어야 한다. 재언하지만 힘이 두 갈래로 갈라져서 약해지는 게 아니라 하나이면서 둘로 보아야 한다. 이것이 분심법의 기본인데 현대 용어로 굳이 설명하자면 '복제'다. 밝점의 복제 쌍둥이보다 더 똑같은 복제다. 밝점의 복제로서 하나의 밝점은 궤도를 그리며 아래돌단자리 호흡을 통해 기운을 배양하고, 또 하나의 밝점은 그 힘을 받아서 미려혈까지 밀어주면 된다.

우여곡절 가운데 여기까지 도달한 수련자는 특이한 기감을 느끼게 되니 반드시 지도자에게 보고하고 질문하는 지혜가 있어야 한다. 여물었다고 인정되면 지도자는 틀림없이 자행타개自行打開의 수련을 지도할 것이다. 자행타개법은 타수련법과 달리 국선도만의 미려혈을 여는 특이한 수련법이다. 미려혈은 쉽게 열리지 않지만 또한 절대로 열리지 않는 혈도 아니다. 지금까지 설명한 밝점의 운용을 몸소 수련하고 공부한다면 능히 미려혈을 뚫어 올릴 수 있다. 미려혈을 뚫는 과정에서 머리로만 이해하던 밝점을 몸으로 더 많이 이해하게 될 것이다. 밝점을 운용하는 실제 학습 현장이자 처음으로 부딪치는 실전이기 때문이다.

밝점 운용 2단계

국선도를 배움에 있어서 남아 있는 문서의 가르침은 거의 은어적인 표현으로 되어 있다 해도 과언이 아니다. 그래서 똑같이 배우고 똑같이 읽어도 그 수준에 이르지 못하면 그 가르침을 이해하지 못하고 엉뚱하게 해석하여 본뜻과 다른 수련으로 마감하는 경우가 종종 있다. 이는 우리 선령先靈들께서 수련 내용을 글로 남기실 때 방안한 대대로 내려온 수련 지도 방침으로, 스승의 전수를 통해 철저히 행입으로 국선도에 접근하여 자신의 것으로 만들라는 배려다. 또한 문서나 문헌을 남긴 것은 나중에 참고하여 미비한 곳을 보충하라는 뜻이다. 행입을 통해 자신의 것으로 만들지 못하면 아무리 많은 책을 읽어도 본뜻을 알 수 없도록 만들어진 것이 바로 국선도 수련법이다.

필자는 바로 이러한 방법을 통해 수련법을 하나씩 전수받았다. 이 답답한 수련 지도 방침에 불만도 많았으나, 청산 사부님의 첫 책 《국선도법-영생하는 길》을 읽고 나니 마치 내 몸이 필요로 하거나 부족한 점들을 스스로 알아서 구절구절의 숨은 뜻을 풀이하고 취하는 놀라운 경험을 했다. 이 경험은 지금도 진행 중이다. 이렇게 체지체능에 바탕을 두고 사부님의 글을 읽으니 사부님 당신께서 왜 이 구절에서는 참뜻을 숨기셔야만 했고, 왜 저 구절에서는 반대의 설명을 해야 했는지를 조금이나마 헤아리게 되었다. 그리고 왜 우리에게 일찌감치 속 시원하게 책 한 권을 통해 수련의 큰 밑그림을 보여주지 않고 미끼 던지듯 교육시키셨는지를 비로소 깨닫게 되었다.

  감히 짐작하건대 청산 사부님의 이런 수련 지도 방침이 없었다면 어떠한 가르침도 영원히 나의 것으로 만들지 못했을 것이다. 당대 최고의 도인인 청산 거사님만 쫓아다니며 중기단법 실력도 안 되는 자가 사부님이 남기신 책만 가지고 도력을 논하고 국선도를 평가하며 책 내용을 암기한 수준이 마치 자신의 공력 수준인 양 착각하는 들러리가 되었을 것이다. 사부님께서는 바로 이 점을 우려하셨을 것이다. 행입만이 사부님의 진심을 알게 했고, 행입만이 수련의 한계를 넘어 책에서는 밝힐 수 없는 다른 고차원의 세계를 경험할 수 있게 했으며, 행입만이 사부님과 여러 선인들께서 산중에서 어떻게 수련하셨을지 짐작하게 해주었다. 그리고 그제야 국선도 수련 지도 방침에 대한 마음속 모든 오해와 불만이 눈 녹듯 사라졌다.

  돌이켜 보면 사부님께 국선도를 이렇게 지도받지 않았다면 정신적 깨달음은 고사하고 1960년대에 사부님과 행한 셀 수 없으리만치 많았던 시범은 불가능했을 것이다. 당시 국선도의 존재를 시중에 알리기 위해 생명을 거는 시범을 수없이 많이 보였다. 예를 들어 중기단법 동심법動心法의 압법壓法 자세를 유지한 채 양 허벅지에 각각 광목을 묶고 그 광목 양쪽 끝에 두 대의 군용 지프를 연결해 각기 반대 방향을 향해 전속력으로 달리는 시범이 있었다. 지프의 헛바퀴가 돌 만큼 5분 이상 버티는 이 시범은 단 1mm도 그리고 단 0.1초의 실수도 허용하지 않는 대표적인 시범들 가운데 하나였는데, 이런 시범을 행하려면 사부님의 가르침을 머

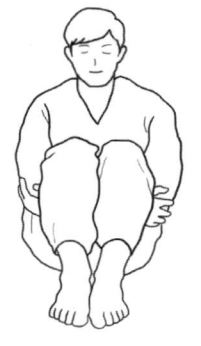
중기단법 동심법動心法의 압법壓法 자세. 앉아서 양 무릎을 모아 세운 다음, 접힌 무릎 뒤쪽으로 양손을 교차로 넣어 잡고 끌어당긴다. 하단전을 압박하여 단丹의 화색火色을 촉진, 전신의 생기生氣와 생혈生血을 촉진하는 행공이다.

리로 이해하기보다는 행입으로 체지체능해서 내 것으로 만들어야 생명을 지킬 수 있었다.

결국 자신의 생명을 넘나드는 시범과 정신적 깨달음의 경험을 통해서 일견 답답해 보이는 국선도의 전통적 수련 지도 방침의 뛰어남을 인정하지 않을 수 없게 되었고, 이 독특한 수련 지도 방침을 통해 전해진 선인들의 가르침이 내 생명과 맞바꿔도 아깝지 않게끔 여겨졌다. 그리고 이러한 가르침을 주시는 선인들이 정말 위대한 존재로 내 가슴에 다가왔다.

옛말에 '군사부일체君師父一體'라는 말이 있다. 임금을 섬기지 않고 역적이 되면 한 나라에서 살 수 없고 패가망신하게 되니 임금을 조건 없이 섬기는 것은 당연한 이치였고, 부모 없이는 내 존재 자체가 성립되지 않으니 생명을 준 부모를 따르는 것 또한 당연한 이치였다. 군사부일체라는 말에서 스승을 임금과 부모와 동격으로 간주해 세 글자 중 가운데에 두었는데, 전자는 잘못하면 생명을 거둬 가는 존재이고 후자는 무조건적으로 생명을 주는 은인이다. 이 사이에서 정신적 생명, 인격의 생명을 추구함으로써 육체적 생명의 한계를 벗어나도록 도와주는 스승을 임금과 부모와 함께 동급 자격으로 여겨야 함은 마땅하다. 청산 사부님을 모시면서 새삼 이 군사부일체라는 말이 크게 일리 있는 말임을 깨달았다. 그분의 가르침을 나의 생명과도 같이 견줄 수 있었던 것은 이미 사부님을 완전히 존경하고 믿었기 때문이다. 이것이 그 어떤 화려한 기술이나 법리 이전에 우리 교육의 시작이었고 끝이었다.

국선도 수련에서 중시해야 할 것은 법리다. 법리가 올바르게 전해지려면 바른 수련 지도 방침이 있어야 한다. 바른 수련 지도 방침 가운데 가장 우선되어야 하는 것은 지도자와 스승에 대한 신뢰와 믿음이다. 지도자와 스승을 신뢰하지 않는다면 그가 전수해주는 내용을 믿고 따르지 않게 되며, 스승이 올바른 전수 내용 곧 법리를 전수한다 하더라도 받아들이는 사람이 항상 비판의 시각으로 내용을 판단한다면 올바른 전수는 이루어지지 않는다. 올바른 전수자를 앞에 두고도 전수자의 성격이나 내용이 자신의 입맛에 맞지 않는다며 마음의 문을 열지 않는다면 과연 수련이 제대로 이루어질까?

청산 사부님이 우리와 함께 계실 때 그 엄청난 도력과 공력으로 인간의 정신과 육체의 한계를 벗어나는 시범을 수없이 행하시는 모습을 보고도 자신의 마음을 못 열어 불평불만과 비판으로 시간을 낭비하다가 떠나간 사람이 한둘이 아니었다. 도인이 일반 사람들을 설득하기 위해 체면 불구하고 시범을 보인 뜻은 헤아리지 못한 채 스승의 가르침이 자신의 입맛에 맞지 않는다고 비판만 하다가 사부님이 저잣거리에 계시던 18년 동안 어느 것 하나 제대로 배우지 못한 채 그냥 보내드렸으니 참으로 안타깝다.

다시 한번 강조한다. 스승이 무엇인가 하나를 일러주면 틀림없이 이유가 있어서 그렇게 하는 것이니 이것을 받은 제자는 아무리 별것 아닌 듯 느껴지더라도 끝까지 수련하고 탐구해서 몸으로 행할 수 있어야 한다. 스승은 제자에게 가르침을 하나 던져주고 당사자가 그것을 어떻게 소화하는지를 본 뒤에 다음의 것을 결정한다. 무턱대고 자신이 평생을 거쳐 닦아온 도의 길을 아무렇게나 펼쳐놓을 스승은 없다. 다음 가르침을 받아도 될 수준에 올라온 합당한 수련자에게는 아낌없이 줄 것이요, 이는 스승 자신의 마지막 자존심을 세우는 일이기도 하다.

마음을 고요히 하고 아래돌단자리에 밝점을 잡도록 노력하라. 밝점을 통해 중기中氣를 운용運用하여 마음의 중심을 잡고 가파르게 흐르는 이 시대의 가파른 흐름에 쏠리지 말고 수련에 정진하라. 또한 국선도 수련자라면 더 이상 청산 사부님과 선령들을 욕되게 하지 말고, 우리가 젊음과 생명을 내놓고 배운 국선도 정수를 이제는 마음의 문을 활짝 열고 받아들이길 권한다.

이제부터 '수련 지도 및 교육 방침'을 밝히려 하니, 수련을 시작한 초입자는 물론이요, 기존의 국선도 수련자들도 유의해서 읽어주길 바란다.

첫째, 지도자를 믿어야 한다. 국선도 수련에서 법리(수련하는 방법)보다 더 위의 것이 있다면 그것은 바로 스승을 향한 믿음이다. 제자가 스승의 수련을 판단하기 시작하면 이미 수련은 끝났다 해도 과언이 아니다. 제자가 수련을 열심히 해서 스승의 수준에 도달하기 전까지는 결코 제자의 짧은 잣대로 스승의 어떤 것도 판단하지 말아야 한다. 만약 판단한다면 제자 자신의 수련에 막대한 지장을 초래하게 된다. 믿음의 뿌리가 송두리째 흔들리기 시작하기 때문에 수련뿐만 아니라 다른 생활 전반에도 지장을 주게 된다. 국선도 수련은 이입이 아닌 행입으로 이뤄나가기에 수련에 있어서는 지도자를 믿어도 된다는 말이다.

여기서 이입理入은 원리를 두뇌로 이해하는 것을 말하며, 행입行入은 원리를 두뇌로 이해할 뿐만 아니라 몸으로도 이해하고 나타낼 수 있는 것을 말한다. 물론 스승도 자신의 수련을 더 쌓아가야 하는 존재지만, 제자가 자신의 것으로 완전히 소화한 수련에 대해서만큼은 스승을 완전히 신뢰해도 된다. 그러므로 스승(지도자) 앞에서는 나이와 지위 고하를 막론하고 언제나 예의를 다하고 존중해야 한다. 더 나아가 진정한 수련인이라면 모든 사람에게 예를 다하고 사랑하는 마음을 가져야 한다.

둘째, 좋은 수련법은 혼자만 알고 있지 말고 널리 알려야 한다. 국선도 중요 법리 중 하나가 바로 수련법을 옳게 알려주어 공력이 높아지면 그 수련법을 알려준 이의 단계도 따라 올라간다는 것이다. 선행을 하면 그만큼 곱절로 돌아오는 우주의 법칙과 같다. 초입자가 도장에 나와서 선배 수련인보다 앞서 가는 모습을 태만히 보고 있을 사람은 없다. 뒤처지지 않으려면 열심히 수련해야 할 것이다. 곧 이는 수련의 촉진제로서 선의의 경쟁을 유발하며, 또 나태해진 수련자를 매질하는 진정한 선생의 역할을 한다.

수련법이 좋다 하여 자신의 수련이 무르익지도 않은 상태에서 다른 사람을 지도한다면 오히려 다른 사람을 망칠 수도 있으니 이 점은 주의하라. 원리상 지도자의 공력이 수련생보다 최소 세 배 이상 되어야 이상적인데, 이것을 무시하고 수련법을 알리는 데만 치중한다면 눈먼 봉사가 또 다른 봉사를 인도하는 양상이라 볼 수 있다. 이때는 보다 적합한 지도자, 적합한 도장을 권해주고 소개해 주는 것이 자신과 새로운 수련자를 위해 공덕을 쌓는 일이다.

셋째, 지도자가 지도한 그대로 따라서 수련해야 한다. 필자의 47년 수련 경험상 성공하는 수련인은 언제나 지도자가 가르쳐준 그대로 수련하는 분들이었다. 수련인이 듣고 싶은 대로 듣고 하고 싶은 대로 하면 언제나 결과는 하나였다. 실패에다 시간 낭비, 몸까지 버리기 일쑤였다. 지도자가 지도하는 대로 따라서 수련하라. 혹자는 도장에서 수련하든, 혼자서 수련하든 모두 똑같다고 생각하는 분도 있을 것이다. 그러나 이는 국선도 9800여 년의 역사를 과소평가하는 것이다. 혼자서 해도 된다면 이 세상은 도사들로 넘쳐날 것이다. 국선도 수련은 반드시 전수법을 따라 법리대로 수련해야 한다.

지도자가 수련을 지도할 때 특이하게 지도하는 방식이 있는데, 무엇을 어떻게 따라야 하는지 구체적으로 짚어보면 다음과 같다.

첫째, 지도자가 어떤 호흡법이나 의식 집중법을 지도하고 한동

안 다른 얘기가 없다면 이는 그 수련을 계속하라는 뜻이다. 그 수련법이 무르익을 때까지 지도자는 다른 수련법을 비치지 않는다.

둘째, 수련으로 인해 몸이나 마음에 변화가 생기면 즉시 지도자와 상의해야 한다. 여기서 지도자는 어떤 부분은 계속하라고 말하고 어떤 부분은 무시하라고 말할 것이다. 무시하라는 부분은 옆으로 자라는 나뭇가지와 같아서 쳐내주는 것이다. 그리고 계속 살리는 부분은 수련의 올바른 길이라 보면 된다.

셋째, 동일한 단계를 수련하고 있더라도 다른 사람과 정보를 교환하지 말아야 한다. 사람마다 체질과 마음 상태가 다르니 비슷한 과정을 수련해도 실제로는 다르다. 지도자는 약사가 약을 처방하듯 이를 아주 정교하게 조제하는데 수련자들이 각자의 정보를 교환하여 먹지 말아야 할 약까지 섞어 먹는다면 그 결과는 더 이상 지도자의 책임이 아니다.

넷째, 수련 지도가 적절한 타이밍에 이뤄져야 한다. 앞에서도 말했듯이 국선도 지도자는 수련생의 수련 진행에 있어서 '때'가 되지 않으면 다음 수련에 대해 말하지 말아야 한다. 수련생의 현재 수준에 맞는 것을 지도하면서 수련생이 당면한 과제를 풀 때까지 다음 법리를 비치지 않고 기다려주어야 한다. 수련생이 아무리 앞의 수련을 궁금해하며 물어온다 해도 앞질러 얘기하거나 전수하지 말아야 한다. 수련생이 모든 법리를 한꺼번에 알게 되면 그 많고 높은 수련 단계에 질려 도중에 포기하게 되거나 자기 최면에 걸려 망상에 사로잡히기 쉽다. 이러한 교육 방식은 국선도의 9800여 년 역사 동안 대대로 내려온 것이며, 이러한 수련

방식만이 한 계단 한 계단씩 올라갈 수 있는 가장 빠른 지름길이다. 이렇게 지도의 '때'를 지켜주는 것이 수련생으로 하여금 외도로 흐르는 것을 방지하는 마지막 방패막이가 된다.

이상의 지침들만이 절대적이라고 할 수는 없다. 하지만 이상의 것들만이라도 잘 지켜서 말이나 글이 아닌 몸 그 자체로 법리를 깨우쳐나가길 다시 한번 당부한다. 국선도는 말로 이루는 수련이 아니다. 말을 아껴가며 몸으로 부딪쳐서 몸으로 이뤄내는 행입의 수련이다. 이렇게 했을 때 진정으로 조상님과 스승님의 고마움을 깨달아 효도하게 되고, '밝'이 자신의 몸 구석구석을 비추어 대우주와 상합하는 통로가 연결되는 것이다.

밝점 운용 3단계

왜 밝점을 잘 잡아야 하는가? '잡기 위함은 놓기 위함이다'라는 말이 가리키는 뜻은 무엇인가? '잘 잡아서 절로 놓아지는 상태에 도달하자는 것', '놓기 위해서 잘 잡자는 것', '잡고 또 잡다 보면 완전히 실체를 깨달아 오히려 놓는 것이 실체를 파악하는 데 편하다는 것' 등, 해석이야 수십 가지로 할 수 있는데 놓으려면 우선 잡아야 한다는 점이 중요하다. 결론을 중시하여 놓는 일에만 치중해 처음부터 아무것도 없는 상태로 만들라는 뜻이 아니다. 만약 그렇다면 과정 없이 결론에 도달하겠다는 말과 같아서 세상에 이보다 쉬운 일이 없어 도인들로 가득 찰 것이다. 따라서 올바른길로 가려면 우선 마음의 집중점인 밝점을 아래돌단자리에 잘 안착시켜 생각과 감정을 고요하게 한 다음 의식 상태를 깊게 만드는 것이 순서이고, 그런 다음 한참 후에나 놓는 법에 대해서 논하는 것이 순리다.

그렇다면 우리가 잡아야 할 밝점이란 무엇인가? 밝점은 우리의 마음·정신·의식의 집중점이며, 좀 더 정확히 말하면 의식 집중의 '핵'을 말한다. 밝점은 관념 집중점, 정신 집중점, 정신 통일점으로도 바꿔 말할 수 있는, '어느 한 곳에 집중된 점'을 이르는데, 국선도 안에서 좀 더 정확히 표현하자면 밝점은 이보다 한 차원 더 발달한, 기운을 자유로이 운용할 수 있을 정도로 고도화된 정신 집중 상태의 핵을 말한다. 순수한 집중의 결집으로 인해서 마음이 어느 한쪽으로도 치우치지 않는 중中의 상태이며, 일기一氣를 일으켜 모든 기를 운용하는 기초적인 상태다.

단전호흡의 측면에서 봤을 때 집중의 핵인 밝점을 잘 잡아야 하는 이유는 무엇인가? 일반적으로 우리가 아는 단전호흡은 '아랫배로 숨 쉬는 것'을 말한다. 그런데 이 말은 반은 맞고 반은 틀리다. 들숨 때는 아랫배를 팽창시키고 날숨 때는 아랫배를 수축하는 것이 단전호흡의 기본 조건이니 '아랫배로 숨 쉬는 것'이 맞다. 그러나 의학적으로 숨은 아랫배까지 내려가지 않기 때문에 이는 결코 적절한 표현이 아니다. 우리 몸을 보면 폐 밑으로 횡격막이 가로막고 있어 숨을 마시면 폐까지는 들어오지만 아랫배까지는 전해지지 않는다. 대신에 숨이 몸 안으로 들어오고 다시 나가게 하는 동력을 가슴이 아니라 아랫배를 움직여줌으로써 이루어지게 할 수 있다.

호흡을 통해 우리가 필요로 하는 것은 산소다. 호흡 수련에서는 산소를 몸속으로 보다 많이 흡입하고 몸속의 노폐물을 바깥으로 내보내는 일이 관건이다. 매 회 호흡을 천천히 여유롭게 해준다면 폐세포가 충분히 신선한 산소를 흡수하고 노폐물을 뱉어낼 시간을 버는데, 반면에 호흡을 횟수만 늘리고 급하게 하면 산소와 노폐물 교환 시간이 촉박해져서 충분한 효과를 보지 못한다. 생각 같아선 급하게 호흡의 횟수를 늘려줘야 산소와 노폐물 교환이 잘 이뤄질 것 같지만, 오히려 호흡을 천천히 길고 여유롭게 할 때 산소 흡입량이 많아지면서 신체 내 혈액의 산소 농도가 높아지며 체내에서 사용하고 남은 산소의 잉여분이 생기게 된다. 이 잉여분의 산소는 체외로 배출되지 않고 체내의 필요 없는 지방질과 혈관에 접착된 불순물을 연소시켜 성인병을 예방하고 지방간을 치료하는 데 큰 역할을 한다.

이렇게 산소 농도가 높아진 혈액을 우리 몸 전신 곳곳에 주유시키는 일은 하나뿐인 심장의 몫이다. 우리의 심장은 주야晝夜로 끊임없이 마지막 움직임이 다하는 순간까지 단 한 번도 쉴 수 없는 것이 정해진 운명이다. 이 부담이야말로 엄청날 것이다. 그런데 심장은 정말로 펌프질을 잘해서 우리 몸 구석구석 모세혈관까지 이 양질의 피를 충분히 공급할 수 있을까?

심장 하나로는 역부족이다. 아무리 호흡법에 의해 탈바꿈한 양질의 피라도 주먹만 한 심장 하나로 혈액을 전신으로 충분히 주유시켜 큰 효과를 보기에 성이 차지 않는다. 작고 오래된 모터 펌프 기계 하나로 많은 물을 넓은 논에 공급하는 현상과 같다.

기계가 피곤해서 제 역할을 잘하지 못할뿐더러 물이 논 구석구석까지 충분히 닿기도 전에 말라버릴 것이다.

  단전호흡은 우리의 신체에서 제2의 심장 역할을 한다. 단전호흡을 하면 아래돌단자리에 기혈氣血이 모였다 흩어지는 상황이 반복적으로 이루어지는데, 들숨 때는 아래돌단자리(아랫배)가 팽창하여 기혈이 사방으로 흩어지고 날숨 때는 아래돌단자리가 줄어들면서 기혈이 다시 원위치로 되돌아온다. 즉 평상시에는 많은 양의 피가 작은창자에서 거의 유동성 없이 고여 있는데 호흡을 하면 세포 조직과 근육이 팽창하면서 혈액이 사방으로 퍼졌다가 아랫배가 수축하면 다시 모든 것이 원상 복귀하는 것이다. 이렇게 반복적인 운동을 하면 마치 제2의 심장 역할을 행하게 되는 이치다.

  이런 가운데 복압을 높이면 복강 안에서 정체됐거나 울혈되었던 혈액이 원활하고 신속하게 심장으로 환원되고 다시 말초까지 풍부히 공급된다. 이러한 원리로 체세포의 노화를 지연시키고 활성화하며 육체에 활력을 불어넣어 수련자를 활동적인 사람으로 탈바꿈시킨다. 즉 위에서는 숨을 천천히 여유롭게 쉬어 양질의 혈액으로 만들어주고, 아래에서는 아랫배를 숨에 맞춰 움직여줌으로써 심장을 도와 혈액을 각 말초까지 전달하니 찰떡궁합이라 볼 수밖에 없다.

  필자는 《국선초》에서 "들숨과 날숨의 시간을 고르게[調息] 하되 절로[自然] 이루어지는 들숨[吸入]은 조용히 깊게 하여 날숨[呼出] 때 체내에 쌓여 있는 탁한 기운과 사기를 배출했던 자리로 신선한 공기를 흡입해야 한다. 그러면 공기 중에서 공空은 폐에 머물고 기[天氣]는 하강하게 되는데 하강하는 기[天氣]가 우리가 먹는 음식물 가운데서 얻어지는 곡기穀氣 가운데 곡은 대장으로 가고 기[地氣]는 돌단자리에서 하늘기운[天氣]과 상합하게 되니 이 기운을 단기丹氣라 말한다. 이 단기는 정精이라 말하기도 하는데 정精은 힘[力]으로 나타나는 고로 정력精力이라고도 한다. 이는 실생활을 하는 활동의 기운을 말하는 것이며 이 기운은 백魄이라 표현하기도 한다. 왜냐하면 정력은 백체魄體의 뿌리가 되는 것이기 때문이다"[5]라고 썼다.

여기서 '공空'은 부피를 말하며, '기氣'는 그중에서 알맹이인 '천기天氣'를 말한다. 그러면 어떻게 폐에 머물던 공기 가운데 천기가 배꼽 밑 아래돌단자리까지 내려오는 것일까? 천기는 어떤 원리로 단전호흡 시 횡격막을 지나 하단전 부위까지 내려올까?

숨이 고르게 절로 길어지는 동안 양 폐는 자연스레 공기로 가득 찬다. 이때 폐 아래에는 횡격막이 가로막아 공기가 거의 없는 상태를 유지하는데, 단전호흡 시 아랫배를 부풀림으로써 그 공간을 확보하게 된다. 즉 얇은 '막'을 사이에 두고 위에는 공기가 가득하고 아래에는 공기가 거의 없는 상태에서 아래 공간을 넓히면 무엇인가가 그 얇은 막을 투과해서 내려오려는 현상이 나타난다. 아주 상식적인 자연 현상이다. 이 무엇인가가 바로 공기空氣 중에서 분리되어 하강하는 기氣, 곧 천기天氣다. 이 현상은 우리가 잠을 잘 때나 아니면 무의식적으로도 일어나는데, 좀 더 적극적으로

---

[5] 청화, 《국선초》, 327쪽 참조.

이 현상이 일어나도록 하는 방법이 바로 단전호흡이다.

재언하지만 단전호흡 시 아랫배의 수축과 팽창 운동은 필수적이다. 이 필수적 조건이 들숨 땐 아래돌단자리를 팽창시키고 날숨 땐 아래돌단자리를 수축시키는데, 결과적으로 양질의 기혈을 배양해서 몸 곳곳까지 유통시킨다. 그런데 숨을 천천히 쉬고 아래돌단자리를 무조건 크게 부풀리는 게 이론상 좋다고 해서 실제로 그렇게 수련한다면 낭패를 볼 수 있다. 올바른 법리에 상응함으로써 호흡과 아랫배의 조화를 이루는 것이 관건이다. 오랜 시간 숨을 억지로 참듯이 천천히 쉰다면 몸에 해로운 것은 두말할 것도 없고 자연스러운 조화를 완전히 깨버려 오히려 산소와 다른 노폐물 간의 교환을 방해하는 원인이 된다.

그리고 아랫배를 숨 들이마신 힘으로 밀어내든 복근의 힘으로 밀어내든 무조건 배만 크게 부풀린다면 제2의 심장은 고사하고 기혈의 순환을 저지하고 고립시키는 원인이 될 것이다. 아랫배를 부풀리려고 힘을 주면 결국 윗배나 양 늑골 안쪽, 옆구리 앞과 뒤쪽 근육에 힘을 주게 된다. 이 근육 부위에 힘이 들어간 상태에서 단전호흡을 하면 기혈이 자연스레 퍼져나가야 할 길들을 막아놓고 억지로 밀어내는 모양새가 된다.

근육에 힘을 주는 것이란 바로 세포와 세포의 간격이 밀도 있게 좁혀진다는 뜻이다. 혈관을 비롯하여 세포, 근육, 인대 경혈점 등 많은 기혈이 지나다니는 이 길을 힘을 줌으로써 막아버리고 잘 가라며 뒤에서 밀어버리는 형국이니 결국 어떻게 되겠는가? 마치 수도 파이프 관의 한 부위를 막아놓고 수돗물을 강하게 틀어버리는 현상과 같은 이치다. 결국 물길이 강한 압력에 의해 관의 제일 약한 쪽으로 비뚤어져 나가 고이던가, 아니면 터져버릴 것이다. 오랫동안 이런 방법으로 수련한 분들은 몸에 이상이 생겨 병원에 가봐도 별 이상 없다는 말만 반복적으로 듣는 것이 현실인데 이 고통을 본인이 아니면 누가 알겠는가?

이런 우를 범하지 않으려면 아랫배가 아무런 부작용 없이 자연스레 부풀고 줄어들게 함으로써 기혈이 잘 유통되도록 해야 한다. 그러려면 다음의 이치를 염두에 두라. 마음 가는 곳에 몸이 따라간다. 마음 가는 곳에 근육이 따라간다. 마음을 모으는 곳에, 마음을 집중하는 곳에, 의식을 집중하는 곳에, 생각을 집중하는 곳에, 관념을 집중하는 곳에, 근육이 절로 움직인다. 이는 곧 밝점을 잘 잡고, 의식 집중점을 잘 잡으라는 이야기다.

자신의 손가락 하나를 세워 치켜올리고 그 끝에 마음을 고요히 두며 잠들기 전의 멍한 상태로 또는 아무 생각 없이 먼 곳을 바라보듯 집중해보라. 3분 정도 해보라. 손가락 끝에 기운이 모이면서 손가락 끝부분이 부풀어 오르거나 손가락 하나로 방 안의 공기 흐름을 감지할 수 있을 것이다. 파리나 모기가 손가락 주위를 난다면 그 날갯짓의 파동도 느낄 수 있을 것이다. 평상시에는 결코 느끼지 못했던 미동微動을 '집중'함으로써 손가락 끝의 감각을 살려 느끼게 되는 이치다.

이와 똑같은 원리를 아래돌단자리 부위에 적용해보라. 그러면 쓸데없는 곳에 힘을 줄 필요 없이 아래돌단자리의 감각만 정확하게 살아나서 호흡을 하면 절로 그 부위만 오르내리게 될 것이다.

그래서 밝점을 잘 잡아야 한다는 결론이 나오는 것이다. '배 운동', '배 치기'라고 해서 하루에도 몇 천 번씩 배를 밀었다 당겼다 하고 손으로 수없이 때리는 행위는 단전호흡을 아예 못하게 만드는 첩경이라 본다. 이런 단련을 거친 사람은 겉으로 보면 단전호흡을 잘하는 것처럼 보여도 배 근육이 습관적으로 경직되거나 뭉치며, 뇌리에는 이 모습만 각인돼 있어 아무리 정확하게 정도正道를 가르쳐줘도 옛 버릇을 못 고치는 예가 많다.

아랫배에 밝점을 잘 잡고 호흡하면 근육의 감각이 살아나는 혜택만 보는 것이 아니다. 밝점을 잘 잡아야 하는 이유가 또 있다. 앞에서 단전호흡 시 아랫배를 움직여줘야 하는 까닭으로 우선 기혈 순환을 돕고, 그다음 천기를 자연스레 아래돌단자리로 하강시키기 위해서라고 말했다. 여기서 아랫배의 움직임을 통해 횡격막을 투과해 아래돌단자리까지 하강한 천기天氣는 밝점을 통해 한 자리에 머물게 되고, 지기地氣와 상합하여 단기丹氣로 거듭난다. 마음 가는 곳에 기혈이 따라간다는 말이 있지 않은가. 옛 선인들은 '마음은 생각을 담는 그릇이요, 살아 움직이는 힘'이라고 하셨다. 막대자석에 달라붙어 있는 철가루처럼 말이다.

여기서 밝점을 막대자석에 비유할 수 있는데 자석이 움직이는 곳마다 철가루가 따라 움직이는 이치다. 밝점이 움직이는 대로 천기가 내려올 것이고, 머지않아 밝점은 천기와 지기의 중매자가 되어 새로운 단기를 창출하게 될 것이다. 그래야 양화기陽火氣가 단화기丹火氣로 발전하고 또 진기眞氣로 발전하여 끊겼던 원기元氣마저 이어주는 도화선이 될 것이다.

이처럼 구체적으로 잡아야 할 밝점 없이 오랫동안 그냥 단전호흡만 해왔다고 상상해보라. 필자가 감히 이 자리에서 담대히 말할 수 있는 바는 '밝점 운용' 없이는 아무리 많은 세월을 수련했다 해도 진짜 공부는 시작도 하지 못했으며, 겉으로 단전호흡을 하는 척 흉내 낸 것에 불과하다는 것이다. 여러 번의 시행착오를 거쳐 기운을 운용하는 묘미를 맛본 이들은 밝점이 어디서 왔는지 알 것이다. 밝점은 집중의 핵에서 왔고, 집중의 핵은 집중에서 왔고, 집중은 뜻을 하나로 모으는 생각에서 왔고, 생각은 마음에서 왔으며, 마음은 곧 우리가 일반적으로 말하는 정신인 것이다.

밝점은 곧 우리 마음(정신)에서 온 것이기에 마음이 바뀌면 밝점도 변하여 그에 해당하는 기운을 운용할 수 있게 된다. 즉 우리 마음이 우리 주변의 기운을 바꾼다는 뜻이다. 그래서 항상 긍정적인 사고를 할 필요가 있다. 밝점이 고도로 계발된 이들의 기 운용을 한번 상상해보라. 높은 경지에 있는 이는 그의 생각대로 상황이 이루어진다는 이론이 성립되니, 우리가 상상할 수 없는 초인적 현상을 실제로 이룰 수 있다는 얘기가 된다. 밝점이 얼마나 중요한지 의문의 여지가 없을 것이라 본다.

밝점에 관한 여기까지의 이야기는 국선도 수련법에서 수승화강水昇火降의 원리와 기혈순환유통법, 임독유통 및 십이경·십사경 유통, 삼단전 이단 호흡법, 행공, 외공의 기 운용법까지 다 설명할 수 있는 실마리를 가진 구결 아닌 구결이다. 물론 이 실마리는 직접 행입으로 접근했을 때라야 하나씩 풀려나갈 것이다.

밝점을 잘 잡아야 하는 세 번째 이유는 바로 자율신경의 올바른 기능을 회복하기 위해서다. 뇌파, 심파, 호흡을 그래프로 표현해서 그린다면 우리가 밝점을 잡았을 때의 그래프는 어느 정도 일정한 곡선을 그리며 진행할 것이다. 하나에 집중함으로써 다른 곳으로 벗어나지 않고 일정한 상태를 유지하기 때문이다. 이 현상이 유지된다면 당분간 자율신경은 간섭받지 않아 그제야 자기 할 일을 하게 된다. 우리 몸에서 변형된 흐름을 올바르게 교정할 것이며 약해졌거나 왜곡된 부위를 정상으로 복구할 것이다. 이런 원리로 말미암아 국선도 수련을 하면 각종 성인병에서 해방되는 것이다. 실제로 당뇨병을 앓던 분이 얼마간 수련을 하고서 당수치가 떨어졌다든지, 고혈압 환자가 정상이 됐다든지, 심지어 백혈병 환자가 회복됐다든지 하는 얘기를 심심치 않게 듣게 된다.

물론 이것도 밝점을 잘 잡아야 가능한 일이다. 밝점을 잡는 이유와는 정반대로 초조해하고 불안해하고 욕심내고 화내면 안 된다. 밝점이 정확히 잡히지 않아서 이런 현상들이 나타나는데, 그럴수록 마음을 탁 내려놓고 해야 한다. 아랫배에 들어가서 밝점이 어디에 있나 기 쓰고 찾으려 하면 백발백중 이렇게 된다. 밝점은 스스로가 만든 점이다. 잘 보이지 않고 잘 느껴지지 않더라도 초조해하지 말고 기다려보라. 자기가 만든 점이 어디로 가겠는가? 한 자리에서 기다리면 어느 순간 자신도 모르게 단전호흡을 절로 잘하고 있음을 발견하게 될 것이다.

밝점 운용 4단계

'밝점 운용 1단계'에서는 밝점을 어떻게 잡는지, 또 밝점을 어떻게 운용하는지에 대해 설명했다. '밝점 운용 2단계'에서는 국선도 수련 지도 방침에 대해 설명하면서 올바른 지도 방침이 곧 올바른 수련 방침이기에 행입의 중요성을 강조했다. '밝점 운용 3단계'에서는 밝점을 잡아야 하는 이유를 집중적으로 설명했다. 즉 '밝점 운용 1단계'는 방법, '밝점 운용 2단계'는 지도 방침 또는 수련의 극치적 성과를 얻기 위한 지침, '밝점 운용 3단계'는 밝점을 잘 잡아야 하는 이유 또는 원인을 밝힌 것이다.

그런데 가장 중요한 것이 빠졌다. 바로 밝점 운용의 목적이다. 우리는 무엇을 위해 국선도 수련을 하는가? 교과서적인 답을 한다면 수련을 통해 극치적 체력, 극치적 정신력, 극치적 도덕력을 갖춘 극치적 인간을 목적으로 한다고 말할 수 있다. 그러나 이는 어디까지나 수련에 입문한 자들이나 입문하려는 초보자들에게 소개할 때 쓰는 상투적인 이야기이고, 진정한 행입자라면 사뭇 다른 견해가 있을 것이다.

정통적인 수련을 올바르게 묵묵히 수련하다 보면 언젠가 자신도 모르게 육체적으로나 정신적으로나 도덕적으로 극치의 곳으로 한 걸음 한 걸음 다가가고 있음을 발견하게 된다. 행입자 입장에서 극치적 인간 형성은 수련의 동기나 목적이 아니라 수련을 통해 자연스럽게 얻어지는 과정이자 결과다. 이입이 아니라 체험과 자증自證을 중요시하는 행입자들은 지금 이 이야기를 긍정적인 마음으로 받아들이며 고개를 끄덕일 것이다.

　그렇다면 수련자가 원하는 목적은 무엇인가? 엄청난 외공 실력으로 장풍을 날리고, 축지법을 써서 이 산 저 산 획획 날아다니며, 얼령을 띄워 세상 곳곳 시시비비를 바라보며 우주를 자유롭게 유영하는 것인가? 이런 현상들은 묵묵히 자신만의 길을 걸어가는 행입자가 봤을 때 수련 중에 얻어지는 부산물일 뿐이며 하나의 과정이면서 결과다. 결국 어느 위치에서 무엇을 보는가, 그 기준에 따라 이것들은 목적이 될 수도 있고 결과 가운데 하나가 될 수도 있다. 마치 닭이 먼저인지 달걀이 먼저인지를 따지는 것과 같다.

　이미 선입견으로 정한 목적을 놓고 언제 도달할지 모르는 상태로 관망하는 자가 될 것인가, 아니면 국선도 법리를 마음으로 받아들여 수련을 통해 적용하며 행입으로 정진하다 "아, 수련하다 보니 지나가는 과정이었고 무수한 결과들 중 하나였어"라고 말하는 자가 될 것인가? 타인이 경험한 길을 보고 듣고 대리만족하며 그것을 목적으로 삼을 것인가, 국선도 법리를 직접 받아들여 스스로 수련을 통해 정각도원正覺道源 체지체능體智體能해서 선도일화侅道一和하고 구활창생救活蒼生하는 곳까지 가볼 것인가?

　우선 법리를 제대로 배우고 익혀 체지체능하는 길이 순서다. 서적을 통해 법리를 익히거나 선사님들의 강의를 듣고 기억하거나 메모해두었다가 앵무새처럼 말한다고 해서 무엇을 이루었다고 생각하면 곤란하다. 자기 수련의 변화와 발전이 없다면 어떤 것도 이룬 것이 아니다.

국선도 수련의 가치나 목적, 동기는 어디까지나 자신이 판단해야 할 자신의 몫이다. 명예를 목적으로 하든, 건강을 목적으로 하든, 구활창생을 목적으로 하든 올바른 수련을 지속하는 한 아무 상관이 없다. 지속적으로 올바른 수련을 하는 한 자연스레 올바른 길로 접어들며 그 수준에 따라서 국선도를 판단하는 정의가 조금씩 바뀌고 자연스럽게 목표도 정도正道로 변하기 때문이다. 국선도가 장구한 역사 가운데 한 치의 흐트러짐 없이 그대로 도법을 유지할 수 있었던 까닭이 바로 여기에 있다. 국선도처럼 올바른 법리를 간직한 수련은 세상에서 보기 힘든 유일무이한 조화라고 할 수 있다.

그렇다면 정통적으로 국선도의 밝점을 통해 수련하는 과정과 결과는 사람마다 어떠할까? 사람들마다 수련의 목적이 다르듯 과정과 결과도 천차만별일까? 아니다, 대동소이하다. 수련자의 체질, 성격, 배경은 다를지라도 과정과 결과는 큰 차이 없이 비슷하다. 수련 중 과정과 결과의 순위가 조금씩 바뀌거나 약간 다르게 보일 수도 있으나 아주 판이하게 다른 결과는 나타나지 않는다. 국선도 밝돌법 수련에서 결정적으로 꼭 지나가야 하는 과정과 결과는 결코 속이거나 생략할 수 없다는 이야기다.

간혹 수련자의 부주의나 수련의 미흡함으로 인해 어떤 과정이나 결과를 놓치는 수가 있는데 그것이 결정적인 대목이었다면 대개가 그 이상의 심도 있는 수련을 하기에는 무리라고 볼 수 있다. 이런 연유로 '밝점 운용 4단계'에서는 밝점이 성숙해짐으로써 국선도 수련에 미치는 결정적 결과들을 설명할 것이다. 이 또한 수련에서 지나가는 한 과정이니 언제나 자신의 한계를 열어놓아야 그 이상의 것을 향해 도약할 수 있음을 명심하길 바란다. 그리고 결과가 비슷하다고 해서 국선도가 모든 사람을 한 부류의 사람으로 만들어내는 제조법은 결코 아니니 안심해도 좋다.

항간港間에는 선仙의 단리丹理를 정확正確히 기록한 문헌은 없고 그저 선적仙的인 의식이 있을 뿐이다. 선仙은 수천만 년數千萬年 전前 상고시대上古時代부터 전래傳來하여 온 비전秘傳이 있었다고 봐야 하나 기록記錄이 남지 않았음은 심甚히 유감遺憾이다. 그러나 문자로 선단仙丹을 하는 것이 아니고 직접直接 산 생명체生命體로서 보고 듣고 지도指導를 받아 실행實行하여 체득體得이 있을 뿐으로서 한국韓國에서는 수천수만 년數千數萬年 전前부터 신선사상神仙思想이 전래傳來하여왔으며 옛 중국中國에서는 신선神仙을 한국韓國에 와서 찾으려 했으며 중국 상대中國上代 문헌文獻에는 신선설神仙說이 없다. 노자老子에도 없었고 장자莊子에 이르러서 비로소 나타난다. 그것은 한국 민족韓國民族이 생활 과정生活過程에서 고대 신관古代神官들이 입산入山하여 수도修道하였고 그 산山을 신산神山이라 하여 숭앙崇仰하였고 산山에 들어가 수도修道하는 자者를 신선神仙이라 하였으며 산山에 들어가는 이유理由는 산山은 고高하므로 하늘과 가장 가깝다는 생각生覺에서였으며 이는 제천祭天 또는 경천사상敬天思想에서 발생發生한 것이며 월성月星과 태양신太陽神을 신봉信奉하는 마음에서 유래由來된 것이다. 이는 곧 한국 민족韓國民族의 사상思想으로 선적仙的인 생활화生活化를 이룬 것이다. 이러한 전통傳統에서 신선사상神仙思想이 전래傳來하여 왔으며 신관神官 아닌 사람도 입산入山하여 선仙의

도법道法을 닦으면 기인적奇人的인 선인仙人이 되는 수가 많았다. 그러나 그들의 최종最終의 수행修行은 숨을 고르는[調息] 법인 단리수행丹理修行이었던 것이다. 왜냐하면 경천사상敬天思想에서 하늘과 통通하고 있는 공기空氣를 많이 마시며 잘 조화調和하는 것이 하늘과 상통相通한다는 판단에서였던 것이다. 그리하여 기공호흡氣孔呼吸은 물론勿論이려니와 전신全身의 기氣를 유통流通시키는 법法까지 체득體得케 되어 자연과 상통相通하는 문門이 열리며 기적奇蹟이 일어나 성도成道를 하게 되었던 것이므로 비전秘傳으로서 구전심수口傳心修하게 된 것이므로 고증考證이 없이 실증實證으로서 산 역사歷史는 흐르는 것이다.6

위 인용문에서 보듯 청산 선사는 "직접 산 생명체로 보고 듣고 지도를 받아 실행하여 체득이 있을 뿐"이라 하셨다. 말이 아닌 행공을 통해 몸으로 직접 체득하는 '행입'을 강조하신 것이다. 국선도 수련이 타 선도 수련과 구별되는 지점은 바로 이 '행입'이다. 몸으로 직접 체득하지 않고는 밝돌법 국선도의 전모는커녕 기본도 알기 어렵다.

청산 선사에 의하면 옛 서토(중국) 땅에는 신선사상이 없어 우리나라에서 신선神仙을 찾았다고 한다. 또한 중국의 선도는 노자를 조종으로 받들며 글로써 수양의 길을 찾아 위백양의 《주역참동계》를 통해 얼버무려놓았지만 우리 국선도는 그보다 몇 천 년 앞서 수련을 통해 실증적 체득의 길을 이어왔다고 하셨다. 빛의

---

6 청산, 《국선도법—영생하는 길》, 11~12쪽 참즈.

백성으로 중국을 처음 통일한 황제黃帝 헌원軒轅에게 《삼신내문경三神內文經》의 필사본을 준 밝골선인(자부선인紫府仙人)의 가르침은 도교 경전의 하나인 《음부경陰符經》에도 영향을 주었다.

국선도의 유래는 지상에 존재하는 문헌만으로는 다 설명할 수 없는 실정이다. 그러나 현재 우리에게 전해진 국선도가 타 선도 수련과 달리 우리 고유의 수련 법리 체계를 유지해왔으며, 그것이 가능했던 것은 법리가 말이나 글로 전해지지 않고 수련자 자신의 몸을 직접 통해 전해졌기 때문이다. 즉 국선도는 말이나 글로 선단仙丹하는 수련법이 아니라 오직 행입을 통해 전신에 기를 유통시켜 자연과 상통시키는 수련법인 것이다.

국선도는 이렇듯 수양 문화가 한 축을 받들고 있고[고도수양古道修養], 다른 한 축에는 청산 선사의 글에서 보듯 경천사상이 있다[고도요의古道要義]. 예부터 우리 민족은 고신도古神道 의식인 '제사'를 지내왔다. 제사의 대상은 '하늘[天]'이고, '하늘'이 의미하는 것은 '조물주(하늘님)'이며, 밝돌법의 '밝' 즉 태양은 하늘을 대표하는 매개체로서 신봉의 구체적 대상이었다.

이런 이야기가 현대인들에게는 고대의 샤머니즘적 이야기나 미신적 이야기로 들리겠지만 당시 최고 정치 지도자는 바로 제사를 관장하는 신관神官이었다. 신관만이 제사를 올릴 수 있었다. 미신 또는 미개한 샤머니즘적 요소로 받아들여지는 이런 면을 단번에 번복시킬 요소가 있으니 그것이 바로 행입 수련이다. 행입 수련을 통하면 신관이 아닌 일반 사람도 자연과 동화되어 하늘과 하나 되고 하늘이 뜻하는 길을 깨달아 올바른 마음으로 올바른 행위를 하는 비결을 알게 된다. 수련을 통해서 구체적으로 천인합일이 되는 방법이 존재하는 것이다.

여기서 '태양', 즉 '밝'은 그저 신봉의 상징이 아니라 에너지를 발산하는 자연의 한 중요 요소다. 이것을 통해서 대우주와 소우주인 내가 하나가 될 수 있다. 과거에는 제사와 수련이 합쳐져 '밝'을 향했고 '하늘과 상통하는 길'이 열렸다. 여기서 경천사상이 나온 것이다. 청산 선사는 이 경천사상을 실행으로 옮기는 행위인 '제사'와 청운 사조님으로부터 '행입 수련'의 비전을 전수받고 우리에게 전해주신 것이다. 제사 의식은 시대가 바뀜에 따라 자연히 소멸하게 되었고, 비전을 구전심수口傳心授하는 수련법만이 남아 대대로 전해 내려오고 있다.

국선도 수련에서 밝점은 수련 방법이면서 수련 의의意義다. 정신 집중의 근원이 되고 창조의 근원이 되는 이 의식 집중점인 밝점을 통하지 않고는 근본부터 차근차근 수련의 돌계단을 오를 수 없다. 또한 밝점을 통하지 않고는 고차원의 수련에 진입할 수 없다. '밝'은 하늘과의 통로이며, '밝점'은 그 통로의 열쇠이기 때문이다.

국선도를 수련하는 이들에게 마지막으로 묻고 싶은 이야기가 있다. 우리 국선도는 현 사회에서 어떤 단체로서 어떤 역할을 하고 있는가? 국선도 수련자라면 이 질문에 한번쯤 답해보아야 한다. 이 질문에 선뜻 답하지 못하는 지도자가 있다면 자신이 국선도 법리에 정통한지, 핵심을 몸소 체득했는지, 깊게 자문해봐야 한다. 법리를 모르고 핵심을 모르면 국선도 수련에서 무엇이 강조되어야 하고, 그 강조점이 어느 방향으로 흘러야 하며, 결과는 어떠할지 전혀 예측하지 못한다. 눈먼 봉사인 셈이다. 눈먼 봉사가 타인을 제대로 인도할 수는 없는 법이다.

지도자가 이런 상태라면 수련생들의 육체적 변화는 육안이나 경험으로 알 수 있을지 모르지만 기운의 변화와 마음의 변화 그리고 생각의 변화까지 알 도리는 없다. 이는 곧 수련생들이 수련을 통해서 진실로 무엇을 얻어야 하고, 나아가 이 수련생들이 사회에 어떤 영향을 미쳐야 하는지 전혀 고려하지 못한다는 말이다. 즉 국선도 수련이 사회에서 차지해야 하는 역할이 정확하게 마음에 와 닿지 않을 뿐만 아니라 역할 자체를 생각해볼 기회와 여유조차 갖지 못하는 것이다. 지도자가 국선도 수련의 법리에 정통하지 못하다는 것, 이것이 바로 우리의 한계를 스스로 결정짓는 시발점이다.

지금껏 몇 차례에 걸쳐 지도해본 결과 국선도 지도자라면 최소한 '임독유통任督流通'을 할 수 있어야 다른 사람을 올바르게 지도할 수 있다. 아래돌단자리 호흡의 원리를 어느 정도 깨우쳐야 수련생들이 경험하는 다양한 주관적 현상들에 현혹되지 않고 올바르게 지도할 수 있는데, 이 원리를 깨우치는 길은 오직 임독유통법밖에 없다. 여기서 말하는 임독유통법은 국선도 정통의 임독유통법을 말한다. 각 개인들이 주장하는 유사 임독유통은 말할 가치가 없다.

그런데 임독유통은 고사하고, 집중의 최고 결정체이자 핵인 밝점을 잡는 것과 그 밝점을 선으로 연결해서 궤도를 돌리는 수련에도 인색하여 배 모양과 숨의 길이로 아래돌단자리 호흡을 판단하게 되어버린 것이 지금의 현실이다. 막연히 아랫배에 집중하고 호흡을 늘리면 언젠가 올바른 길로 인도되리라는 안이한 생각으로 세월을 낚다 보니, 곧 세월이 자신의 도단 수준인 양 스스로 착각하면서 겸손의 씨는 말라 없어져버렸다. 처음부터 다시 배우는 자세로 달려드는 수련자나 지도자가 있다면 환영할 일이지만 이런 상황에서는 어떤 이야기도 들리지 않을 것이다. 자신이 무엇을 수련하고 있는지를 모르니 마땅히 사회에서 국선도가 행해야 할 역할은 뒷전이 되는 것이다.

국선도의 정수를 배울 마음과 의지가 있는 분들은 의식을 한 점에 모아 집중하는 일부터 시작하기 바란다. 그것이 이루어질 때 국선도 수련의 도문道門이라 할 수 있는 임독유통을 시도할 수 있을 것이다. 국선도의 임독유통은 일종의 공식과도 같은 과정과 행로를 가지고 있다. 눈 있고 귀 있는 자는 보고 들을 것이라 믿는다.

밝점

1. 밝점에 집중하는 능력을 배양하는 것은 자기 조절을 실천하기 위한 길이다.
2. 아래돌단자리 호흡은 밝점의 자연스러운 콘트롤로 이루어져야 축정이 절로 이루어진다.
3. 몸의 긴장을 풀어준 후 어느 때 밝점 집중이 가장 잘 되는지 스스로 돌아보고 집중의 시간을 연장하라.
4. 밝점은 정신 집중을 잘하기 위한 매개체다.
5. 밝점을 잡는 방법은 각자 다르게 선정할 수 있다. 그러나 어릴 때 햇빛이 비치는 날 볼록렌즈로 종이를 태우고자 볼록렌즈를 통과한 빛의 초점을 맞출 때 제일 밝은 빛이 모였을 때의 초점을 생각에 그려 그 밝은 점을 잠재의식 가운데 깊이 인식시키면 밝점을 잡는 데 도움이 된다.

밝점을 바라보는 것도 아니요 바라보지 않는 것도 아닌 자연스러운 상태에 이르면 밝점을 바라보며 귀문을 차단해 아무 소리도 듣지 않는 경지로 진입하고 내기의 움직이는 소리를 마음으로 듣는 법을 익혀나가야 한다. 그러려면 자신이 수련하는 아래돌단자리 소리를 듣는다는 마음을 가져 내면의 소리를 듣는 경지가 되어야 한다. 내면의 소리를 듣는 법이 양심의 소리를 듣는 데까지 이루어져야 한다.

이로써 지금까지 초입 수련자로서 밝점을 보고 외부의 소리를 차단하는 법을 지나 내면의 소리를 들으며 집중이 쾌속하게 이루어지는, 초보적인 것 같으나 상승 내공을 기르는 법까지를 설명했다.

5장

정각도 중기단전행공법 전편

정각도 중기단전행공법 전편

 이 장에서는 국선도 정각도正覺道 중기단전행공법中氣丹田行功法 전편前編에 대해 설명하고자 한다. 중기단전행공법은 오십토단법五十土丹法이라는 별명別名을 가지고 있으며 중기단법中氣丹法이라 약칭하기도 한다. 국선도 수련의 삼대 목적 중 극치적 체력을 이루는 기초 행공 수련이면서 인체의 중기中氣를 바로잡는 매우 중요한 행공법이다. 국선도 수련은 기초가 튼실하지 않으면 고차원의 수련이 불가하니 수련자는 중기단전행공법이 자신의 행법이 될 수 있도록 몸으로 충분히 익히고 반복 수련하길 바란다.
 우주 안에 있는 만물이 실제로 현실을 유지하는 것은 중기中氣의 운용 때문이며, 중기는 음陰과 양陽이 합실合實하는 중심의 원리로 그 가운데서 핵심의 원력元力이 생겨나니 이것을 진실眞實이라 한다. 이 원력이 음과 양으로 분리되면 보이지 않는 고로 무無 또는 공空으로 표현하기도 하며, 중기는 합하고 분리되는 작용을 반복하면서 존재성을 나타낸다.

  중기는 반음半陰, 반양半陽의 중성中性으로 오행五行의 입장에서 보면 토土에 해당하며, 위치상으로는 중앙이요, 인체에 있는 오장육부五臟六腑 가운데서는 비장[脾]과 위胃가 토土에 해당한다.

  자연의 오행五行은 토기土氣를 얻어야 현실을 유지하고 인체의 오장五臟은 비위脾胃에서 기혈氣血을 얻어야 생리生理가 진실해지며, 중기의 생리는 세 가지가 있으니 조절성調節性과 단합성團合性과 보전성保全性이다.

  자연의 만물이 현실을 유지하는 것은 중기의 조절성에 의해 수화水火의 양 기를 고르게 조화하여 기울어짐이 없게 하며 수승화강에 의해 만물이 생장하듯이 인체 내에서도 수승화강이 잘 이루어져야 음양이 합실한 중기가 단합해서 몸을 보호하는 것이다.

  쉽게 말해 인체의 토에 해당하는 비위의 기능이 강건해지려면 아래로 침잠하려는 성질을 가진 수기水氣와 위로 올라가려는 성질을 가진 화기火氣를 잘 조절해줘야 한다. 위로 올라가려는 성질을 가진 화기가 아래쪽에 부족하니 양陽의 기가 부족하게 되고, 아래로 침잠하려는 수기가 위쪽에 부족해서 음陰의 기가 부족하게 되니 중기가 그 특성을 살려 조절과 보급을 잘 해줘야 건강을 유지하게 되는 것이다.

  이런 연유로 수승화강을 통해 양기나 음기가 중기의 생리 가운데 조절성과 단합성을 토기土氣에 의지하면서 기혈의 평형을 유지하는 것이다. 또한 중기를 보전하고 천지양기天地兩氣의 상합이 정기精氣를 충일하게 양기養氣하기 위해 중기단법을 첫 단계로 삼아 수화교제水火交濟를 통해 음양합실陰陽合實을 목적으로 한다는 것을 밝히 알아야 할 것이다.

중기단법은 전편 스물다섯 동작과 후편 스물다섯 동작, 총 오십 동작이 있으며 본법本法과 별법別法으로 구성돼 있다.

중기단법 본법은 사람의 몸과 마음을 하나로 합하여[일신일심법一身一心法] 올바른 마음을 갖도록 하며[정법正法] 올바른 우주심宇宙心으로 돌아가려는 바른 마음[정심법正心法]을 키우는 법을 몸과 마음에 받아[신심법身心法] 모든 것을 끈기 있게 참아나가는 마음 자세로[인심법忍心法] 동요되지 않는 부동심을 가지고 상한 마음을 다스릴 줄 아는[파심법破心法] 수련으로 시작한다.

이는 고요한 가운데 담담하게 대자연을 닮아가려는 마음으로 변화시키며[전심법轉心法] 마음자리의 의혹을 풀기 위해 정성을 다해[해심법解心法] 용서하는 마음으로[휴심법休心法] 진리 가운데 있는 음양의 기를 내적으로 운행하여 우주의 기와 함께 돌아가고 있으니[동심법動心法] 세상의 이치를 바르게 분별하며 바르게 지키려는 법[사리정별법事理正別法]인 것이다.

중기단법 별법은 몸[肉體]과 마음[精神]이 서로 합하여 대자연과 상합하기 위해 고요함과 안온함 가운데 옳바른 생각[정법正法]으로 자세를 바르게 지켜나가야 한다. 육신의 왜곡을 바로잡기 위해 마음을 고요하게 가라앉히고[좌법坐法] 음양일기陰陽一氣를 바르게 세워[입법立法] 한쪽으로 치우치지 않도록 수련한다. 또한 견고하게 [측법側法] 중도를 지켜 일기 작용一氣作用이 일어남을 시작으로 아래 돌단자리에 축정蓄精이 이루어지도록 해야 한다[동법動法]. 그러기 위해 상념想念으로 기를 밝점(정곡正鵠)에 모으고[합법合法] 몸 안에서 조화제작되는[신법身法] 단화丹火가 아래돌단자리에서 끊어지지 않고 발화되도록[낙법洛法] 부지런히 있는 힘을 다해 행공한다[역법力法]. 그때 고요한 가운데 율려 작용律呂作用의 이끌림을 받으며 앞에 있는[전법前法] 기운을 뒤로 돌리듯[후법後法] 운기하면 음좌양우陰左陽右의 원리를 따라 왼쪽부터 움직이기 시작해서[좌법左法] 오른쪽으로 돌아오고 돌아나가는 현상을 체득하게 된다[동법動法].

또한 운기運氣의 원리를 살펴보면 수기水氣는 올리고[상법上法] 화기火氣는 내려야 하는 것이니[하법下法] 수승화강의 원리가 되며 중中을 집수執守하여 기를 모으고 축기蓄氣를 위해 기운을 응축시켜야 한다.

그렇게 중中을 고수해나가면 정기精氣가 층일하게 되리니[동법動法] 음양지기陰陽之氣의 합실을 통해 생성되는[목법木法] 단화기丹火氣를 견고하도록 모아 두드려 치면[금법金法] 화평한 기운이 몸을 주류하며[토법土法] 건강한 육신 가운데 세상사를 바르게 보고 깨달아 체득함이 있으니 오로지 행입을 통해 체득으로 입증할 뿐이다.

중기단전행공법은 육체와 마음과 정신의 중심이 되는 중기를 강건하게 만들어 기통旣通(이미 통해 있는)되어 있는 십이경이 원활하게 유통되도록 구성된 단법으로, 들숨과 날숨의 시간을 고르게 맞춰나가며 동작과 조화시켜 행공하는 행법이다.

중기단전행공법은 아래돌단자리를 중심으로 숨을 균일하게 고르면서 깊은 심호흡을 할 수 있도록 길들여가며 아래돌단자리를 단련시키는 것으로 행공行功이란 육체의 굴신 동작을 호흡에 맞춰 움직이는 행위를 말한다.

중기단법 전후편 수련을 시작한 초입자들은 상기한 글을 마음에 각인하고 수련에 임하길 바란다. 참고로 중기단법은 1수一修의 도단道段으로 시작해서 중기단법 후편이 종결되면 3수三修의 도단이 된다.

중기단전행공법은 국선도 첫 번째 수련에 진입하는 유일한 길이다. 몸과 마음의 중심을 잡아 인체의 내적 중심이 바로 서도록 해주고 신체의 왜곡을 바로잡아 진건강眞健康을 찾고 장생구시하도록 구성된 단법이다.

국선도 기초 호흡법을 마스터한 수련자는 중기단법에 입문하게 된다. 기초 호흡에서 수련한 것처럼 동작과 호흡이 자연스럽고 편안한 가운데 밝점을 잘 잡아나가면서 자신의 신체 조건에 맞춰 호흡한다. 호흡법은 기초 호흡 4단계를 행공하면 된다.[1]

윗돌단자리 기氣를 아래돌단자리 정精의 자리에 집중시키기 위해 밝점을 핵으로 삼아 관념觀念을 모은다. 들숨[吸入]에 따라 밝의 대생명력인 하늘기운의 양기가 아래돌단자리로 내려가도록 하여 지기地氣와 서로 어우러지도록 기를 돌돌 만다는 생각으로 응축시킨다.

들숨과 날숨의 시간을 고르게[調息] 조절하되 호흡의 고저高低와 장단長短이 같아야 하며, 저절로[自然] 이루어지는 들숨[吸入]은 조용히 깊게 하여 날숨[呼出] 때 체내에 쌓여 있던 탁하고 나쁜 기운과 사기를 배출한 자리로 신선한 공기를 흡입해야 한다.

---

[1] 이 책 60쪽의 설명을 참조하라.

그리하면 공기 중에서 공空은 폐에 머물고 기[天氣]는 하강하게 된다. 또한 우리가 먹는 음식물 가운데 얻어지는 곡기穀氣 중 곡穀은 대장으로 가고 기氣는 아래돌단자리에서 천기天氣와 상합하게 되니 이 기운을 진기眞氣라 한다.

진기를 일명 정精이라 말한다. 정은 힘[力]으로 나타나는 고로 정력精力이라고도

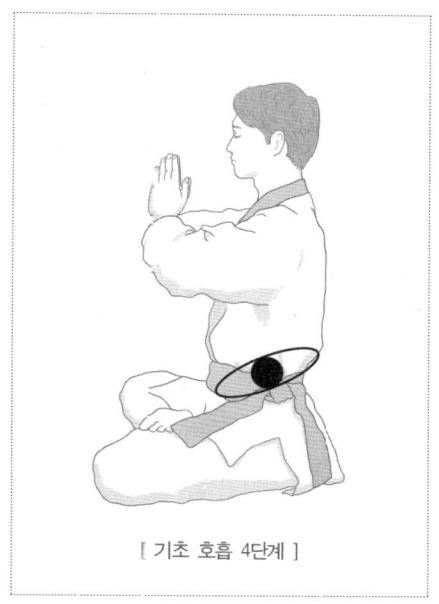

[기초 호흡 4단계]

한다. 이는 실생활에서 활동하는 기운을 말하며 백魄이라 표현하기도 한다. 따라서 정력은 백체魄體의 뿌리가 된다.

정력 가운데 원정元精이 있고 원정 가운데 원기元氣가 숨겨져 있다. 정기가 윗돌단자리로 올라가면 영기靈氣가 되고 다시 하강하다가 마음[心]에 머물면 이를 가운데돌단자리 혼魂이라 말한다. 혼의 기운은 신명神明하기 때문에 혼신魂神이라고 한다.

국선도에서는 이런 일을 일러 천지교태天地交泰라 한다. 하늘기운[天氣]은 아무런 장애 없이 윗돌단자리를 통과하다가 아래돌단자리에서 땅기운[地氣]과 만나 서로 상합하면 움직이려는 힘이 된다.

이 힘이 순환純還(순수하게 돌아옴)하도록 수련하니 신수腎水가 감응하고 수기水氣가 위로 올라와 혀 아래 양 신규腎竅를 통해 분

출되는데 이를 일러 옥천玉泉 또는 옥장玉漿이라 한다.

이 옥장이라 부르는 타액이 화기火氣를 감싸 내리며 입 안을 향기롭게 하는데 이는 체내에서 수승화강이 원활하게 이루어지기 때문이다.

보통 우리가 말하는 수승화강이란 들숨에 따라 밝빛이 심장의 열기를 인도해 아래돌단자리에 축정될 때 자연히 신장에 열기가 전이되면서 신장의 수기水氣가 감응해 상승하는 원리를 말한다. 심장의 화기는 아래돌단자리로 하향下向하고 신수腎水가 감응한 열기는 상승하게 되니 이를 일러 '수화교제水火交濟로 음양합실陰陽合實한다'고 말하는 것이다.

중기전편을 수련하는 행공자는 호흡할 때 반드시 코만 사용해야 한다. 또한 숨을 들이마시는 시간이나 내쉬는 시간이 균일하도록 숨을 고르면서 깊게 쉬도록 길들여 젖먹이 아기처럼 저절로 부드럽게 호흡이 되는 습관을 길러야 한다.

중기단법 전편부터 무리하게 세세흡입細細吸入 세세호출細細呼出을 하겠다는 생각은 버리고 절로 이루어지는 조식調息에 치중할 것이요, 절로 이루어지는 조식을 통해 신체 기능이 원활해지고 폐활량대로 공기를 최대한 들이마실 수 있도록 폐포肺胞 기능을 향상시켜 폐활량을 증대시켜야 한다.

공기를 들이마실 때는 마치 어린아이가 숨을 쉬듯이 천천히 고요하게 할 것이니, 급하게 공기를 들이마시면 갑자기 밀려드는 다량의 공기로 인해 폐에서 공기와 혈기가 가스를 교환할 때 기포가 발생하게 된다.

폐에서 기포가 발생하는 것을 방지하려면 숨을 천천히 쉬어야 한다. 공기와 혈기의 가스가 교환할 때 기포가 발생하면 혈액에 거품이 생기는데 그러면 혈액에 열이 발생하여 응혈될 수 있으니 천천히 들이마실 것을 당부한다.

현대 의학의 인체생리학에서 발표한 연구 논문을 보면 사람의 폐포는 약 7억 5000만 개이며 폐포의 직경은 0.15~0.3㎜라고 한다. 이 가운데 사람들이 실제로 사용하는 폐포는 일부분에 지나지 않으니, 선인들께서 중기단법 수련부터 스스로 사용하지 못하는 폐포를 활용하도록 하고 폐활량도 증가시키려 했음을 짐작할 수 있다.

중기단법 전편을 수련하면 자신도 모르는 사이에 폐활량이 증가하고 기혈의 증진 현상이 일어난다. 폐활량이 증가하여 산소가 다량 유입되면 기혈 순환이 원활해지고 심장의 기능도 활발해진다. 그뿐만 아니라 영액靈液이 증가하여 구강 안에 분출되는 타액[玉漿]의 양도 증가한다. 이때 입 안에 가득히 맑은 침이 분비되는데 이 타액은 몸에 유익하니 입 안 가득 채운 다음 세 번에 나눠 천천히 삼키면 된다. 이때 분비되는 타액은 평소 타액보다 살균력이 강하다. 참고로 육체적으로 젊으면 입 안에서 항상 많은 타액이 분비되고 육신이 늙어갈수록 타액의 분비량도 감소하는 현상이 있다.

국선도는 직립 자세나 여러 형태의 자세를 취할 때 발의 위치를 꼭 11자 형으로 취하도록 강조한다. 수련자의 발바닥에는 땅의 기운을 흡취하는 용천혈湧泉穴이 있는데 11자 형을 취하면 이 용천혈에 자극을 주어 족소음신경足少陰腎經의 기시혈起始穴을 깨우는 효험이 있다. 더불어 용천혈이 행할 수 있는 능력을 일깨워 지기地氣를 흡취하거나 배출하는 능력을 향상시켜준다.

따라서 발 모양을 11자 형으로 바로 서지 않으면 엄지발가락을 위시해 모든 발가락에 힘이 균등하게 분산되지 않고 발바닥이 쫙 펴지지도 않는다. 그리고 바로 서는[正효] 자세는 모든 세勢의 기초가 되기도 하지만 엄지발가락에 은은하게 힘을 줄 수 있는 자세다.

엄지발가락에 은은한 힘을 주면 발가락 전체에 원활한 기혈 유통을 촉진시켜준다. 엄지발가락에 은은한 힘을 주라고 해서 몸을 앞으로 기울여 엄지발가락에 기를 쓰고 힘을 주라는 뜻은 아니다. 힘을 준다는 생각만 해도 자연스럽게 엄지발가락에 힘이 들어가게 돼 있다.

엄지발가락에 억지로 힘을 주는 것이 아니라 자연스럽고 부드럽게 자극을 주면 족태음비경足太陰脾經과 족궐음간경足厥陰肝經의 기시혈을 깨워 비장과 간장의 기혈 순환을 돕는다. 경락 가운데 비경脾經과 위경胃經의 기혈 순환이 활발하면 중기의 조절성과 단합성과 유지성이 광달曠達해지니 중기의 보급·단합·보전 작용이 원활하게 이루어진다. 오장육부 가운데 중기인 비위脾胃가 건실해지면 타 장부로 기혈 순환이 증대하면서 몸과 마음이 중심을 잡고 깊어지는 호흡에 따라 마음이 안정되어간다.

또 엄지발가락에는 뇌와 골윗샘과 뇌하수체 호르몬의 원활한 분비를 촉진하는 경혈점들이 산재해 있어서 엄지발가락에 힘을 주면 골윗샘과 뇌하수체에 자극을 주고 더불어 갑상샘에도 좋은 영향을 미치고 갑상샘 연골도 튼튼하게 해준다.

따라서 직립 자세를 취할 경우에는 언제나 자연스럽게 하체 위에 상체를 가볍게 올려놓은 듯이 항상 부드러워야 하며 신근伸筋과 굴근屈筋이 조화를 이뤄 숙이거나 버티지 말아야 한다. 숙이거나 젖힐 때는 허리를 꺾어서 아래돌단자리에 긴장감을 주지 말고 엉덩이 부분과 대퇴근에 중심을 실어주어야 한다.

몸을 옆으로 틀 때도 어깨만 트는 것이 아니고 상체와 더불어 허리 하단부까지 돌려주어 숨쉬기와 의식 집중과 행공 자세가 함께 조화를 이뤄 흔들림 없이 삼위三位가 하나 되어야 하며, 의식은 아래돌단자리 밝점에 두고 매 동작마다 척추와 요추를 바로 세워 척수를 강건하게 해둬야 한다.

참고로 엎거리앉음세(결가부좌)에 대해서도 알아둘 필요가 있다. 엎거리앉음세(결가부좌)에는 두 형태가 있으니 돌단엎거리앉음세(돌단좌법)와 밝돌엎거리앉음세(밝돌좌법)이다.

돌단엎거리앉음세의 특징은 마음을 안온하고 화평하게 해주어 수도인들의 기본 앉음세가 되고 수행 중 피로를 풀어주며 마음을 고요하게 이끌어주는 능력이 있다. 이 자세는 왼발을 먼저 오른 허벅지 쪽으로 끌어당겨 올리고 오른발은 상단 전면에 올려놓는다.

밝돌엎거리앉음세는 밝의 참빛을 받아 돌의 이치에 참여한다는 뜻과 어둠의 세력을 쫓아내며 수행에 방해되는 마魔의 침범을 물리쳐주는 힘이 있어 산중 수행인들이 축시丑時(오전 1시부터 3시)부터 묘시卯時(오전 5시부터 7시)까지 기문이 열릴 때 주로 취하는 앉음세다. 자세는 오른발을 먼저 왼쪽 허벅지 쪽으로 끌어당겨 올려놓고 왼발을 전면 상단에 올린다.

상기한 두 앉음세는 국선도 수행 중 충맥衝脈의 규竅(구멍)를 열기 위한 목적이 있으므로 얹거리앉음세로 수련할 때는 어느 한 자세에 치중하지 말고 두 자세를 번갈아가며 수련해야 한다.

특히 얹거리앉음세를 취할 때는 결과부좌로 앉은 다음 상체를 앞으로 깊숙이 숙여 골반뼈가 반듯하게 펴지도록 한 다음에 상체를 골반뼈 위에 가볍게 올리듯 하여 반듯한 자세를 유지해야 한다. 상체를 가볍게 뽑아 올리는 형상을 취하고 가슴을 넓게 펴서 폐활량이 증대되도록 해야 하며 몸 전신에서 경직되는 부분이 없도록 해야 한다. 턱은 당겨서 척추가 완곡을 유지한 상태로 일직선이 되도록 하되 턱관절은 이완하여 긴장되거나 경직되지 않도록 한다.

그런 다음 백회혈부터 회음혈에 이르는 직선의 가상 통로를 설정하고 양안兩眼이 밝점을 따라 코끝을 거쳐 이마 한복판 인당혈을 바라본 뒤, 인당을 바라보는 시각이 밝점을 따라 코끝을 거쳐 배꼽을 지난 다음 회음혈까지 바라보도록 한다. 최후엔 미려혈로 밝점을 따라 내리던 시각의 끝이 아래돌단자리에 고정되면 만들어진 심안의 가상의 선을 따라 신체가 전후좌우 어느 쪽으로도 기울어짐 없이 바른 얹거리앉음세를 고수해야 한다.

얹거리앉음세는 우리가 세상을 살면서 불량해진 자세로 말미암아 비틀린 골격을 바로잡아주고 특히 척추측만증 등 비틀려 구부러지거나 굳은 몸의 중심을 반듯하게 해주며 흩어지려는 마음을 끌어당겨 고요한 첩경으로 인도해주는 역할을 한다.

고개는 반듯하게 세워 망상과 잡념에 시달리지 말아야 하며 상념에 취해 있어도 안 되고 졸아도 안 된다. 중기단법 전편부터 생각을 잡고 좇아가면 안 되며 깊은 안정 속으로 침잠하도록 만들어가야 한다.

국선도 수련은 언제나 수련에 의한 수련만으로 성취되어나가는 도道이며 지식이나 믿음, 감각이나 해부학으로는 이룰 수 없는 것이다. 중기단법 전편부터 모든 수련자는 심신을 함께 수련해야 한다. 자연의 힘에 참여한다는 마음가짐을 갖고 우리 민족 고유의 심신 수련법이라는 엄숙한 현실을 마음으로 받아들여야 한다.

상기와 같은 마음의 자세가 이루어져야 아래돌단자리 호흡의 효능에 참여할 수 있고 수련 효과도 볼 수 있다. 숨쉬기란 하나의 육체적·생리적 동작이기에 마음에서 생성되는 작용과의 조화가 얼마나 귀중한지를 깨달아야 심신의 작용과 호흡이 하나로 이루어지며 이 또한 음양의 작용임을 터득해나가게 된다.

이런 경로를 거치지 않으면 마음 수련과 호흡 수련이 쌓여간다 해도 사상누각에 불과할 것이며 조식調息이 임의적으로 이루어진다 해도 조심調心은 이룰 수 없고 신경과 경락의 조화는 더욱 바랄 수 없을 것이다.

그래서 기초 호흡법에서 '마음은 생각을 담는 그릇이요, 호흡은 생명을 잇는 통로'라 설명한 것이다. 마음의 고요가 숨결을 고르고 고요하게 만드는 비결이 되며 밝점을 따라 심신을 통일해서 오장육부에 은은한 압박을 주며 음양의 합류가 중기를 통해 이루어지게 하는 데 중기단법 전편의 목적이 있다.

중기단법 전편은 대체로 아래돌단자리에 압박을 주거나 풀어주며 오장육부에 긴장감을 고조시키거나 긴장을 풀어주는 자세와 행공을 통해 진기를 횡격막 깊숙이 아래돌단자리에 충만하게 만들려는 노력이 깃든 행공법임을 명심하라.

중기단법은 추운 겨울 얼어붙은 추위 가운데 땅속으로 봄기운이 돌아오고 죽어 있는 듯한 기운 가운데 자라나게 하는 하늘의 뜻이 담겨 있으며 버리고 깨트리기보다 감싸고 보듬어 안을 때 천지의 마음을 볼 수 있다.

아래돌단자리를 마음으로 바라보는 것을 내관內觀이라 하는데, 마음 또는 정신으로 자신의 육체 내부를 바라보는 것이다. 내관념內觀念이란 바른 생각을 품고 눈을 감고 마음을 가다듬어 영험한 밝빛을 바라보며 생각에 잠겨 있을 때 심상에 보이거나 얻어지는 참다운 깨달음을 말한다. 관념觀念이란 눈을 감고 마음을 가다듬어 생각에 잠겨 어떤 대상을 바라보는 것으로, 중기단법을 수련하면서 밝점을 바라보는 것을 말하며 정관靜觀이란 현세말로 명상冥想을 뜻한다.

이렇게 내관과 내관념, 관념과 정관을 가지고 확신 가운데 내 육신의 정욕과 즐기고 좋아하던 습성을 없앤다는 생각으로 마음의 본체를 이뤄나가며 밝점에 의식을 집중할 때 정욕과 욕심, 즐기고 좋아하던 것들을 통제하는 마음이 생기게 되며 쾌락에 집착하는 마음까지도 절로 통제가 된다.

이때 비로소 "세속의 정情이 진리의 경계 쪽으로 다가오리라" 하신 말씀을 기억할 것이다. 마음을 보존하여 본성을 기르는 것은 밝의 참빛을 숭상하던 본연의 마음가짐임을 기억해야 한다.

■ 중기단전행공법 전편 단법도 1

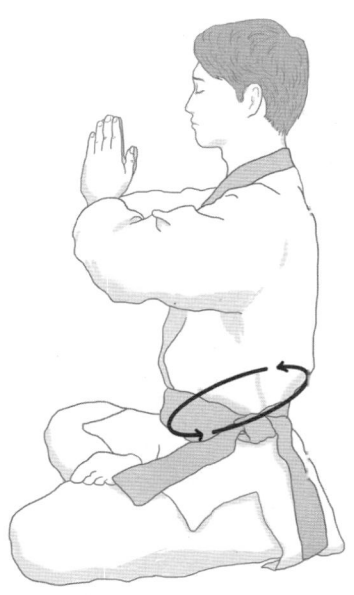

관념으로 기의 흐름을 낚싯바늘 두 개를 맞대놓은 것처럼 운용하면서 원정元精을 자극하여 신장에서 잠재숙면하고 있던 선천지기가 깨어 일어나도록 수련한다. 원정이 아래돌단자리 호흡에 의해 기체화氣體化되도록 조화제작하면서 생체열로 변화하도록 행공한다. 아랫배에서 더운 기운, 열기가 느껴진다면 수승화강이 잘 이루어지고 있다는 뜻이다.

■ 중기단전행공법 전편 단법도 2

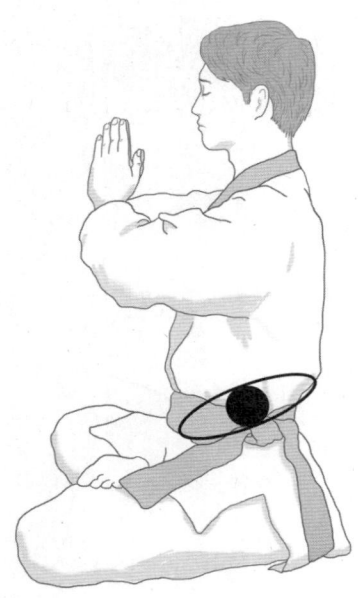

명문혈로 진입한 기를 돌단자리에서 회전시키고 응축하면서 원정에 압박을 가해 두 기운이 하나로 융화되도록 의식을 집중하면 힘이 생성된다. 숨을 들이마실 때는 하늘기운이 밝점을 따라 명문혈로 진입해 들어온다는 관념을 갖고 아래돌단자리 중앙 부위에 달걀의 노른자 모양으로 기를 응축시킨다. 숨을 내쉴 때는 응축시켰던 기를 풀어주면서 원정이 있는 아래돌단자리에 기의 이합집산이 원활하게 이루어지도록 한다. 기가 아래돌단자리에 모일 때는 원정을 압박하는 효과를 최대한 얻어야 한다.

■ 중기단전행공법 전편 행공도

번호	본법	별법	행공도	동작 설명	행공 설명
1	일신일심법 一身一心法	정법 正法		서서 양발을 어깨너비로 벌리고 양손 합장合掌하여 가슴 부위에 대고 아래돌단자리 호흡을 한다.	양손의 엄지를 교차하여 단중혈에 대고 양 팔꿈치를 약간 들어 올라는 듯하며 인지를 가슴 쪽으로 당겨 붙이고 가슴을 활짝 펴고 아래돌단자리 호흡을 한다. 심신이 평정平靜해지고 오장 五臟에 은은한 압박을 가하며 척추를 바르게 세워 일상생활에서 오는 신체의 왜곡을 교정하며 우수양右手陽과 좌수음左手陰의 합류合流로 고요한 경지에서 호흡하는 행공이다.
2		좌법 坐法		양손을 떼지 말고 그대로 아래돌단자리에 갖다 댄 다음 엄지와 인지를 맞대고 아래돌단자리를 감싸는 자세로 아래돌단자리 호흡을 한다.	아래돌단자리 위에 올려둔 양손은 아래돌단자리 호흡과 하복부의 들고남을 힘주지 말고 따라야 한다. 오장을 완화시켜주며 호흡의 정확성을 확인함과 동시에 노궁혈勞宮穴에서 발생하는 열기를 아래돌단자리에 주입注入, 유통시킨다는 내관념内觀念을 가져 단화가丹火氣가 발생하도록 육부六腑의 긴장을 완화시키며 아래돌단자리에 밝점을 고정시키는 행공이다.

5장 정각도 중기단전행공법 전편

번호	명칭	그림	설명	효과
3	입법효법 立法效法		양손을 수직으로 세워 양 옆구리 늑골이 없는 부분을 손바닥으로 가볍게 눌러주고 상체를 뒤로 젖히는 듯하며 요추를 바로 세우고 가슴을 활짝 펴서 호기浩氣를 키우며 아래돌단자리 호흡을 한다.	좌우 경문혈京門穴에 은은한 압박을 가해 노궁에서 발생하는 열기를 족소양담경에 주류시켜준다는 마음으로 아래돌단자리 호흡을 하면서 육부의 기능을 감지하며 복부의 들고 나는 상태에 따라 호흡을 조절하며 숨 고르기를 시도하는 조복調腹·조식調息의 자세다.
4	측법측법 側法側法		엄지를 양 골반뼈 부분에 걸쳐놓고 흡吸할 때는 대각對角으로 아래돌단자리를 가볍게 눌러주고 호呼할 때는 누르던 손을 놓아준다. 호흡 간에 좌우 교대로 양쪽을 반복하면서 아래돌단자리 호흡을 한다.	좌우부혈左右腑穴에 은은한 압박을 가해서 아래돌단자리의 기능을 일깨우고 축정蓄精의 자리를 강화시켜 단화기를 일으키기 위한 행공이다.
5	동법동법 動法動法		자연스럽고 편한 자세로 서서 양손 축 늘어뜨리며 상체의 힘을 모두 빼고 엄지발가락에 은은한 힘을 주며 아래돌단자리 호흡을 한다.	정법, 좌법, 입법, 측법에서 온 긴장을 풀어주며 엄지발가락에 은은한 힘을 주는 듯하여 족궐음간경足厥陰肝經과 족태음비경足太陰脾經의 원활한 기 순환을 돕는 데 목적이 있으며 자연스런 자세가 되어야 한다.
1	정심법정심법 正心法正心法	합법합법 合法合法	서서 양손을 겨드랑이에 자연스럽게 끼고 가슴 부위에 약간의 압박을 가하며 자연스럽게 아래돌단자리 호흡을 한다.	심장과 폐장에 은은한 압박을 줌으로써 심장과 폐의 기능을 활성화하며 족소음신경足少陰腎經과 족양명위경足陽明胃經과 족태음비경足太陰脾經의 원활한 기혈 순환을 돕고 양방괄약근을 안으로 끌어 올려 가슴에 화기

				를 아래돌단자리로 끌어내리며 행공한다.
2	신법 身法		양손을 목 뒤로 깍지 끼고 머리를 뒤로 약간 젖히는 듯하며 수도 부분으로 천주혈과 풍지혈을 약간 위로 올리며 압박한다. 양 팔꿈치를 뒤로 젖혀 가슴을 최대한 펴면서 독맥督脈의 영대혈靈臺穴에 은은한 자극이 오도록 하며 아래돌단자리 호흡을 한다.	심장과 폐장의 압박을 완화시켜 청신한 기혈의 흐름을 도와 오장五臟의 기능을 강화하고 영대혈에 압박감을 느끼도록 해서 청기淸氣가 순환하도록 하며 족소양담경足少陽膽經과 족태양방광경足太陽膀胱經에 자극을 주어 맑은 기혈의 순환을 돕는 행공이다.
3	낙법 洛法		상체를 앞으로 서서히 숙이되 요추가 반듯하게 일직선이 되도록 대퇴부를 숙여 위중혈委中穴에 자극을 준다. 백회혈은 하늘을 향하고 늘어뜨린 팔에서 힘을 빼고 아래돌단자리 호흡을 한다. 그래야 가슴이 활짝 펴진다.	직립 자세에서 매달려 긴장되었던 오장육부를 자연스런 위치로 전환시켜 긴장을 완화하며 아래돌단자리 숨쉬기의 강화를 꾀하며 기체氣滯를 예방하는 행공이다.
4	역법 力法		양 손바닥을 자실혈子室穴과 신우혈腎兪穴 위에 수직으로 가볍게 대고 백회혈은 하늘을 향한 채 상체를 뒤로 젖히고 서서 아래돌단자리 호흡을 한다.	복강에 압박을 가하여 횡격막 깊숙이 아래돌단자리에 양기陽氣가 충만하도록 도와주며 복강 내부에 정체되어 흐르던 혈액이 심장으로 빨리 환원되어 청신한 기혈이 체내를 순환하면서 수련이 깊어지면 스스로 축기된 힘을 수련자가 감지하는 행공이다.

5		동법動法		자연스런 자세에서 발뒤꿈치를 드는 기분으로 엄지발가락에 힘이 가도록 하며 몸을 좌우로 움직이면서 아래돌단자리 호흡을 한다.	몸의 긴장을 완화시켜주는 가운데 족궐음간경足厥陰肝經과 족태음비경足太陰脾經에 자극을 주어 간장과 비장의 기능을 강화하는 행공이다. 왼쪽으로 몸을 기울일 때 흡吸하고 바로 설 때 호呼하며, 오른쪽으로 가울이며 흡하고 바로 서며 호하되 내기內氣의 순환을 좇아 하는 행공이다.
1	해심법解心法	합법合法		양손을 겨드랑에 가볍게 끼고 약간 압박을 가하며 아래돌단자리 호흡을 한다.	정심법의 합법과 동일한 효능을 주는 행공이다.
2		신법身法		정심법의 신법과 동일하게 자세를 취하고 아래돌단자리 호흡을 한다.	정심법의 신법과 동일한 효능을 주는 행공이다.
3		낙법洛法		양발을 수직으로 뻗고 양손으로 발가락을 잡되 숙달되면 발가락을 당기면서 아래돌단자리 호흡을 한다.	돌단자리에 단화기가 생성되고 수승화강 작용을 촉진하는 행공으로 요추를 곧고 바르게 펴야 하며 요골을 굽혀서 몸을 앞으로 숙인다.

4	역법力法		양발을 수직으로 뻗어 붙이고 상체를 45도 경사지게 뒤로 누이며 양손가락으로 뒤 지면을 짚고 백회혈을 하늘 향해 반듯하게 하며 요추를 바르게 편 상태에서 아래돌단자리 호흡을 한다.	단화丹火를 통해 수승水昇을 촉진하고 생기生氣·생혈生血의 혈행血行을 촉진하는 행공으로 수태음폐경手太陰肺經, 수궐음심포경手厥陰心包經, 수소음심경手少陰心經, 수태양소장경手太陽小腸經, 수소양삼초경手少陽三焦經, 수양명대장경手陽明大腸經에 자극을 주어 수육경手六經에 기혈 순환을 활성화하며 열 손가락에 힘을 배양해주는 행공이다.
5	동법動法		발을 좌우로 벌리고 평안한 상태에서 엄지손가락으로 음염혈陰廉穴을 지그시 눌러주며 아래돌단자리 호흡을 한다.	족궐음간경足厥陰肝經의 기혈 순환을 활성화하는 행공으로, 동법의 동작들은 먼저 나온 네 가지 동작에서 오는 피로를 풀어주며 다음 동작을 준비한다.
1	휴심법休心法 전법前法		양발을 좌우로 초대한 넓게 벌리고 가슴을 펴고 요추를 곧게 하며 양손으로 학글鶴骨 뒤 위중혈委中穴을 잡고 아래돌단자리 호흡을 한다.	아래돌단자리에 의식을 집중하며 척추를 바르게 세워 척추신경을 자극하며 아래돌단자리에 화기火氣가 생겨 수승화강이 촉진되도록 하는 행공이다. 위축된 허벅지 장내전근과 대퇴박근을 강인하고 유연하게 만들어가며 양동陽動을 목적으로 장강혈長强穴에 운기하여 단화기를 모은다.
2	후법後法		양발을 좌우로 넓게 벌리고 양손으로 발목 잡고 상체를 앞으로 45도 숙이되 척추를 반듯하게 펴고 아래돌단자리 호흡을 한다.	오장육부에 압박을 가하고 요추를 강화하며 허벅지의 장내전근과 대퇴박근을 활성화하며 독맥의 명문혈 부위를 자극하는 운기의 작용에 의

					해 생기·생혈의 순환을 촉진하며 음양의 기가 단화기를 생발하도록 곡골혈曲骨穴까지 들숨의 기운을 내려주는 행공이다.
3	좌법左法			양발을 그대로 벌린 채 미려혈을 축으로 골반뼈를 돌린다는 생각으로 상체만 좌측으로 튼다. 이때 오른손은 단전 우측 부분에 대고 왼손은 지면을 짚되 손가락만 사용하며 왼손 엄지는 미려혈 뒤에 위치시키고 다른 손가락은 후방을 향한 채 몸을 45도 뒤로 숙인 자세에서 아래돌단자리 호흡을 한다.	왼쪽 장부에 압박을 가하면 오른쪽 장부에 열기가 생성되고 승화하게 하여 옆구리 요삼각근을 강인하고 유연하게 만들어주며 척추신경 계통에 자극을 주고 등배근을 강인하게 신축시키며 신진대사를 촉진하는 행공이다.
4	우법右法			좌법과 반대.	오른쪽 장부에 압박을 가하면 왼쪽 장부에 열기가 생성되고 승화하게 하여 옆구리 요삼각근을 강인하고 유연하게 만들어주며 척추신경 계통에 자극을 주고 등배근을 강인하게 신축시키며 신진대사를 촉진하는 행공이다.
5	동법動法			흡吸하며 상체 앞으로 가볍게 숙이고 호呼하며 상체 뒤로 가볍게 젖히기를 아래돌단자리 호흡에 맞춰 반복한다.	상기 네 동작에서 온 육체의 긴장을 풀어주고 척추의 전후·좌우 신경계통의 긴장을 완화하며 노궁혈에서 발생하는 열기가 종주뼈(슬개골) 아래 연골에 영향을 주는 행공이다. 상체를 앞으로 숙일 때는 장내전근과 대

				퇴박근이 약간 당기듯 자극이 가도록 해야 무릎 관절의 통증이 완화된다. 양기 상승과 음기 하강 작용을 도와 단화기를 생발시켜 축정蓄精시키는 행공이다.
1	동심법動心法	상법上法		양 무릎을 교차해서 포개고 상체를 앞으로 가볍게 숙이되 척추는 대각선으로 반듯하게 펴고 고개는 직립한 상태로 동작이 끝날 때까지 양손 엄지로 용천혈을 누르면서 아래돌단자리 호흡을 한다.	양 무릎을 포개 앉을 때 무릎이 상하 일직선을 이루되 매일 교대로 양 무릎을 위아래로 교대해 줘야 골반의 왜곡을 교정해주고 차골 결합 부분과 대퇴골 관절구의 연골이 강화된다. 아래돌단자리와 장부에 공히 압박을 줌으로써 내분비선 기능을 강화하고 용천혈을 눌러 신장에 자극을 줌으로써 요산염석尿酸鹽石이나 수산염석修酸鹽石을 방지하는 행공으로 단화기를 아래돌단자리에 결집시켜준다.
2		하법下法		무릎 꿇고 발끝 세워 발뒤꿈치에 몸이 올라앉은 형상으로 양손 자연스럽게 내리고 가슴 펴고 상체 뒤로 가볍게 젖혀 요추에 자극을 주며 아래돌단자리 호흡을 한다.	요추신경에 자극을 주고 뼈, 근육, 신경, 장부의 기능을 완화해 모든 기관의 작용을 촉진시키는 행공이다. 이 자세는 요 삼각근에 긴장감을 주며 발의 모든 양경과 음경에 자극을 주어 방광, 위장, 비장, 간장, 담낭(쓸개)의 기능을 활성화하고 아래돌단자리에 단기丹氣를 모아 단화기丹火氣가 생발하도록 한다.

3	중법中法		양 발바닥을 마주 닿게 하고 발뒤꿈치를 몸 쪽으로 바짝 당기며 양 무릎을 양손으로 누르는데, 처음엔 상체를 약간 숙이다가 신체가 유연해지고 숙달되면 직립으로 세우고 아래돌단자리 호흡을 한다.	허벅지 봉장살[縫工筋]의 위축을 방지하며 강인하게 만들어 골반과 연결된 대퇴골두 연골을 강하고 탄력 있게 한다. 다리의 근筋, 골骨, 육肉을 강화하고 장강혈에 자극을 주기 위해 양빙괄약근을 안으로 바짝 당기며 단화기를 생발시키는 행공이다.
4	압법壓法		양 무릎을 모아 세우고 양팔을 무릎 밑으로 넣어 양손으로 양 팔꿈치를 각각 잡으며 양발을 끌어당긴다. 얼굴을 반듯하게 들고 척추골도 반듯하게 세우며 아래돌단자리 호흡을 한다.	아래돌단자리를 압박하여 단화기의 생발을 촉진하고 생기·생혈의 주류가 원활하도록 도우면서 아래돌단자리의 기운을 강화시켜 단화기를 생발시키는 행공이다.
5	동법動法		자연스럽게 얹거리앉음세(결과부좌)로 앉아 긴장을 풀고 아래돌단자리 호흡을 한다.	앞의 동작들에서 오는 긴장을 풀어주고 다음 동작을 준비하는 행공이다.

※ 중기단법 행공 시 유의사항

중기단법을 행공할 때는 두상頭上의 백회혈이 항상 하늘을 향하도록 해야 한다. 백회혈 아래 천문天門이 언제나 하늘과 수직적 관계를 유지해야 하기 때문이다. 단 중기단법 후편 인심법忍心法의 하법下法만 예외로 한다. 또한 중기단법의 모든 동법은 몸을 이완하며 다음 동작을 준비하는 행공임을 유념하라.

6장

정각도 중기단전행공법 후편

정각도 중기단전행공법 후편

대우주 가운데 존재하는 모든 것은 중심을 잃으면 멸하게 된다. 소우주 인체도 중기를 잃으면 병고에 시달리다 소멸하게 된다. 중기中氣란 우주 가운데 존재하는 특별한 기운으로 음과 양이 합하거나 분리될 때 생기는 핵심 원력原力을 말한다.

대자연 가운데 중기가 있듯이 인체의 장부에도 중기가 있으니 비장脾臟(지라)과 위장胃腸(밥통)이다. 비장과 위장은 인체의 중앙에 위치해 있으면서 인체의 모든 장기에 영향을 미치며, 중中의 자리를 집수執守해나갈 때 아랫돌단자리에서 생동하는 기운이 간肝으로 나와 생신生新한 기혈이 되어 몸을 보양하는 것이다.

중기단전행공법 후편부터는 호흡하는 방법도 달라진다. 가늘고 [細] 길게[長] 오래[久] 깊게[深] 하면서 고요함[靜]을 찾는 때라 이는 몸[身]과 마음[心]과 정신精神의 중심이 되는 중기를 강성하게 만들어가는 수련법이다. 중기단법 후편부터 인체의 중기가 강건해지는 가운데 안정성을 유지하며 밝점을 통해 인슨이 변화되어 도덕적으로 서서히 탈바꿈하면서 이미 통해 있는 슨이경의 원활한 소통을 이루기 위해 구성된 단법이니 호흡도 방법을 따라야 한다.

호흡 방법은 숨을 들이마시고[吸入] 잠시 멈추었다가 숨을 내쉰[呼出] 뒤에도 잠시 멈춤이 있어야 한다. 공기를 처음 흡입하는 순간부터 기氣의 첫 부분에 밝점을 실어 대자연의 기를 인도해 들이는 첨병의 핵이 되어야 한다. 숨을 내쉴 때는 선두에 있던 첨병인 밝점이 기를 뒤로 밀어내되 탁기와 사기를 밀어낸다는 관념을 가지고 멍석처럼 말았던 기를 편다고 생각하며 수련에 임하면 많은 도움이 될 것이다.

중기단전행공법 후편을 수련하는 이들에게 상기한 방법을 제시하면 처음에는 호흡과 기의 입출입入出入이 일치하지 않아 잠시 어려움을 겪고 혼란을 겪는다. 이는 호흡과 기를 끌어들이는 밝점을 통한 의식의 눈[目]이 일치하지 못해 호흡과 의식의 눈이 따로 흩어지기 때문이다.

이때 수련자가 집중 능력이 부족하면 선線을 통해 기의 진입 궤도를 설정하고 궤도를 통해 밝점을 운용해야 할 중요한 시점에서 명문혈 또는 장강혈로부터 아래돌단자리까지 멍석말이 기의 궤도(통로)가 제대로 형성되지 못한다. 이로 인해 밝점을 놓치고 잠시 혼동과 마음의 흔들림이 오게 되니 정신 집중에 혼미한 영향을 끼칠 수 있다. 그러나 반복되는 수련을 통해 밝점에 관념을 집중할 수 있다는 긍정적인 마음을 갖고 노력하면 이런 어려움은 며칠 못 가 간단히 해결하는 수련자로 탈바꿈하게 될 것이다.

이런 어려움을 타파하고 중기단법 후편을 수련하는 이들은 늦어도 100일이 경과하면 아래돌단자리에 정기精氣가 생성되는 감感을 느낄 수 있게 된다. 여기서 정기가 생성되었다는 것은 수련하는 사람의 신체 내부에 있는 신장(콩팥) 가운데 있던 원기元氣가 축정蓄精을 통해 활동하기 시작하면서 신체의 조화를 통해 오른쪽 신장에서 양기陽氣가 깨어 일어나 활동하는 것을 체득하게 된다. 그 징후로 여자는 오른쪽 신장이 강건해지고 남자는 왼쪽 신장이 강건해지며 양 신장이 상통한 연후에 심계心系와 상응하면서 일어나는 수승화강의 시초인 열기를 느끼게 된다.

이 활동의 근원적 시발처는 아래돌단자리임을 의심 없이 받아들이는 마음의 자세가 중요하다. 또한 아래돌단자리가 인체의 중심이자 마음의 중심이 되고 무게의 중심이 되며 위치의 중심자리이니 아래돌단자리에 반드시 밝점을 고정시키고 최대한 관념을 집중해야 한다.

그리고 바른 마음[正心]으로 바른 생각[正念]을 일으켜 바르게 행공[正行]해서 선천지기가 아래돌단자리에서 생성되는 양화기陽火氣를 통해 잠재숙면에서 깨어 일어나 신수腎水가 활동할 수 있도록 수련해야 한다.

그래야 선천지기가 아래돌단자리 구멍[竅]으로 들어오고 정련된 기가 움직임에 따라 심계心界에서 내려오는 밝의 열기가 신장(콩팥)에 전이되면서 아래돌단자리에 생체열이 발생한다. 생발된 열기를 느끼기 시작하면 여기서 발동하는 힘이 우신장右腎臟에서 잠재숙면 상태에 있는 선천원기先天元氣를 일깨우는 것이다. 이때 비로소 생발하는 힘이 정련된 기로 변화하면서 힘이 생동하고 이 생동하는 힘이 축정을 도와주는 원천이 된다.

우리가 중기단법을 행공할 때 동작을 취하고 몸을 움직이며 호흡하는 목적은 기혈 소통이 원활하게 이루어지고 내기內氣의 운기運氣를 통해 근육과 인대와 경근을 발달시키는 정체운동正體運動을 함으로써 경직된 근육을 유연하고 강인하게 만들며 기혈 순환을 촉진시켜 아래돌단자리에 기운이 모여들어 단화기가 생발하도록 하기 위해서다. 또한 신체의 유연성을 기르고 세상을 살며 습관에 의한 버릇이나 자세 불량에서 오는 골격의 비틀림을 바로잡아 몸의 중심을 반듯하게 잡아주려는 것이다.

우리가 밝점을 통해 관념을 집중하는 까닭은 축정을 통해 축기를 하기 위해서인데, 축기가 이루어지면 운기를 해야 한다. 운기를 잘하려면 신체가 유연하고 골격의 비틀림이나 왜곡된 신체를 바로잡아 막힌 곳이나 울혈된 곳이 없고 비틀림이 없도록 교정하여 육신의 진건강을 찾아야 한다.

그리고 수련이 고차원으로 나아갈수록 혼魂을 제어해서 영성靈性을 회복하고 계발하는 데 밝점이 매우 중요한 역할을 한다는 것을 자인자득하며 밝점을 통한 관념 집중만이 수련의 진도를 높여준다는 사실을 알게 될 것이다.

중기단법 후편부터는 깊은 호흡을 통해 밝점이 아래돌단자리에 평안平安하게 고정되어야 하며 수련을 통한 행공의 초석을 쌓기 위해 인위적인 호흡에서 탈피해 자연스러운 호흡이 이루어져야 한다. 이때부터 기혈 순환이 순조로워지고 기혈 순환이 순조로워야 기력이 증진된다.

　이때의 호흡 방법은 앞에서 설명했듯이 가늘게, 길게, 오래, 깊게, 고요하게 하되 극히 짧은 멈춤[止]의 시간이 있어야 하는데 호흡이 교차하는 시간보다는 조금 길게 저절로 멈춤[自然之止]이 되어야 한다.

　여기까지 수련하면서 기초 호흡을 등한시하고 지도자의 가르침대로 열심히 수련하지 않고 자신의 생각과 뜻대로 수련한 이들은 흉비(가슴이 답답하고 울기 비슷한 증상)나 결흉(흉비보다 심각한 증상)이 발생하기 쉽다.

　그도 아니면 상기上氣되거나 마음속이 답답하거나 스트레스를 받거나 걱정 근심으로 가슴이 울적하고 소화도 안 되며 속이 편안하지 못한 상태가 된다. 이때 호흡을 정석대로 행하지 않으면 가슴속에 울화鬱火의 기氣가 계속 남아 있어 국선도의 진의眞意도 알지 못한 채 수련을 중단하거나 수련원을 떠나게 될 것이다.

　혹 이런 수련자가 있을 시에는 국선도의 별법別法 호흡법을 시행하라. 화기와 스트레스를 풀어주고 울화된 마음의 평안을 도모하는 호흡법으로, 들숨을 짧게 하고 날숨을 들숨의 두 배 또는 그 이상 호출시키면 된다. 수련자의 신체에 무리가 가지 않는 방법을 선택하여 흡은 짧게 호는 길게 하여 화기와 스트레스를 내몰고 난 연후에 원래의 바른 호흡으로 되돌아가도록 한다.

　모든 수련법에는 법法과 결訣이 있고, 법에는 원리原理와 법리法理가 있으며, 결에도 구결口訣과 심결心訣이 있다. 법은 일반에게 공개하고 책으로 만들어 대중에게 알려줄 수 있다. 그러나 결은 일반 사람에게는 알려주지 않고 수련자들에게만 수련 지도를 통해 알려줄 수 있으며 국선도에 위기가 도래하는 비상시에는 구결을 70퍼센트까지 공개할 수 있다. 심결은 산중에 있는 직전 제자直傳 弟子나 법통法通을 이어받는 외가外家의 직전 제자에게만 비밀스럽게 전해지고 있다.

구결까지 전수받은 제자나 수련자라도 수도하는 사람들 사이에서는 복되고 복된 자에 속하는데, 비상시 구결의 일부를 공개했을 때 비전비법秘傳秘法을 모르는 수련자는 구결을 공개하는 스승에게 진심으로 감사한 마음을 가지고 단합하고 결집해야 한다.

밝점에 관념 집중을 하면서 수련한다면 내관을 통해 본인의 잘못된 행실들이 보이고 더럽고 추하고 욕심 많은 자기 마음이 보이기 시작한다. 그런데 자신을 변화시켜야 한다는 생각은 하면서도 자기 스스로를 관조하며 변화시키려 하지 않고 이를 기피하려는 경향이 두드러지게 나타나게 된다.

사실 이때부터 한 가지라도 더 배워 스스로의 덕성을 갖추고 자연과 하나 되기 위한 노력을 경주하며 고차원의 수도에 스스로 정진해야 한다. 그럼에도 현 실정에서는 정반대로 구결을 전하는 스승을 음해하거나 모해하려는 일이 비일비재하니 옥석을 가리는 문제는 수련자의 몫이 될 수밖에 없다.

여기서 중기단법에 대해 밝혀야 할 것이 한 가지 더 있다. 필자가 산중에서 수련할 때는 중기단법이 전편, 후편으로 분리되지 않았고, 하산해서 처음 수련원을 개원했을 때도 산중 수련법대로 지도했었다. 그러나 청산 사부님께서 바쁜 사회 실정에 맞게 누구나 수련할 수 있도록 중기단법을 전편과 후편으로 분리하셔서 정리한 것이니 오해가 없길 바란다.

수련하는 분들의 호흡이 저절로 멈춤[自然之止]에 도달하면 신장에서 잠재되어 숙면하고 있던 선천지기의 활동이 시작되고 아래 돌단자리 구멍을 통해 정련된 진기가 서서히 움직이기 시작함에 따라 생체열이 생성되면서 열기를 느끼기 시작한다. 이런 수련자들은 병마病魔가 침입하지 못하도록 수련자 스스로의 기혈이 활기차고 활달하게 순환하게 된다.

이런 현상들이 수련자를 육체적으로 강건하게 만들어가고 있는 증거가 되며 수련 중 명문혈 부근 또는 척추 부근에 온기를 느끼는 수련자도 있다. 이는 위에서 설명했듯이 정련된 기, 다시 말해 수련에 의해 생성되는 후천지기後天之氣 또는 원기元氣가 활동을 시작하면서 신장으로 양陽의 기운을 불러들이면서 생겨나는 변화인 것이다.

여기서 한 가지 주의할 것은 국선도에서 단전행공법 외에 외공형으로 수련하는 기신법氣身法이나 팔상팔형법八象八形法 또는 용마화龍馬花 자세를 통해 얻어지는 모든 기운은 처음엔 신장을 강건하게 단련하는 데 사용되어야 한다는 것이다. 신장을 강건하게 단련하면 신장에 간직되어 있는 원정元精의 소모를 막고 원기元氣를 잡아 생기生氣가 움직이지 않도록 하며, 그럴 때 선기仙機를 잡을 수 있기 때문이다. 따라서 정기精氣를 아껴서 스스로의 신체를 온전히 보존해주어야만 생기가 움직이지 않는다는 것이 국선도 수련의 법리다.

대체로 사람의 신체는 조섭調攝하기는 어렵고 몸을 망치거나 피폐하게 만들기는 쉽다. 기란 비록 맑은 것이 본성이지만 더럽게 오염되고 탁하게 물들거나 흐려지기 쉽다. 따라서 수련자는 언제나 보고 듣고 말하는 가운데 욕심을 삼가해서 혈기를 견고하게 만들어야만 진일眞―을 온전하게 보존할 수 있는 것이다. 탐욕과 욕심은 무애청정無涯淸淨한 수련의 길에서 다단히 큰 방해 요소다.

옛 선인들 말씀에 한가롭게 숲속에 기거起居를 정하고 형체를 보존하며 기를 단련하여 무병장수하는 길은 반드시 있으나 100일 동안 수도하고 하늘에 오르는 신선이 있다면 그것은 거짓이라고 하셨다.

사람에게는 콩팥이 두 개가 있는데 왼쪽 콩팥은 수水에 소속되고 보편적으로 신腎이라 말하며 오른쪽 콩팥은 화火에 속하며 별명으로 명문命門이라 부르기도 한다. 명문이라 부르는 이유는 신神과 원기元氣가 함께 거함과 동시에 양신兩腎이 서로 통해 있으며 위로는 심계心系와 통해 합일되며 선천지기가 잠재 숙면하는 곳이기 때문이다.

아래돌단자리는 남자에겐 정精을 간직하는 곳이고 여자에겐 포胞가 달려 있는 곳이며 신장과 소장 모혈에 의지해서 생명의 문 전방에 위치해 있다. 한 가지 짚고 넘어갈 것은 아래돌단자리 위치가 배꼽 아래 손가락 세 마디[三寸]쯤에 있다고 설명하는 것인데, 이것은 실로 우스운 이야기다. 왜 그런가 하면 사람마다 체격의 대소大小가 있고 체중의 차이가 있으며 오장육부도 각기 크고 작은 차이가 있어서 배꼽 아래 세 치에 존재한다는 아래돌단자리 위치가 사람마다 동일하지 않은 까닭이다.

참고로 우리 속어에 불알이란 말이 있는데 불알은 한자로 화란火卵이라 말한다. 불의 알, 다시 표현하면 아래돌단자리에서 단화기丹火氣를 직접 공급받는 알이란 뜻이다. 그래서 항상 냉冷하게 간직하는 게 바람직하다.

　아래돌단자리의 정확한 위치는 중기단법 후편의 단법도를 참조하길 바라며, 중기단법 후편부터는 신념을 가지고 상념을 아래돌단자리에 간직하며 돌단을 쌓는 축기에 힘을 쏟아 열심히 행공하면서 아래돌단자리로 하늘기운을 인도해서 수련자 체내의 내기와 결합하고 상합시켜 강력한 내원기를 생성하도록 수련해야 한다.

　내원기는 정련된 기, 즉 정기精氣를 말한다. 수련을 계속하는데도 아래돌단자리에 정기가 응집되는 것을 느끼지 못하거나 단화기를 느끼지 못하는 수련자는 전보세前步勢(기마세騎馬勢)와 원정보세遠正步勢를 취하고 관념으로 아래돌단자리에 정이 생성되고 있다는 상상을 하며 수련하면 많은 도움이 될 것이다.

　더불어 체내에서 활동을 시작한 정련된 기는 더욱 잘 양생해서 전신 조직과 기관과 세포에 골고루 퍼져나가게 해서 기관 운동器管運動의 원동력이 되도록 만들어줘야 경락 순환에 도움이 된다. 이때부터 근육에도 기혈이 균등하게 소통되고 전신 조직이 활력을 되찾게 되며 신진대사가 원활하고 척추신경계에 진기眞氣가 교류된다. 이때 척추에 은은한 압박감을 주어 기능을 향상시켜나가야 뒷날 임독유통을 할 때 강건하지 못한 척추로 인해 오는 불이익을 퇴치할 수 있음을 유념하라. 이런 연유로 중기단법만 수련해도 건강을 지킬 수 있는 것이다.

　또한 중기단법 후편부터는 일체의 잡념을 털어버리고 마음이 흔들림 없게 고요한 가운데 몸과 마음의 중심을 지켜나가야 한다. 행공 동작은 꿈속에서 행공하듯 천천히 움직이되 마음속에서 백회혈부터 회음혈에 이르는 가상 통로를 설정해서 하늘기운을 끌어들인다는 마음가짐을 가져야 할 때다.

그리고 양 눈의 초점은 코끝을 바라보고, 코끝을 바라보던 시각을 인당으로 올렸다가 다시 코끝으로 내려 임맥을 타고 배꼽을 거쳐 회음혈까지 바라보되, 시각의 끝을 미려혈에 고정시키는 심안心眼의 선도 만들어야 한다. 고개는 반듯하게 세워 망상과 잡념에 시달리지 않아야 하며 상념에 취해 있어도 안 되고 얹거리앉음세(결가부좌)로 앉아 있을 때도 전후좌우 어느 쪽으로든 기울어짐 없이 바른 자세를 유지해야 한다.

중기단법 전편과 후편에서 되풀이해서 설경한 수련법은 아주 중요하니 유념하길 바라며, 중기단법 후편을 마무리하는 단계에 든 수련자는 반드시 심신에 변화가 일어난다는 것을 기억하길 바란다. 이는 정상적인 수련의 길을 제대로 가고 있는 것이며 국선도 수련에서 요행이나 요령, 지름길은 없다. 착실하게 계단을 오르듯 한 걸음 한 걸음 전진하면서 지도받아야 바른길을 갈 수 있다.

혼자 수련하다 보면 국선도 수련 체계나 법리를 몰라 비정상적인 변화를 겪게 되고 몸을 망치는 일이 비일비재하게 일어난다. 혼자 수련하는 분들은 스스로 좋아하거나 편안한 자세나 동작을 유지하면서 복직근이나 복압을 무리하게 만들어가려는 우를 범한다. 지금까지 살면서 왜곡된 신체의 균형을 그대로 유지하는 데서 비롯되는 관행이므로 지도자의 올바른 지도를 받아 정도로 정행할 수 있기를 바란다. 참고로 이 책에서 밝히는 중기단법 행공도는 필자가 산중에서 수련했던 방식대로 왜곡 없이 밝히는 것임을 덧붙인다.

■ 중기단전행공법 후편 단법도 1

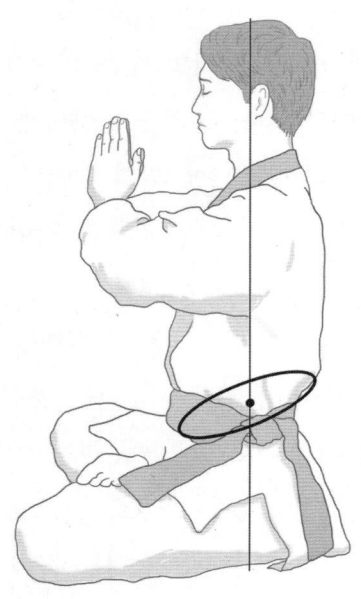

은유적으로 밝점을 아래돌단자리에 고정시키고 백회혈부터 회음혈에 이르도록 가상의 통로를 만들어 앉거리앉음세에서 몸을 전후좌우 어느 쪽으로도 기울어짐이 없게 하면서 심안의 선은 미려혈에 고정시켜야 한다. 여기까지 수련이 되면 인위적인 호흡에서 탈피해서 자연스러운 호흡을 해야 한다. 호흡을 만드느라 기를 쓰는 것이 아니요, 정성 들여 호흡을 점검하며 단화기가 생발하도록 한다.

■ 중기단전행공법 후편 단법도 2

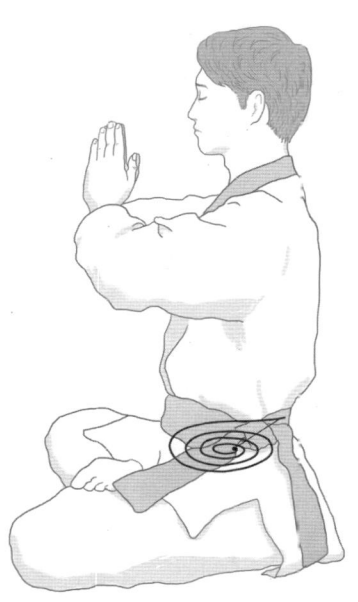

흡吸하면서 천기를 끌어들일 때 밝점이 첨병이 되어 기氣를 끌어들인다는 상상을 하며 아래돌단자리에 기를 멍석처럼 돌돌 만다는 생각으로 밝점의 인도를 받는다. 밝점을 통해 아래돌단자리 안착 지점까지 기의 진입이 이루어지면 호呼하면서 안착 지점에서 뒤로 밀어내어 돌돌 말려 있던 기의 응축을 풀어준다. 점에서 선이 되고 선이 괘도를 만들어가는 마지막 단법도로, 기의 이합집산을 행공을 통해 아래돌단자리에 응축, 축기하려는 의도가 숨겨져 있다.

■ 중기단전행공법 후편 행공도

번호	본법	별법	행공도	동작 설명	행공 설명
1	신심법身心法	전법前法		상체를 약간 뒤로 젖히며 아래돌단자리 부위를 앞으로 내밀고 양손 엄지 맞대고 단전을 감싸 안으며 머리는 언제나 직립으로 하늘을 향한 채 아래돌단자리 호흡을 한다.	아래돌단자리에 밝점을 고정해 의식 집중으로 단화丹火가 생성되도록 하는 행공이다. 아래돌단자리를 앞으로 밀어 상체를 약간 뒤로 젖히고 마음을 한 곳에 집중하는 훈련을 통해 심기心氣와 집중력을 양생養生하여 수승화강을 통해 단열을 배양하는 행공이다.
2		후법後法		상체를 앞으로 15도 정도 숙이고 오른손 주먹을 쥐면서 소지 중간 마디를 배꼽과 곡골혈曲骨穴 정중앙에 대고 완손으로 주먹을 덮어준다. 흡하며 하복부를 눌러주고 호하며 하복부를 놓아주며 아래돌단자리 호흡을 한다.	아래돌단자리에 모든 의식을 집중하며 하복부를 눌러 단화가 피어오르면서 발생하는 수승화강 작용의 묘미를 알게 우는 행공이다. 정신 집중 상태에서 아래돌단자리에 압박을 가해도 정신이 분산되지 않고 집중하므로 심열心熱을 신장으로 전이시키는 열강법熱降法과 분심법分心法의 기초 훈련에 진입하려는 목적이 있는 행공이다.
3		좌법左法		완손을 직립으로 세워 손바닥을 왼쪽 옆구리 늑골 하단부에 대고 상체를 왼쪽으로 숙이되 머리는 직립 상태가 유지되도록 하고 아래돌단자리 호흡을 한다.	왼쪽 장부에 압박을 가해 오른쪽 장부에서 열이 자연히 발생하도록 유도하며 척추의 강화를 꾀하는 행공이다. 오른쪽 옆구리의 근육을 유연하고 강인하게 만들며 오른쪽 내부의 열승熱昇을 통해 수승화강 작용을 촉진하면서 필요 없는 지방

				질을 제거해 체형을 바르게 잡아주는 행공이다.
4	우법右法		오른손을 직립으로 세워 손바닥을 오른쪽 옆구리 늑골 하단부에 대고 상체를 오른쪽으로 세우되 머리는 직립 상태가 유지되도록 하고 아래돌단자리 호흡을 한다.	오른쪽 장부에 압박을 가해 왼쪽 장부에서 열이 자연히 발생하도록 유도하며 척추의 강화를 꾀하는 행공이다. 왼쪽 옆구리의 근육을 유연하고 강인하게 만들며 왼쪽 내부의 열승熱昇을 통해 수승화강 작용을 촉진하면서 필요 없는 지방질을 제거해 체형을 바르게 잡아주는 행공이다.
5	동법動法		직립 자세에서 양손을 자연스럽게 내리고 상체만 좌우로 움직이면서 양발은 부동의 자세를 유지하며 아래돌단자리 호흡을 한다.	앞의 동작들에서 온 긴장을 풀어주고 좌우 옆구리 근육의 긴장을 완화해주는 행공이다.
1	인심법忍心法	상법上法	11자 직립 자세에서 흡하면서 발뒤꿈치 서서히 들어 올리고 호하면서 발뒤꿈치 내린다. 발뒤꿈치를 들어 올릴 때는 열 발가락에 체중이 실리도록 한다.	발가락에 흐르는 음경과 양경은 오장육부와 직접 연관되기에 해당 부분에 자극을 주어 내장을 튼실하게 도와주며 발가락 개체의 힘을 길러주고 장단지살(비복근)에 힘을 주어 하지 정맥에 긴장과 완화를 반복적으로 일으켜 혈액순환 부작용으로 일어나는 제반 질병을 예방하며, 눈을 완전히 감은 상태에서도 몸의 중심을 잡는 훈련도 병행하는 행공이다.

| 2 | 하법下法 | | 양손을 깍지 끼고 허리에 대며 상체를 앞으로 숙여 상성혈上星穴을 지면에 댄다. 머리와 양발이 정삼각형의 형상을 이룬 채 아래돌단자리 호흡을 한다. | 하법 자세가 정확하게 이루어지지 않으면 목등뼈(경추)가 반듯한 자세를 유지하지 못해 찍어누르는 체중을 흡수할 수 없게 된다. 경추의 왜곡을 교정하거나 강화할 힘을 가질 수 없으므로 정확한 자세가 요구되는 행공이다. 발가락과 이마 상단의 상성혈로만 체중을 감당해서 머리 부분의 기혈 순환을 촉진한다. 아래돌단자리 호흡이 역경과 고난 가운데서도 이루어질 수 있는 훈련이니 아무리 어려운 환경에 처해도 행공할 힘을 배양시키는 자세다. |
| 3 | 중법中法 | | 엎드려뻗쳐 자세를 취하되 손가락과 발가락만 지면에 댄 채로 아래돌단자리 호흡을 한다. | 손가락과 발가락에 있는 음양 십이경에 자극을 주어 전신 기혈의 활달한 순환 촉진을 꾀하며 상법과 하법에서 오는 오장육부의 긴장을 풀어주고 바로 서고 거꾸로 서서 하던 행공에서 오는 부담을 완화해주는 행공이다. 초입자들은 손가락 대신에 손바닥을 지면에 대고 호흡하다가 숙달되면 손가락과 발가락만 지면에 대고 행공한다. |

4	압법 壓法		서서히 일어서며 상체를 앞으로 굽혀 양손으로 무릎 후편에 깍지 끼어 잡고 요추를 반듯이 하고 무릎도 직립이 유지되도록 하며 머리는 바짝 들고 아래돌단자리 호흡을 한다.	옆에서 보면 상체가 'ㄱ'자가 되도록 자세를 취한다. 직립 자세에 대한 준비 동작으로 오장육부를 편안하게 해주며 아래돌단자리에 압박을 가해 단기를 응축하고 단화를 촉진하며 상정上靜을 통해 하동下動의 효과를 노리는 행공이다.
5	동법 動法		흡하면서 상체를 앞으로 숙이고 호하면서 몸을 바로 세우며 다시 흡하면서 몸을 뒤로 젖히고 호하면서 몸을 바로 세운다. 이 네 동작이 한 세트이고 차례로 반복하면서 아래돌단자리 호흡을 한다.	하장下靜을 통해 상동上動의 효과를 노리며 앞의 네 가지 동작에서 오는 긴장을 풀어주고 다음 동작을 준비하는 행공이다.
1	파심법 破心法	수법 水法	서서히 상체를 뒤로 젖히며 양손을 축 늘어뜨린 채 아래돌단자리 호흡을 한다.	압을 높여 복강 내에 침체되어 천천히 흐르는 혈행이 원활해지도록 돕고 오장육부에 청신한 기혈이 유통되도록 한다. 요추에 압박을 가하므로 좌골 신경총을 자극해서 좌골 신경통을 감소하고 요추를 유연하고 강인하게 만드는 행공이다.

번호	명칭	그림	동작	효과
2	화법 火法		양손의 노궁혈이 마주 보이도록 하며 하늘 높이 올리고 아래돌단자리 호흡을 한다.	흉추와 요추에 주는 은은한 자극이 척추신경계에 전이됨으로써 심신 전체의 신진대사 작용이 원활해진다. 단화기의 상승 효과를 노리며 신경절에 자극을 주고 수육경手六經의 기혈 순환을 원활하게 하며 아래돌단자리에서 축기의 원숙을 꾀하는 행공이다.
3	목법 木法		서서 양손을 좌우로 수평이 되도록 벌리고 아래돌단자리 호흡을 한다.	어깨 관절 주머니의 강인함과 유연성을 기르며 결림이나 통증을 예방하는 행공이다. 심신 전체의 신진대사 작용을 원활하게 도와 단화기의 주회周廻 효과를 노리고 신경절에 자극을 주며 수육경手六經의 원활한 기혈 순환을 촉진하는 행공이다.
4	금법 金法		평안한 직립 자세에서 주먹을 쥐고 흡하면서 소지 중간 마디로 아래돌단자리를 가볍게 두드려주고(동시에 양 방괄약근을 안으로 당기고) 호하면서 두드림을 멈춘다. 이를 반복하면서 아래돌단자리 호흡을 한다.	하복부에 자극을 주어 충양돌기蟲樣突起와 직장直腸을 강건하게 하며 아래돌단자리에서 단화기 발생을 촉진하는 행공이다. 밝점에 의식을 집중한 상태에서 자극을 주어도 흔들림이 없는 마음의 안정감을 훈련하는 행공이다.
5	토법 土法		양손을 목 뒤로 깍지 끼고 발끝에 힘을 주면서 몸을 호흡에 맞춰 전, 후, 좌, 우로 상체만 가볍게 움직이며 아래돌단자리 호흡을 한다.	평안한 상태에서 다음 동작을 준비하며, 요추연골을 강화하고 요추에 산소 수급 능력을 향상시켜 요추의 유연성을 기르는 행법이다.

1	전심법전심법 轉心法	정법정법 正法		엎거리앉음세로 앉아 양손 합장하여 양손의 엄지 부분을 단중혈에 대고 양 팔꿈치를 들어 올리며 인지를 약간 가슴 쪽으로 당기며 가슴을 활짝 펴고 아래돌단자리 호흡을 한다.	합장할 때 엄지와 인지를 단중혈 부위에 대는 것은 양팔을 약간 비트는 듯한 감을 줌으로써 흉골을 들어 올려 더 많은 산소 수급을 유도하기 위해서다. 원화내근과 완골요근, 요척수근굴근, 장모지외전근과 같은 팔 근육에 원활한 기혈 유통을 꾀하고, 오인흉수의 가슴을 활짝 펴 척추를 바르게 세워 일상생활에서 오는 신체의 왜곡을 교정하며, 엎거리앉음세에서 심신의 평정을 찾아 우수 양右手陽, 좌수음左手陰의 합류를 이루고자 고요한 경지에서 아래돌단자리 호흡을 한다.
2		좌법 坐法		엎거리앉음세를 유지하고 엄지와 인지가 떨어지지 않도록 하면 양 손바닥을 그대로 아래돌단자리에 대고 감싸 안는 자세로 아래돌단자리 호흡을 한다.	노궁혈에서 발생하는 열기를 아래돌단자리에 주입하고 육부의 긴장을 완화하며 엎거리앉음세에서 오는 고요한 마음을 유지해야 하는 행공이다.
3		입법 立法		양손을 아래돌단자리 좌우 양 옆구리 골격 없는 부분에 수직으로 대고 가볍게 눌러주며 상체를 뒤로 젖히는 듯 요추를 바로 세워 가슴을 활짝 펴서 호기를 기르며 아래돌단자리 호흡을 한다.	좌우 경문혈京門穴에 은은한 압박을 가함으로써 노궁혈의 열기를 족소양담경足少陽膽經과 족궐음간경足厥陰肝經에 주류시키고 대맥帶脈을 일깨워 기경팔맥의 효능을 활성화하는 행공이다.

4	측법 側法		엄지를 양 골반뼈 부분에 걸치고 호흡 간에 좌우 교대하는 행공이다. 흡하면서 아래돌단자리 부분을 대각對角으로 가볍게 눌러주고 호하면서 눌렀던 손을 놓아주기를 반복하면서 아래돌단자리 호흡을 한다.	육부에 은은한 압박을 가해 단전의 기능을 일깨우고 단기를 모아 단화를 생발하여 축정의 자리를 강화하는 행공이다.
5	동법 動法		엎거리앉음세로 앉아 양손을 무릎 위에 자연스럽게 올려놓고 노궁혈이 하늘의 양기를 흡수할 수 있도록 손바닥을 하늘 향한 채 아래돌단자리 호흡을 한다.	정법, 좌법, 입법, 측법에서 온 긴장을 풀어주며 엎거리앉음세의 이치에 참여한다는 뜻이 내포된 행공이다.
1	사리정별법 事理正別法	수법 水法	평안하게 엎드려 양손바닥이 하늘을 향하도록 몸 양옆에 놓고 뺨을 지면에 대고 아래돌단자리 호흡을 한다.	직립 상태에 매달려 있던 장부들을 평안하게 해주고 장부의 기능을 향상시키며 복압을 증진시켜 응혈이나 울혈로 복강 안에 침체되거나 원활하지 못한 혈액 순환을 교정해준다. 혈액을 심장으로 빨리 되돌리며 단기의 음양 작용을 촉진시켜 단화를 생발하려는 행공이다.

2	화법 火法		양손을 뒤로 깍지 껴 요추 부위에 내려놓고 양팔을 뒤로 젖히며 상체와 하체를 동시에 들어 올리며 아래돌단자리만 땅에 대고 호흡한다.	더욱 강한 복압으로 아래돌단자리를 강화하여 축정과 축기의 산실產室로 변환하려는 행공이다. 요추와 등배근을 강건·강인하게 만들고 척추에 긴장과 이완을 반복적으로 가해 산소 공급을 원활하게 만들어 연골을 강화하며 허리 힘을 기르는 행공이다.
3	목법 木法		평안한 자세로 반듯하게 누워 아래돌단자리 호흡을 한다.	화법에서 높였던 복압을 완화하고 척추의 긴장을 이완하며 모든 의식을 아래돌단자리에 가둬 기혈 순환이 원활하도록 평안해진 마음에서 육정肉靜 단동丹動으로 축기를 이루려는 행공이다.
4	금법 金法		등허리 일부만 땅에 대고 상하체는 들어 올려 양손으로 양 발목 잡고 아래돌단자리 호흡을 한다. 이 동작에 숙달된 수련자는 엉덩이만 바닥에 대고 행공한다.	아래돌단자리에서 단화기가 생성·상승하여 전신의 기혈 순환을 촉진하며 척추신경을 자극하고 몸의 유연성을 기르며 족태양방광경足太陽膀胱經과 족소음신경足少陰腎經에 자극을 주는 동작이다. 수기는 상승시키고 화기는 하강시키며 단화를 결집해서 신체 중력의 중심을 잡는 훈련이 아우러진 행공이다.

| 5 | 토법
土法 | 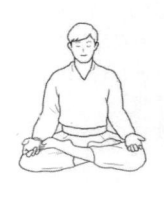 | 평안하게 돌단엎거리앉음세로 앉아 무아무념의 경지에 진입하도록 밝점에 의식을 최대한 집중하고 아래 돌단자리 호흡을 한다. | 사리정별법의 여러 동작에서 오는 긴장을 풀어주고 돌단엎거리앉음세의 이치에 참여하여 마음의 평안을 찾으면서 정각正覺의 경지로 진입하기 위한 행공이다. |

※ 엎거리앉음세의 이치

엎거리앉음세로 앉아서 하는 행공은 모두 마음을 다스린 뒤에 마음속의 동요를 없애야 저절로 마음이 태평하게 전환되며 평온을 찾게 되니 성질性質이 화평해진다. 중기단전 호흡법에서 상기한 일들이 이뤄지면 몸은 강건하게 변해갈 것이니 이를 일러 엎거리앉음세의 이치에 참여한다 말하는 것이다. 마음의 평온을 찾아야 하는 현대인에게 돌단엎거리앉음세가 어느 정도 숙달된 다음 밝돌엎거리앉음세를 수련시키는 것이 바른길이지만 현대인들은 의자에 앉아 생활하는 습관으로 인해 엎거리앉음세가 힘드니 국선도를 어느 정도 이해하고 즐겨 행공하는 수련자에게 엎거리앉음세의 중요성을 숙지시키고 더 숙달되면 밝돌엎거리앉음세를 병행하도록 지도하는 것이 좋다. 엎거리앉음세의 종류와 방법에 대해서는 이 책 171쪽을 참고하라.

7장

국선도와 경락

국선도와 경락

국선도 수련은 건곤단법부터 경락經絡 유통을 시도한다. 특히 진기단법부터는 임독任督 이맥二脈을 자개自開시키는 행공을 한다. 임독맥의 자개 없이는 대기大氣와 상통할 수 없으니 더 고차적인 통기법通氣法에 입문한다 해도 깊이 있는 수련으로 나아가기 어렵다.

국선도 수련인이라면 원기단법을 마칠 때까지는 임독 이맥이 자개되어야 하지만 늦어도 진기단법까지는 임독이 완전히 자개되어야 밝 받는 수련인이라 말할 수 있다. 왜냐하면 경락이란 몸 전신에 미치지 않는 곳이 없기 때문이다.

손진인孫眞人과 주단계朱丹溪라는 선인에 의하면, 사람이 우주 가운데서 영적으로 최고의 귀한 존재라 인간의 둥근 머리는 하늘을 상징하는 것이요 발이 모난 것은 땅을 나타내는 것이며, 하늘에 사시四時가 있듯이 사람에게는 사지四肢가 있고 하늘에 오행五行이 있듯 사람에게는 오장五臟이 있다. 하늘에 육극六極[1]이 있듯이 사람에게는 육부六腑가 있고 하늘에 팔풍八風2이 있듯이 사람에게는 팔절八節이 있으며 하늘에 구성九星3이 있듯이 사람에게는 구규九竅가 있다. 하늘에 십이시十二時가 있듯이 인체에는 십이경맥十二經脈이 있고 하늘에 이십사기二十四氣가 있듯이 사람에게는 이십사유二十四兪가 있으며 하늘에 삼백육십오도三百六十五度가 있듯이 인체에는 삼백육십오골절三百六十五骨節이 있고 하늘에 밤과 낮이 있듯이 사람에게는 자고 깨어남[寤寐]이 있다.

지하에 샘물[泉水]이 있듯이 인체에는 혈맥이 있으며 지상에 초목草木과 지하에 금석金石이 있듯이 사람에게는 모발毛髮과 치아齒牙가 있으며 모든 것이 사대四大(地·水·火·風)와 오상五尚(仁·義·禮·智·信)의 묘한 조화 가운데 성립되었다.

이는 곧 천인합일天人合一에 대한 설명이다. 천인합일이란 하늘과 나, 우주와 사람이 묘합妙合하는 길을 만들고자 수련자 체내의 기와 우주에 편만한 대자연의 기가 상통하는 통로를 만들어주는 행공에 돌입해서, 수련자 체내의 내기와 우주의 기가 서로 융합하여 통하고 수련자의 정신이 우주정신과 같아질 때 상합되는 것을 말한다. 이는 사람의 마음이 천기와 합일되도록 상념을 품고 스스로 변하고자 하는 마음이 강하게 작용하며 인내와 신념을 가

---

1 육극은 천天, 지地, 동東, 서西, 남南, 북北을 말한다.
2 팔풍은 동북 염풍炎風, 동방 조풍條風, 동남 혜풍惠風, 남방 거풍巨風, 서남 양풍涼風, 서방 유풍飂風, 서북 여풍麗風, 북방 한풍寒風을 말한다.
3 구성이란 우주 천체의 중심인 북극성 주위를 운행하며 우주를 지배하는 북두칠성北斗七星과 좌보성左輔星, 우필성右弼星을 합한 아홉 개의 별을 가리킨다. 탐랑貪狼, 거문巨門, 녹존祿存, 문곡文曲, 염정廉貞, 무곡武曲, 파군破軍, 좌보左輔, 우필右弼.

지고 수련에 임할 때 가능하지 자연적으로 이루어지는 일은 아니다. 천인합일을 위해 수련자가 선행해야 할 것은 정精·기氣·신神 세 돌단자리의 합일이다. 이것 없이는 도달할 수 없는 고차원의 경지다.

그렇다면 우리는 과연 단전호흡을 통해 정·기·신 세 돌단자리의 합일을 이룰 수 있을까? 대도大道를 깨우칠 수 있을까? 내가 무엇을 위해 세상에 존재하는지 알 수 있을까? 천인합일을 이루는 지름길은 있을까? 진심眞心과 성심誠心을 다해 수련하면 이루어질까?

수련자는 이렇게 여러 고민을 반복하면서 의문점을 제시하기도 하고 풀 수 없는 문제들 때문에 고심하며 이곳저곳을 찾아다니며 방황도 했을 것이다. 어떤 수련자는 중도에 의심하며 멈추기도 했을 것이요, 미련하게 보이지만 정한 목표를 향해 정진하는 이도 있었을 것이다.

이런 어려운 문제들을 하나하나 풀어나가기 위해 《국선도—영생하는 길》의 한 대목을 살펴보도록 하자.

정·기·신의 단기丹氣 작용은 그 삼자가 서로 원인과 결과가 되어 상관적 통일성을 가진다. 대우주는 음양陰陽의 상관 원리로 생성하고 소우주는 기혈氣血의 상관 원리로 나타나 생성 변화하면서 정·기·신을 창조하는 것이니 우리가 보통 정신이라 일컫는 것은 사람의 마음 또는 의식 작용을 말한다.[4]

---

[4] 청산, 《국선도법—영생하는 길》, 36쪽 참조.

여기서 기혈의 상관 원리를 알기 위해 반드시 알아야 할 것이 바로 국선도의 경락經絡과 맥脈이다. 국선도에 전해져 내려오는 경락학설은 고대 동이족이 간직했던 옛 문화유산 가운데 최고의 유산이라 할 수 있다.

동이족이 서토(중국) 대륙에 정착해 살면서 의가醫家라는 가계家係를 세우고 3000년 넘게 임상 경험과 실습 또는 실험을 거듭하면서 경락학설을 현세에 전해준 것을 모르고 현대인들은 서토에서 경락학설이 만들어지고 서토 사람들이 체계화시킨 것으로 잘못 알고 있다.

상고 시대에 동이족이 음양오행陰陽五行의 원리와 오운육기五運六氣의 진리를 근거로 단리丹理의 각병연년술却病延年術을 창시하면서 지금의 동양의학이 유래했고, 경락학설은 바로 이 동양의학의 핵이다. 건강위생법健康衛生法이나 임독경락연년술任督經絡延年術 등도 모두 각병연년술의 범주에 속한다.5

신체에 산재해 있는 경經과 락絡도 국선도 선인들 가운데 한 분께서 의식 집중을 통한 영관靈觀 상태에 돌입해 수행하시던 중 심층의식深層意識까지 진입해서 내관內觀을 통해 신체 내에서 찾아낸 감응점感應點들인 것이다.

국선도에서 말하는 경락은 음양陰陽 이기二氣가 체내외를 순환하는 기운의 통로를 말한다. 고대 사람들은 혈액 순환으로 인식해서 경맥經脈 또는 경혈經穴이라 말하고, 경經은 대혈관大血管으로 락

---

5 청산,《국선도법—영생하는 길》, 320쪽 참조.

絡은 소혈관小血管으로 해석하는 학자들도 있으나 경락은 혈관도 아니고 혈액 순환의 통로는 더더욱 아니다.

경락은 경經과 락絡이라는 두 단어의 혼합이다. 경經이란 세로로 배열되어 있고 도로道路에 비유되며, 락絡은 가로로 통하며 경과 경을 연결해주고 장부를 편안하게 해주는 역할을 한다.6

경락은 전신으로 운행되는 기혈의 통로이다. 경락은 가로와 세로로 교차 연계되어 있으면서 순환계循環系에 속하는 음양의 통기 작용을 하는데, 병이나 사기가 침입하는 길의 역할을 함과 동시 인체 내부로부터 기운을 인도해서 병과 사기를 체외로 쫓아 보내는 역할도 한다.

경락은 우주의 천지 기후와 접촉할 때 풍風·난暖·습濕·열熱·조燥·한寒의 육기六氣가 통하는 생리生理이기도 하다. 육기가 병들면 다음과 같은 증상이 나타난다. 궐음풍목厥陰風木은 풍風이 병이고 편고偏枯라 하여 졸중이나 중풍으로 신체 일부가 마비된다. 뇌 척수腦脊髓에 탈이 나 몸과 팔다리가 마비되고 감각이 없으며 동작 장애가 있는 풍비風痺, 뇌의 병으로 인해 혀와 목구멍이 마비되고 언어 장애가 일어나는 풍의風懿는 모두 궐음풍목에 속하는 병이다. 소음군화少陰君火는 정신이 병이고 인화人火에 해당되며, 소양상화少陽相火는 열熱이 병으로 오장五臟에 일어나는 열증熱症이 되고 용화龍火에 해당되며, 태음습토太陰濕土는 습濕이 병이 되니 수기水氣의 작용이 병인이 되고, 양명조금陽明燥金은 조燥가 병으로

---

6 청산, 《국선도법-영생하는 길》, 321쪽 참조.

삽澁과 고학, 준갈이 이에 해당되고, 태양한수太陽寒水는 한寒이 병으로 상한傷寒이 병인이 된다.

그런데 풍風으로 인해 중풍이 병인으로 나타나기 이전에 미리 예고 증상이 나타난다. 몸에 어떤 이상이 없는데도 인지人指(집게손가락)와 중지中指(가운데손가락)에 가끔 마비 증상이 오거나 힘이 없어지며 그 두 개의 손가락을 사용하는 데 근육이 당기고 수족에 힘이 탈진되는 것을 느끼면 반드시 3년 안에 중풍이 온다는 예고 신호로 받아들여야 한다.

오행 가운데 화火만 그 품성을 두 개 지니고 있으니 군화君火와 상화相火가 그러하다. 군화는 인화人火라 부르기도 하며 상화는 용화龍火 또는 천화天火라 부르기도 한다.

화火로 일어나는 병인들은 오장에 열이 발생해서 그렇다. 심장에 열이 생기면 이마가 붉으며 비장에 열이 발생하면 코가 붉은 색을 띠고 간장에 열이 생기면 왼쪽 볼이 붉어지고 폐장에 열이 발생하면 오른 볼이 붉어지고 신장에 열이 발생하면 턱이 붉어지니, 화火란 안은 음陰이요 밖은 양陽으로 움직이려 하기 때문이다.

습濕은 수기水氣의 작용이 병인이 된다. 습도가 지속적으로 높은 장마철에는 사람도 습기로 인해 코가 막히는 증상이 일어난다. 이 습이 관절에 침입하면 몸 전체가 뻐근하고 아프며, 장부에 침입하면 대변을 묽게 보고 소변 색이 맑지 못하며 소변의 소통이 원활하지 않아 복부가 팽만감으로 부어오르는 듯하다.

조燥는 피가 적어서 일어나는 경우가 많다. 간이 사람의 힘줄을 주관하는데 체내에 양기만 실하고 음기는 모자라는 현상이 생기면 열이 체내에 발생해서 수분 부족을 가져오므로 힘줄이 마르는 현상이 발생하고, 수분이 피부에 부족하면 살갗이 마르고 체내에 부족하면 정혈이 마르니 혈액을 윤택하게 하고자 양기養氣를 해야 하는 것이다.

한寒은 서리가 내리는 때부터 춘분 때까지 서리나 이슬을 많이 맞으면 몸에 한사寒邪가 들어 발병하니 상한傷寒이라 말한다. 계절에 따라 사시四時의 기에게 몸을 상하면 모두 다 병이 되지만 상한이 가장 독하고 무서운 것은 살여殺厲(죽일 수 있는 힘)의 기가 있기 때문이다. 상한은 체내에 잠복했다가 음양의 조화가 깨지는 계절을 따라 발병하는데 체내에 상한이 잠복돼 있는 것을 모르고 음양이 서로 화합하지 않은 상태에서 부부관계를 가지면 음종陰腫(종기의 일종)이 발생한다.

음종이 복부 안에 생기면 창자를 끈으로 묶어 졸라매는 것 같은 아픔이 느껴진다. 여자들은 허리와 다리와 복부 안쪽으로 통증을 느끼고 몸에 열이 나며 머리가 무겁고 안구에서는 불이 일어나는 것 같고 혈기가 허虛해서 골수가 마르며 자리를 보존하다 피를 토하면 즉사하는 병이 바로 상한이다.

잠시 경락이 아닌 육기의 질병을 나열한 것은 수련자나 지도자가 알고 있어야 하기에 밝힌 것이다.

생리生理를 좇는 경락은 의가醫家와 도가道家 쪽에서 생리상生理狀 중요한 음양 논법陰陽論法의 하나로서 중경상한仲景傷寒과 육경병리론六經病理論 또는 침구학針灸學에서 전문적으로 사용돼왔다.

이때 사용된 경혈들이 모두 경락학설을 위주로 한 것이며 요즘에는 잡병을 앓는 사람에게도 음양 경혈을 따라 치료하는 사례가 많다.

세로로 나열된 도로의 뜻으로 사용되는 경經에는 팔기경八奇經과 십이경十二經이 있고, 가로로 나열돼 경과 경을 연결해주고 장부를 편하게 해주는 락絡에는 십오락十五絡이 있으며, 지支 계통으로는 십이경근十二經筋과 십이피부十二皮部가 있다. 이중 국선도에서 중요한 것이 팔기경과 십이경이다. 그중에서도 수련자에게 최고로 중요한 두 맥이 있으니 바로 임맥任脈과 독맥督脈이다. 통상적으로 호흡 수련에서는 임독 양맥을 십이경에 합해서 십사경十四經이라 부른다.

십사경에는 삼백육십혈이 있고 이 혈들은 장부와 경락으로 연결되어 있으며 일종의 체표 감응점으로 전신에 분포되어 있다. 기혈氣穴, 유혈兪穴 또는 수혈腧穴이라 부르며 침구鍼灸나 지압指壓 등을 시술하는 특정 부위로 선별해서 질병을 치료하는 혈점들로 삼고 있다.

십오락十五絡을 살펴보면 수태음락手太陰絡, 수소음락手少陰絡, 족태음락足太陰絡, 족소음락足少陰絡, 수궐음락手厥陰絡, 족궐음락足厥陰絡, 수태양락手太陽絡, 수소양락手少陽絡, 족태양락足太陽絡, 족소양락足少陽絡, 수양명락手陽明絡, 족양명락足陽明絡, 임맥任脈의 락絡, 독맥督脈의 락絡과 비脾의 대락大絡을 합해서 십오락이라 한다.

인체 경락도와 기경팔맥도를 통해 어느 정도 경혈에 대해 숙지했으리라 사료되나 모든 것은 확실히 알아야 하고, 확실히 알았다 해도 수련자 스스로 자기 뜻 가운데 옳게 받아들여야 할 것이다.7

십이경과 기경팔맥이 어떤 통로로 유통되는 줄 알아야 임독유통, 십이경유통, 삼백육십혈유통을 할 수 있다. 유주流周하는 경락의 길을 모르고는 내관內觀이나 내시內視가 불가능하기 때문이다. 양경陽經은 아래로 내려가며 호출呼出하거나 나가서 흩어지는 것을 위주로 하고 음경陰經은 위로 올라가며 흡입吸入을 위주로 한다는 점도 유념하라.
　국선도 수련에서 양은 내리고 음은 올라가도록 하는 수련을 통해 제 역할을 하면서 체내외를 순환하는 자연스러운 음양의 흐름을 따라 관념으로 음양의 기를 함께 이끌어줘야 한다. 그러려면 반드시 경락의 길을 알아야 한다. 십이경과 기경팔맥의 유통 경로를 숙지하지 못하면 원기단법부터 수련의 진전을 기대할 수 없게 된다.
　신체에 있는 외락外絡들은 사람의 사지四肢와도 관련 있고 장부와도 연관되어 있으며 또한 음양으로 나누어져 있다. 나누어진 음양 가운데 수족이 있어서 손과 발은 경맥의 순환하는 체위를 좇아 표명되는 것이지 음과 양의 법칙은 아니다. 다만 체위의 표시로 장부에 나타나는 속성이다.
　양적陽的인 분량에 근거해서 구분된 것이 소양少陽, 태양太陽, 양명陽明이다. 소少란 양陽의 뜻이 충만하지 못한 양陽 가운데 처음 생겨난 양기陽氣를 말하며 언제나 기가 많고 혈이 적은 것을 뜻한다. 태太란 크고 바르다는 뜻으로 크게 번성한 양기를 일러 말하는 것으로 태양은 언제나 혈이 많고 기가 적다. 양명陽明이란

---

7 이 장의 말미에 인체 경락도와 기경팔맥도를 실었으니 참조하라.

소양少陽과 태양太陽, 두 양에 있는 밝을 모아 양기가 극성하다는 뜻으로 언제나 혈과 기가 충만하다.

음陰도 마찬가지로 음적陰的 정도에 근거해서 소음少陰, 태음太陰, 궐음厥陰으로 구분된다. 음기陰氣가 처음 생겨나는 것을 소음少陰이라 말하며 언제나 기가 많고 혈이 적다. 태음은 음기가 크게 성한 가운데 혈이 많고 기가 적다. 궐음은 음기가 소진되어가는 것으로 기혈이 적은 것을 말한다. 이런 현상은 모두 천연天然의 이치라 할 수 있다.

더불어 기가 상지上肢를 돌아서 하지下肢를 향해 바깥쪽으로 흐르는 것은 양경陽經이며 안쪽으로 흐르는 것은 음경陰經이다. 바깥쪽도 전면前面을 좇아 뒤쪽 부분에 종縱(세로)으로 배열되어 있는 것은 양명, 소양, 태양이며 안쪽 전면을 좇아 뒤쪽으로 세로로 배열된 것은 궐음, 태음, 소음이다.

예를 들면 수소음심경手少陰心經은 상지 안쪽 뒷부분에 경맥이 있고 장부는 심장으로 연결되며, 족양명위경足陽明胃經은 하지 바깥쪽 전면에 경맥이 있으며 위장에 속한다.

수련자가 명심해야 할 것은 신체에 산재해 있는 십이경맥은 모두가 생기의 근원에 달려 있다는 점이다. 생기의 근원이란 콩팥 사이에서 움직이는 선천원기先天元氣를 말한다. 생기란 오장육부의 근본인 동시에 십이경맥의 원천이다. 그 가운데 상행上行하는 경맥과 하행下行하는 경맥이 조화롭게 나누어져 있기 때문에 선인들이 말씀하시길 '맥행역순脈行逆順'이라고 하셨다.

맥행역순의 뜻을 살펴보면, 십이경으로 하여금 아무런 이유나 까닭도 없이 신체 상태를 양호하게 만들기 위해 연결된 하나의 고리처럼 신체를 빙 둘러 에워싼 다음 영기營氣로 하여금 맥 속으로 흐르면서 영양營養과 기혈이 체내를 순환하게 하고 위기衛氣로 하여금 맥 밖으로 순환하면서 병사病邪의 침범을 저지하는 것이다.

1장에서 밝혔듯이 위기의 행도行度를 살펴보면 하루에 신체를 50회 도는데 25회는 낮에 양으로 돌고 25회는 음으로 밤에 돈다. 사람이 새벽에 일어나면 음기가 쇠잔해지고 나약해지며 사람의 안구에서 양기가 발생한다. 따라서 잠자리에서 일어나 눈을 뜨면 기가 머리 쪽으로 상승한 다음에는 목을 거쳐 족태양방광경足太陽膀胱經을 따라 내려오다가 등을 돌아 수태양소장경手太陽小腸經으로 진입해서 새끼손가락 끝부분까지 이른다.

다른 한 가닥의 기는 목용目容(눈초리)에서 수태음폐경手太陰肺經을 좇아 대장을 통해 위구胃口를 돌아서 횡격막에 올라 폐계肺系를 좇아 가로로 천부혈天府穴을 거쳐 어제魚際를 통과해서 엄지손가락 끝에 이른다.

또 다른 한 가닥의 기는 족소양담경足少陽膽經을 따라 머리 부분을 돌아 귀 뒤를 통해 귀 속으로 들어갔다 나와서 귀 앞으로 내려와 목을 거쳐 갈비 속을 따라서 기충혈氣衝穴을 통해 겨드랑이에 내려 환도環跳로 내려가 새끼발가락과 넷째발가락 사이로 흐르며, 나머지 다른 기가 수소양삼초경手少陽三焦經을 타고 무명지에 이른다.

그리고 별도의 다른 한 줄기 기가 코앞을 지나 태양맥太陽脈을 한데 묶고 족양명위경足陽明胃經을 따라 객주인혈客主人穴을 통해 따라 내려가 위장의 아랫부분을 휘 돌아 기충혈氣衝穴을 통해 비관혈脾關穴을 지나 사람의 발등을 통해 두 번째 발가락으로 들어가며, 다른 한 가닥 기는 수양명대장경手陽明大腸經을 통해 두 번째 손가락에 이른다.

사람의 발로 내려가는 기는 발바닥과 복사뼈를 통해 음분陰分(체내에 물기[水氣]가 있는 부분)으로 하행하다가 눈 쪽으로 상행해 안구로 와서 서로 합해진다.

상기한 내용과 같이 기가 체내를 한 바퀴 순환하면서 이런 경로로 25회 체내를 고르게 돌면 양은 음으로부터 사라지고 음이 기를 받게 된다.

기가 음으로 처음 진입할 때는 항상 족소음신경足少陰腎經을 좇아 신장으로 물이 흐르는 것처럼 흐른다. 신장은 심장으로, 심장은 폐장으로, 폐장은 간장으로, 간장은 비장으로, 비장은 신장으로 다시 흐르는데 음양의 기 모두 25회 체내를 돌며 양기는 눈에서 합해지고 음기는 신장에서 합해진다.

그리고 영기營氣가 수태음폐경手太陰肺經에서 시작해서 수양명대장경手陽明大腸經, 족양명위경足陽明胃經, 족태음비경足太陰脾經, 수소음심경手少陰心經, 수태양소장경手太陽小腸經, 족태양방광경足太陽膀胱經, 족소음신경足少陰腎經, 수궐음심포경手厥陰心包經, 수소양삼초경手少陽三焦經, 족소음담경足少陰膽經, 족궐음간경足厥陰肝經에 이르면 몸을 한 바퀴 순환한 것이다.

영기營氣가 외부로는 신체와 사지에 이르고 내부로는 오장육부에 이르기까지 미치지 않는 곳이 없는데 영기의 50회 순행 길은 음양이나 주야간이 다를 것이 없다.

위기衛氣는 영기와 달라서 주간에는 신체의 사지와 외부를 양陽으로 운행하고 오장육부 속으로 진입하지 않지만 야간이 되면 오장육부 안에서 음기를 돌게 하며 신체와 사지 바깥으로는 나가는 일이 없다. 그러나 일단 체내외 50회 순환을 마치는 새벽이면 반드시 영기와 함께 폐와 수태음에 모이게 되며, 기혈을 따라 운행되는 천기는 최초로 수태음폐경에서 시작해 영기의 흐름대로 물이 흐르듯 순환 교차하기 때문에 경맥의 형성은 겉과 속, 다시 말해 표리 관계에 있다고 하겠다.

양경陽經은 겉으로, 음경陰經은 속으로 흐르고 음양이 서로 표리 관계에 있는 경맥이지만 신체와 사지의 내외측을 순환할 때는 상대적 위치에 있는 것이 또한 특징이다.

또한 기경팔맥과 십이경맥도 서로 다른 관계에 있지만 직접적으로 장부와 적지 않게 연관되어 있으면서 피차 간섭하는 일이 없다. 기경팔맥과 십이경맥은 표리 관계를 유지하면서 순환한다. 십이경맥은 기혈 운행에 참여해서 병사를 물리치는 능력을 가지고 있고 종횡으로 얼기설기 교차되어 얽혀 있는데 종과 횡이 교차하는 부분을 기경奇經이라 한다.

수련자가 반드시 알아두어야 할 맥이 있으니 이를 일러 기경팔맥奇經八脈이라 한다. 양유맥陽維脈, 음유맥陰維脈, 양교맥陽蹻脈, 음교맥陰蹻脈, 충맥衝脈, 대맥帶脈, 독맥督脈, 임맥任脈이 이에 해당한다. 상기한 맥들은 경과는 관계가 없기 때문에 기경팔맥이라 부른다.

기경팔맥과 십이경맥의 상호작용을 쉽게 설명하면 물이 졸졸 흘러내리는 냇물과 물이 고여 있는 호수에 비유할 수 있다. 십이경맥 가운데 기혈이 충만해서 넘치게 되면 이 기혈들이 기경팔맥으로 흘러 들어가게 된다. 그러면 기경팔객이 기혈들을 비축하는데, 사람의 섭생이 부족하거나 육체가 피로해지거나 또는 심신의 부자연스런 삶으로 인해 십이경맥에 기혈이 부족하여 생리 활동에 지장을 주면 기경팔맥에 비축되어 있던 기혈을 되찾다가 사용하게 된다. 이때 기경팔맥에서 십이경맥으로 기혈의 스며드는 형상이 꼭 물이 솜 가운데로 스며들 듯 감응한다.

수련자들에게 잘 알려진 임맥이나 독먹, 잘 알려지지 않으나 어렴풋이 알고 있는 충맥, 이 세 맥은 전부 한 근원에서 시발했다. 그 근원은 바로 기충혈氣衝穴이다. 여기서 세 갈래로 갈라져 독맥은 미려혈을 근본으로 삼아 척리脊裡, 즉 척추 속으로 행하고 천정天庭(이마)에서 신정혈神庭穴과 만나 족태양足太陽脈에 연계되고 양陽에 응한다. 독督에는 모든 경맥經脈을 독려하고 거느린다는 뜻이 숨겨져 있다.

두 번째 줄기 임맥은 회음혈에서 일어나서 곡골혈曲骨穴을 근본으로 삼고 복부와 가슴의 정중앙 한독판을 흐르다가 승장혈承漿穴에서 종지終止한다.

임맥은 음경을 총 책임지는 총수 맥으로 음경이 물이 돌아 모여드는 모양과 같아서 음맥지해陰脈之海, 다시 말해 음맥의 바다라는 별칭을 가지고 있다. 족궐음경에 붙으니 임任이란 뜻은 여자가 얻어서 임신姙娠한다는 뜻이 내포돼 있으며 여자들은 언제나 임맥이 막힘이 없고 항상 통해 있다.

세 번째 줄기인 충맥은 허벅지 내측 부위 기충혈에서 일어나 횡골橫骨을 경유해 배꼽 부위에서 양 옆으로 두 갈래 길이 되어 위로 직행하여 십이경맥의 바다가 되고 모든 경맥의 기혈을 총령總領하는 중요한 맥이다. 족양명과 족소음 두 경 안에 있기 때문에 대단히 중요하게 여겨지며 위로 올라가서는 인후에 모이고 별도로 입안에 이어져 있다. 복부 정중앙을 기점으로 해서 좌측으로 흐르는 맥을 좌충맥, 우측으로 흐르는 맥을 우충맥이라 한다.

이 맥은 선인들께서 구결로 그냥 넘겨버리는 맥이라 수련자가 잘 인지하지 못하는데 매우 중요한 맥이다. 충맥을 유통하려면 좌충맥의 규와 우충맥의 규를 열기 위한 행공이 병행되어야 한다.

구결에 따르면 좌충맥의 규를 열고자 수련할 때는 언제나 왼발을 먼저 오른쪽 허벅지에 올리고 오른발을 상단 전면으로 올리는 돌단엎거리앉음세를 택해야 한다. 그 이유는 돌단엎거리앉음세가 마음을 안온하게 해주고 피로를 회복시켜주며 정심靜心으로 인도하여 돌단을 쌓을 때[蓄氣] 마음을 화평하게 해주는 앉음세이기 때문이다.

우충맥의 규를 열려면 밝돌엎거리앉음세를 취해야 한다. 밝돌엎거리앉음세로 앉을 때는 반드시 오른발을 먼저 끌어당겨 왼쪽 허벅지 위에 올려놓고 왼발을 상단 전면으로 올려야 한다.

이 앉음세를 취하면 밝의 참빛을 천문天門을 통해 받아들이며 뇌천腦天(정수리)을 통해 밝돌의 이치에 참여하고 어둠의 세력을 쫓아내며 마귀魔鬼의 침범을 저지하고 물리치는 힘이 있다. 따라서 산중 수도자들이 많이 사용하고 국선도 선사들께서 행공 중에 깊은 심층으로 진입하여 찾아 전해주신 수행법의 결정체라 할 수 있다. 충맥은 얹거리앉음세에서 관념觀念을 집중하여 임독이 자행 타개되면 저절로 열리는 자개自開의 구멍들이기에 별도의 설명을 생략하고 구결로 놓아두셨던 것이다.

수련 초기에 얹거리앉음세(결가부좌)로 앉아 수련할 때는 발이 잘 올라가고 편안한 쪽을 택해 앉음세를 취하겠지만 이제부터는 돌단얹거리앉음세와 밝돌얹거리앉음세를 병행 실시하길 바란다. 얹거리앉음세의 목적은 지금까지 살아오면서 골반이 왜곡된 것을 교정해주고 골격이 삐뚤어지고 비틀리며 경직된 몸의 중심을 바르게 만들어주며 흩어져 날아다니는 마음을 정심靜心의 상태로 이끌어주고 마魔의 침범을 막고 충맥을 자연스럽게 열리도록 만들어주는 데 있다.

결론을 말하면 국선도를 수련하면서 진기眞氣의 순환 유통이 임독 두 맥에 산재해 있는 혈 가운데 아홉 가지 요혈[九大要穴]을 하나씩 통과할 때마다 느껴지는 감각과 정신적인 변화가 있다. 수련자는 이를 느낄 때마다 겸손하고 낮아져 반드시 적적성성寂寂醒醒해야 한다. 적적은 공空이며 성성은 진眞이기 때문에 수련자는 공진空眞을 함께 도모해나가야 한다.

인체에는 삼음三陰과 삼양三陽이 한 몸 안에 분포되어 있다. 손의 삼음三陰이 오장에서 와 손에 닿고, 손의 삼양三陽이 손에서 와 머리에 닿으며, 발의 삼양三陽은 머리에서 와 발에 닿고, 발의 삼음三陰은 발에서 와 복부에 연결된다.

국선도 수련자라면 누구나 중기단법에서 십이정경十二正經을 활성화하고 건곤단법에서는 임독맥을 유통해야 하며 원기단법에서는 360개 동작을 수련하면서 저절로 흡지吸止가 길어져야 하며 임독을 포함한 십사경유통을 반드시 이루어야 한다. 그래서 이렇듯 경락에 대해 설명하는 것이다.

사람은 누구나 십이경이 기통旣通 순행하고 있어서 경맥이 흐르는 방향을 따라 유주流周하지만 식생활의 부조화와 신체 왜곡으로 인해 순행해야 할 십이경의 기능이 저하되어 흐름이 원활하지 못하다. 이를 교정하려면 내관념內觀念을 통해 기혈의 흐름을 충일하게 해야 한다.

십이경을 유통하려면 아래돌단자리에 축기된 진기를 독맥의 유통 경로를 따르게 해야 한다. 미려혈을 거쳐 요유혈腰兪穴에서 허벅다리 외측의 족삼양경을 따라 발끝까지 보냈다가 발 내측의 족삼음경을 따라 요유혈에서 상합하여 독맥을 따라 대추혈大椎穴에서 수삼음경을 따라 손끝까지 보냈다가 수삼양경으로 대추혈에서 상합한 다음 독맥으로 올려 임맥을 따라 아래돌단자리로 진입시키기 위해 석문혈石門穴을 통해 해탈문解脫門(胞門)을 거쳐 아래돌단자리로 인도해야 십이경이 유통된다.

지금까지 십이경의 시발始發과 유주流周에 대해 자세히 기록한 것은 원기단법의 십사경 유통을 원활하게 돕기 위해서다. 통기법의 임독자개[任督自行打開]와 팔기경 등 일체 유통법도 아래돌단자리 호흡에서 중요시하는 것들이다.[8]

---

[8] 청산, 《국선도─영생하는 길》, 322쪽 참조.

이 대목에서 자개법自開法과 유통법流通法을 혼동하지 말아야 한다. 기통炁通되어 있는 십이경과 팔기경 등 일체의 경락 유통법은 충맥이 십이경맥의 바다로서 모든 경의 기혈을 총령하며 정기精氣가 통하기 때문에 내관념으로 운행하면 도랑에 물이 차 흘러내리며 호수에 이르는 것과 같아서 따로 유통하기 위한 노력이 필요 없다.

모든 국선도 수련인은 최소한 십이경과 팔기경을 숙지해야 한다. 이 경로로 밝점을 통해 운기運氣하려면 관념 집중을 잘해야 하며, 밝점의 인도로 경락과 경혈점들을 열어나가야 진기단법에 입문할 수 있다.

국선도를 행공하면 품성이 밝아지고 육신이 강인해지며 뜻이 어질게 변하고 심성이 너그러워져야 한다. 국선도 수련자는 양손을 합장合掌하고 스스로를 성찰하며 원신元神과 원기元氣의 화합물인 참생명의 씨앗을 품고 이 씨앗을 길러 도태道胎되도록 수련하길 바란다.

인·체·경·락·도

누진도와 임독이맥도

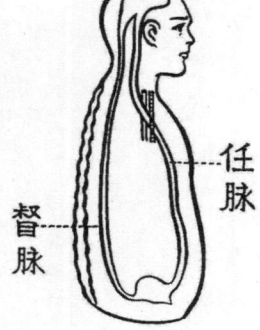

인·체·경·락·도

임맥 24혈

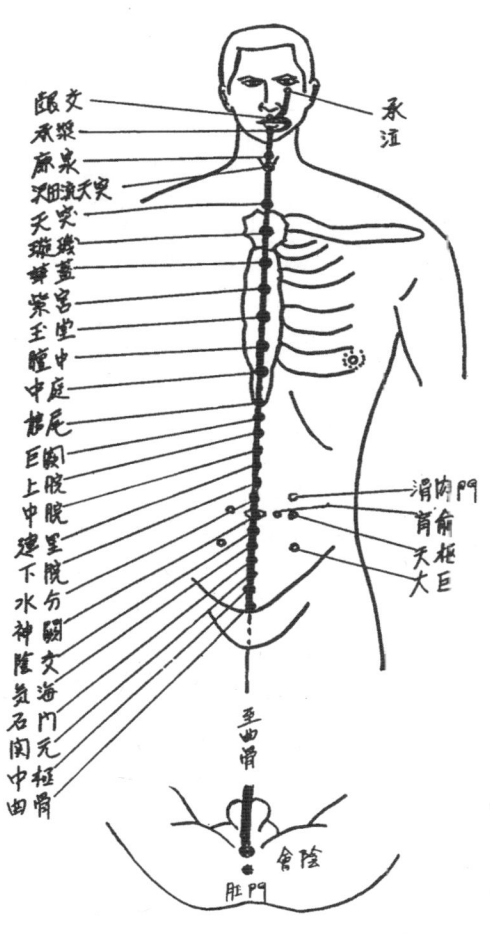

인·체·경·락·도

임맥 24혈

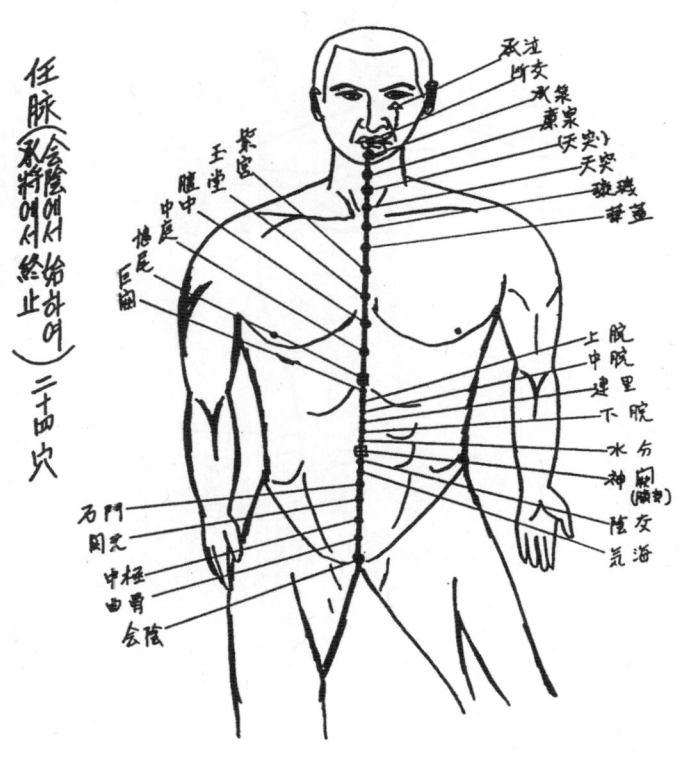

인·체·경·락·도

독맥 28혈

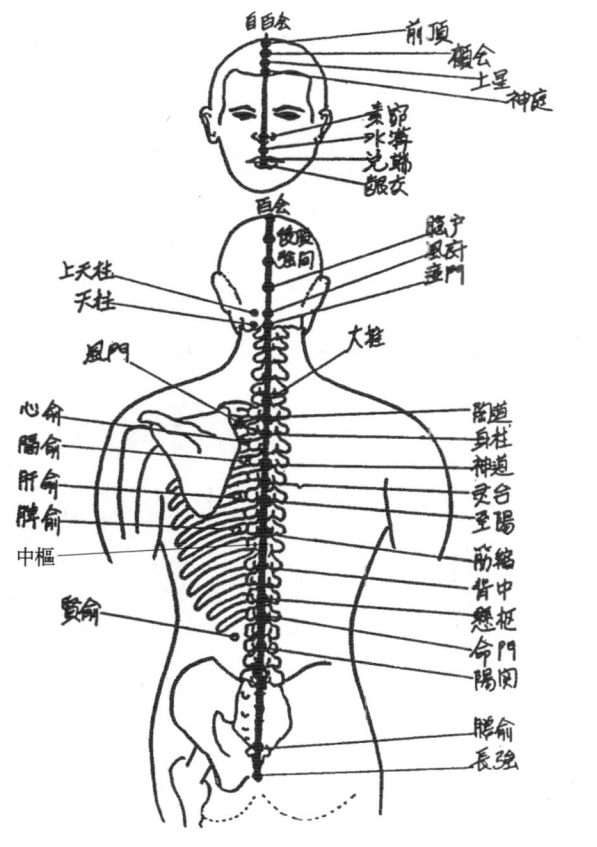

인·체·경·락·도

독맥 28혈

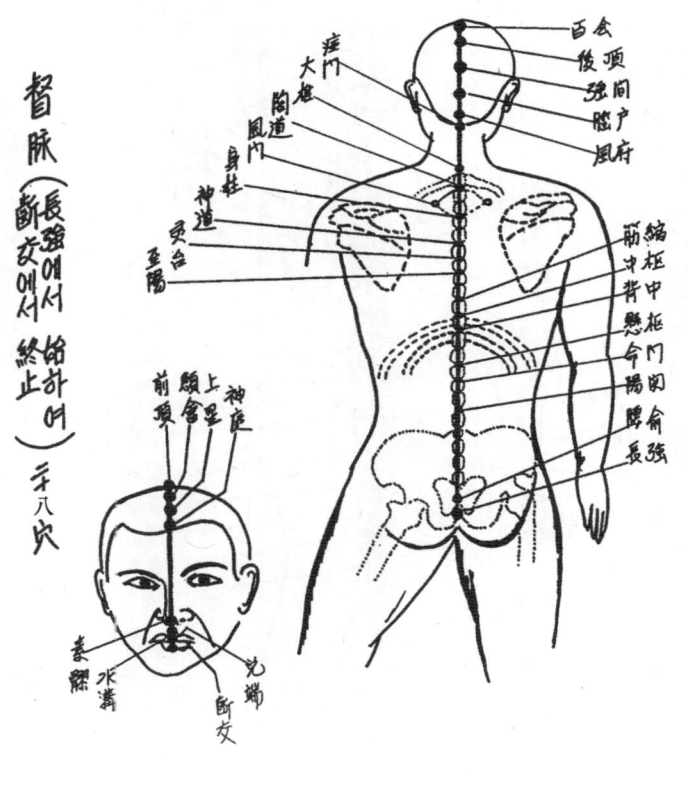

인·체·경·락·도

수태음폐경 좌우 각 11혈

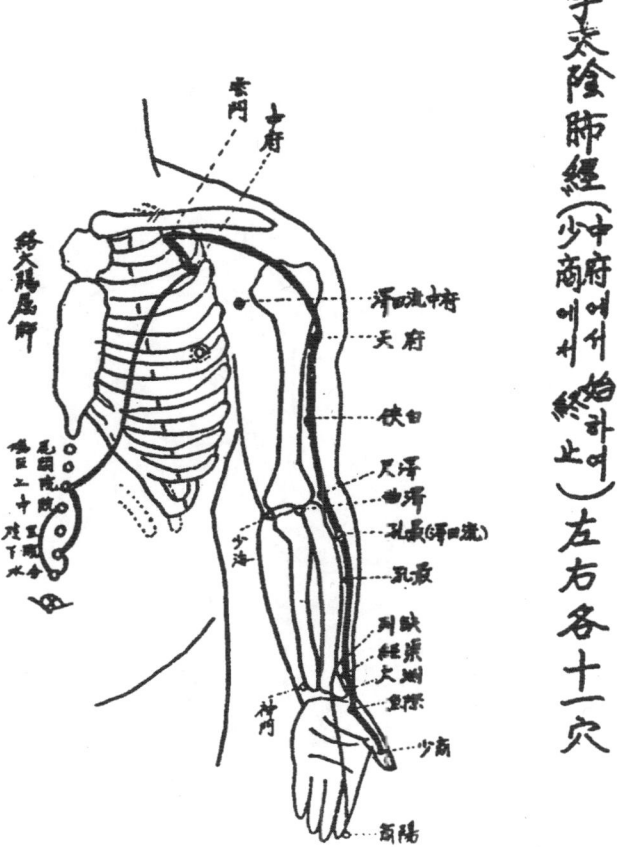

인·체·경·락·도

수태음폐경 좌우 각 11혈

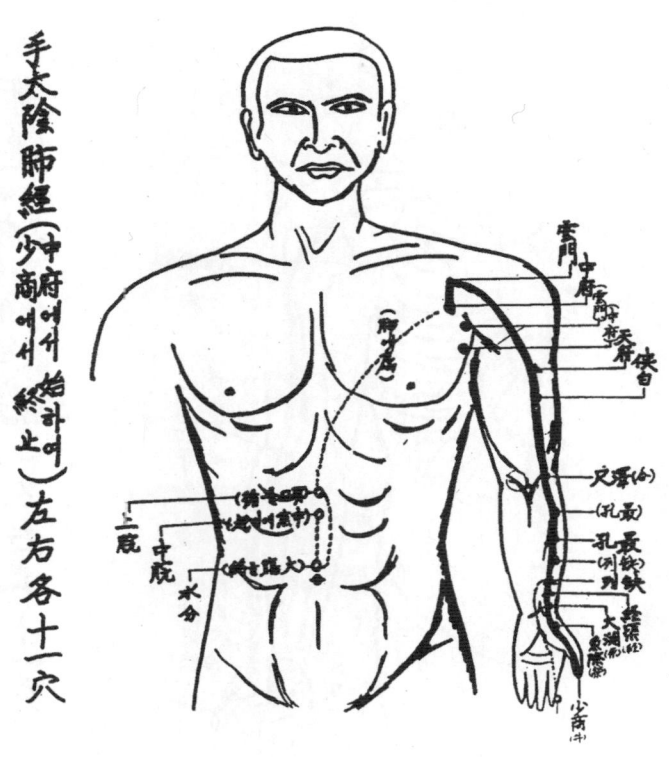

인·체·경·락·도

수양명대장경 좌우 각 20혈

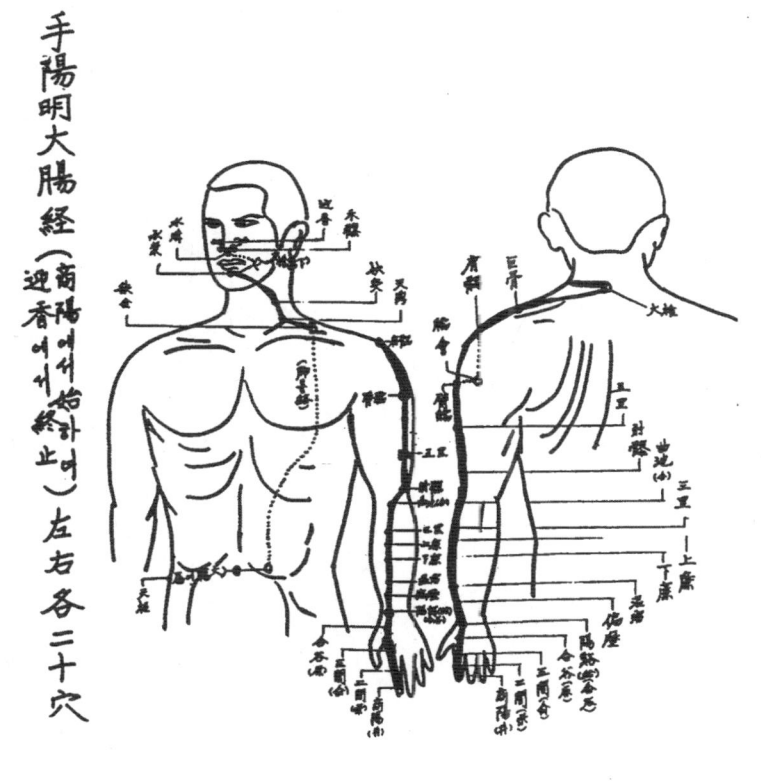

인·체·경·락·도

수양명대장경 좌우 각 20혈

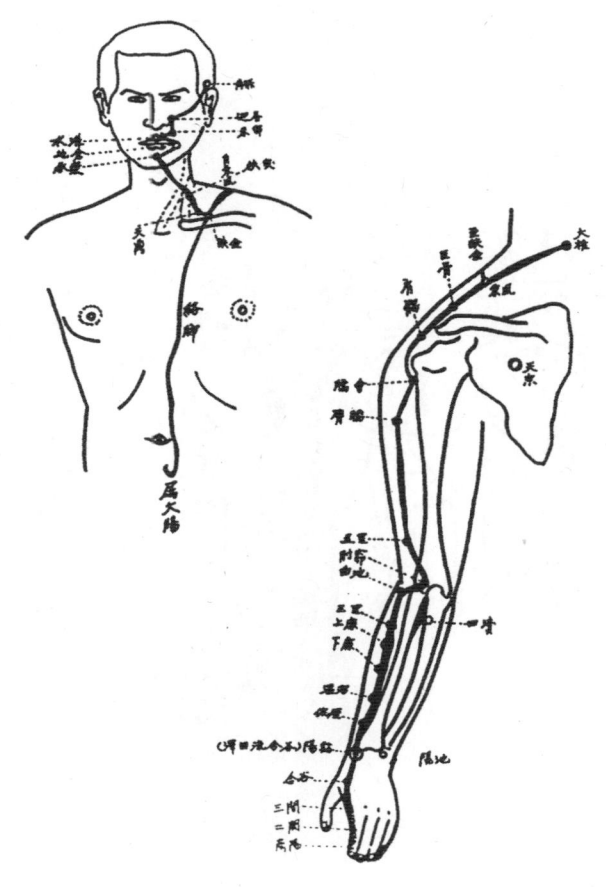

인·체·경·락·도

수궐음심포경 좌우 각 9혈

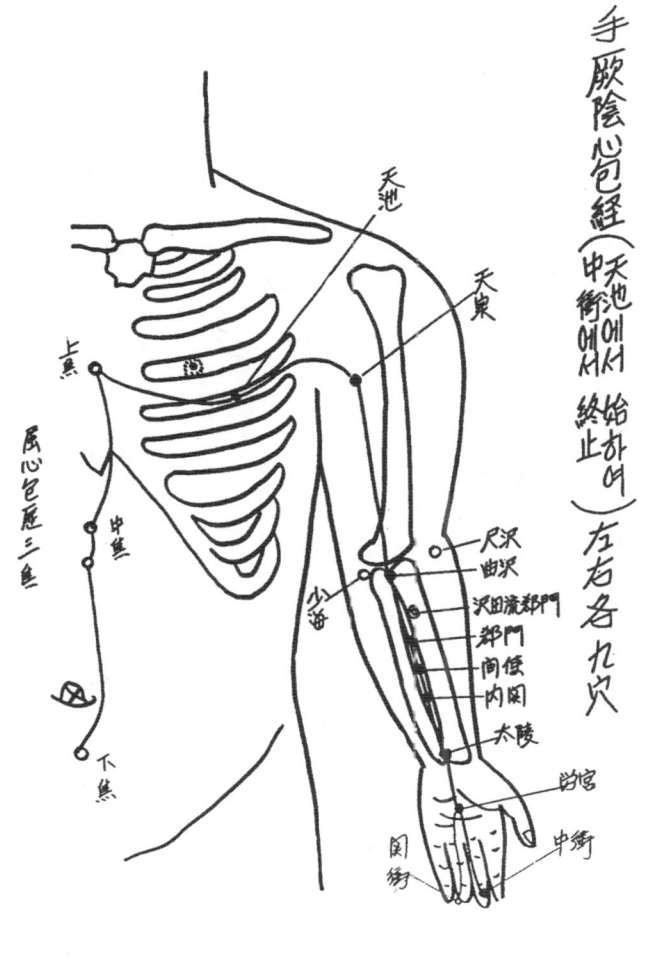

인·체·경·락·도

수궐음심포경 좌우 각 9혈

手厥陰心包經 (天池에서 始하여 中衝에서 終止하여) 左右各 九穴

인·체·경·락·도

수소양삼초경 좌우 각 23혈

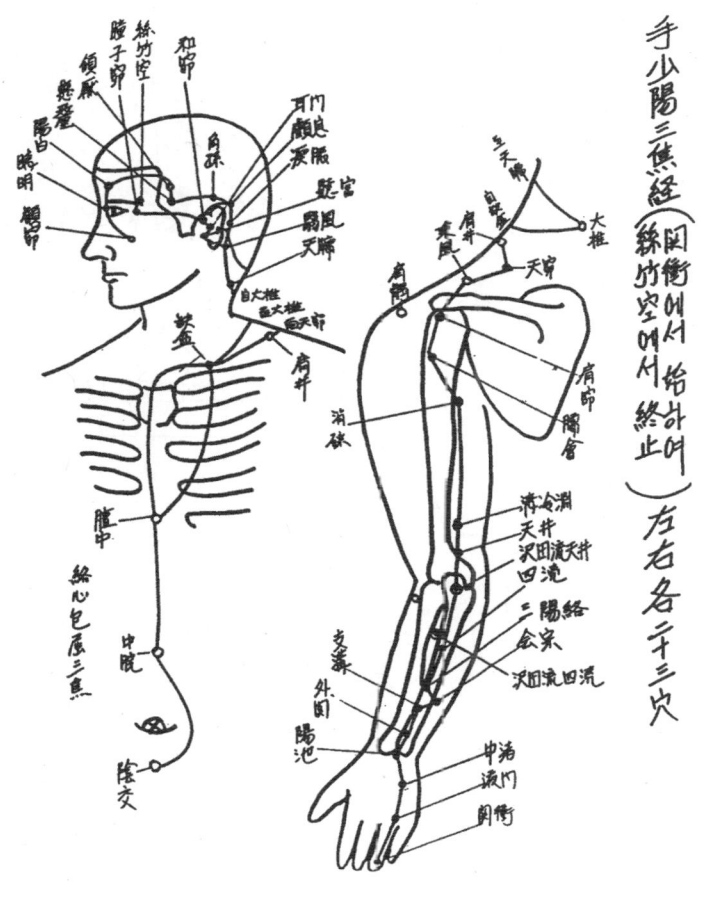

7장 국선도와 경락

인·체·경·락·도

수소양삼초경 좌우 각 23혈

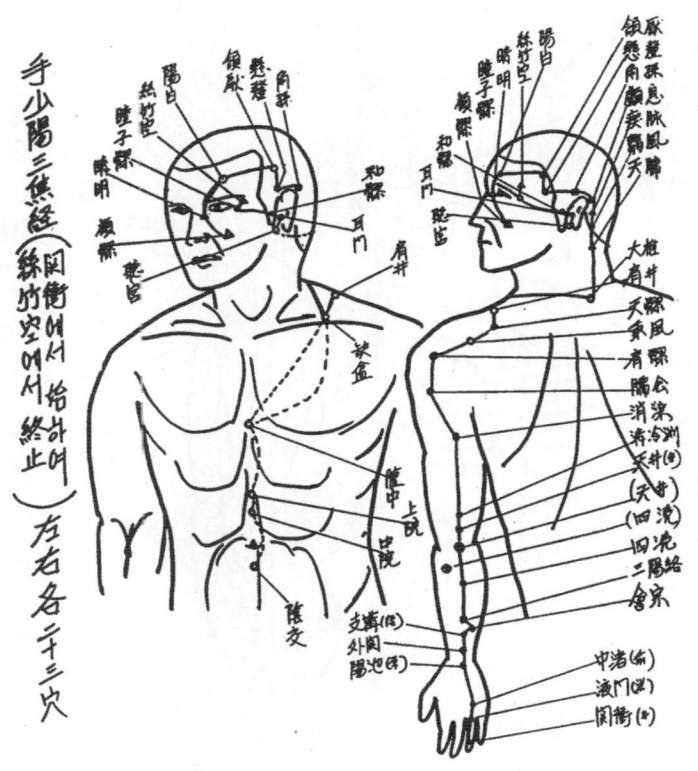

인·체·경·락·도

수소음심경 좌우 각 9혈

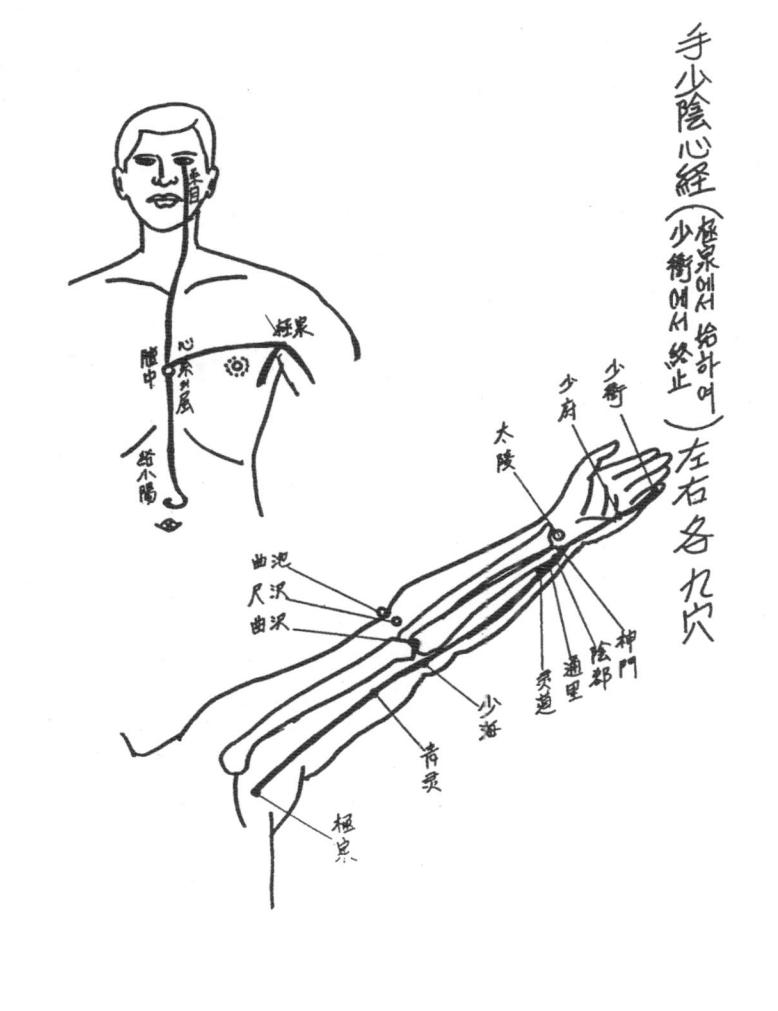

> 인·체·경·락·도

수소음심경 좌우 각 9혈

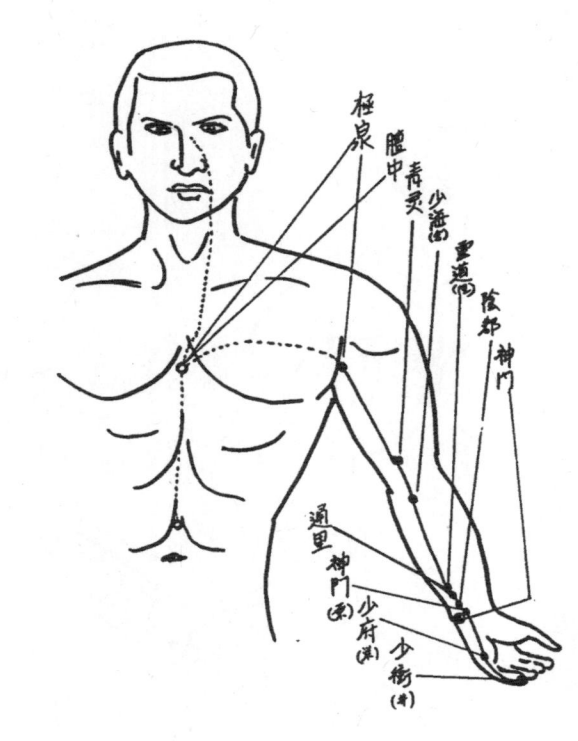

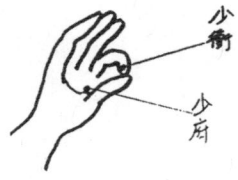

인·체·경·락·도

수태양소장경 좌우 각 19혈

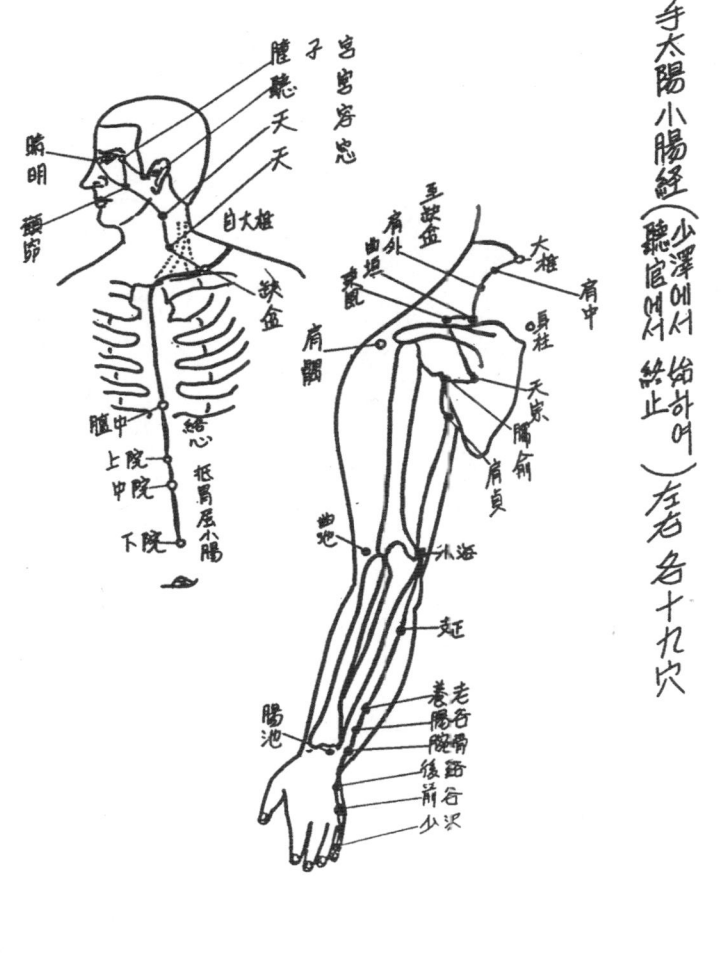

인·체·경·락·도

수태양소장경 좌우 각 19혈

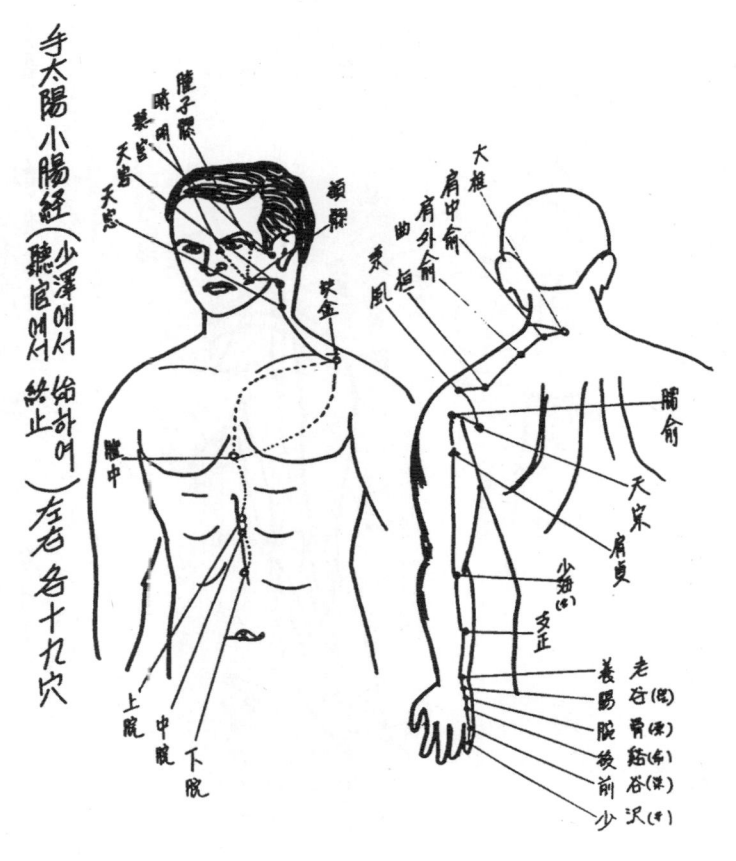

인·체·경·락·도

족소양담경 좌우 각 44혈

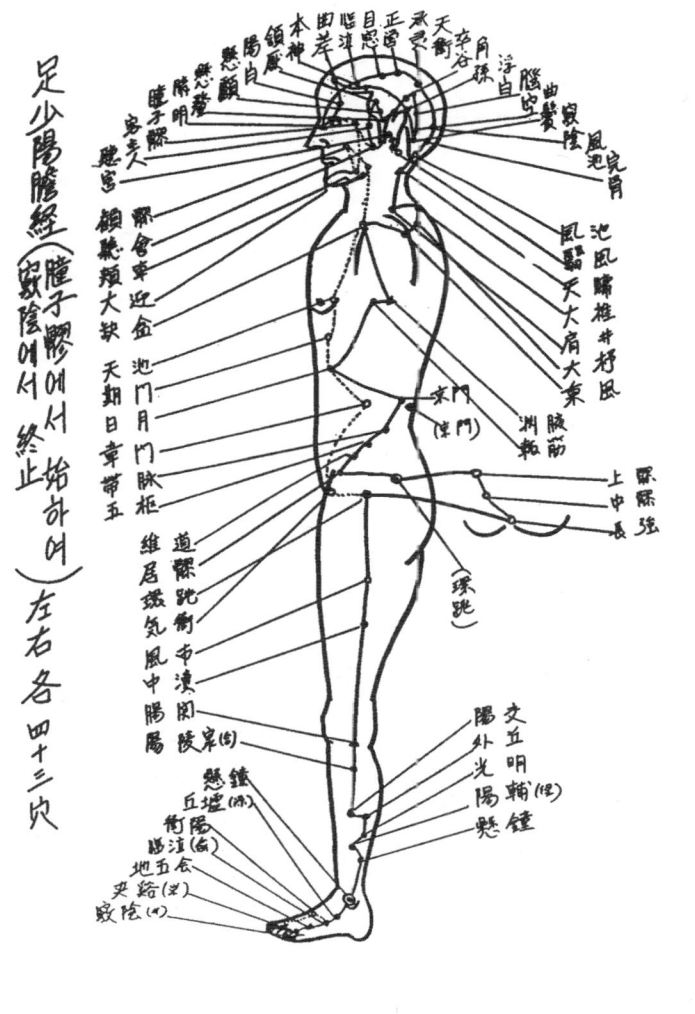

인·체·경·락·도

족소양담경 좌우 각 44혈

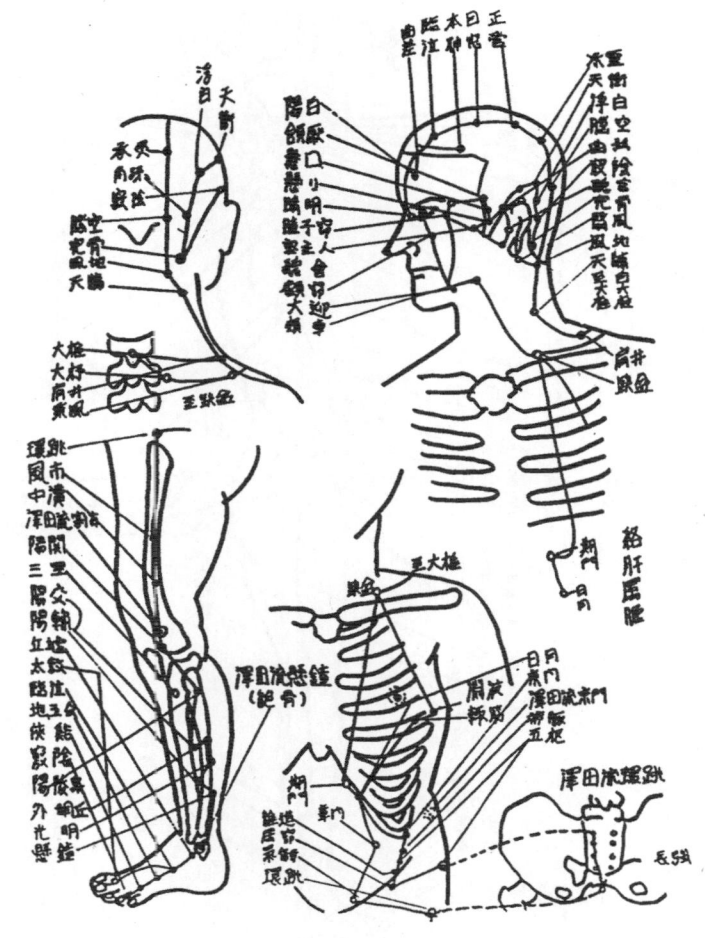

인·체·경·락·도

족궐음간경 좌우 각 14혈

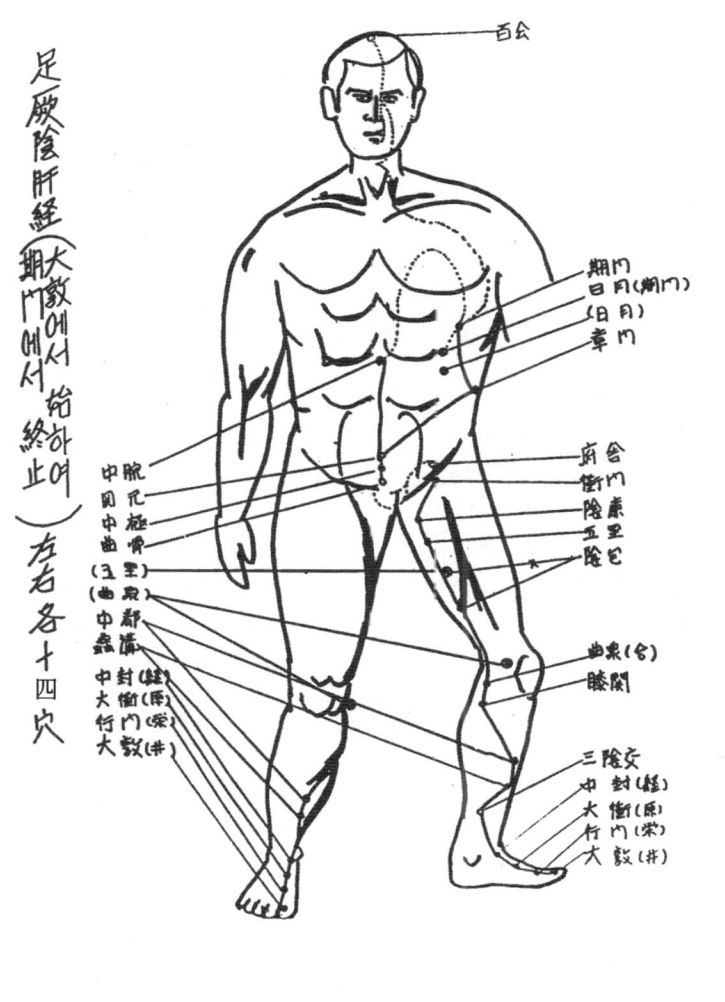

인·체·경·락·도

족궐음간경 좌우 각 14혈

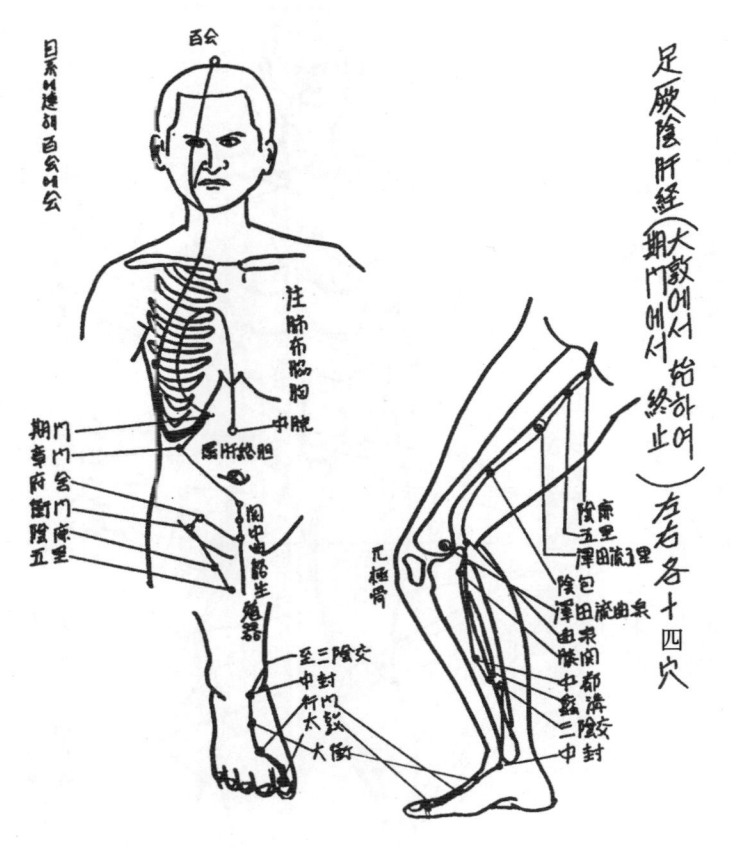

인·체·경·락·도

족양명위경 좌우 각 45혈

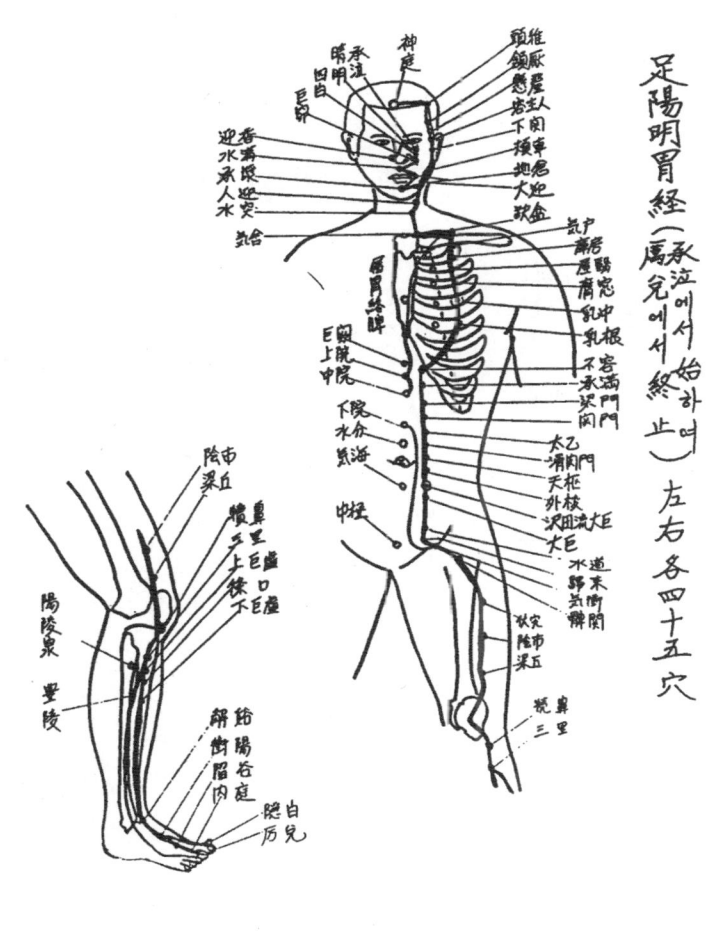

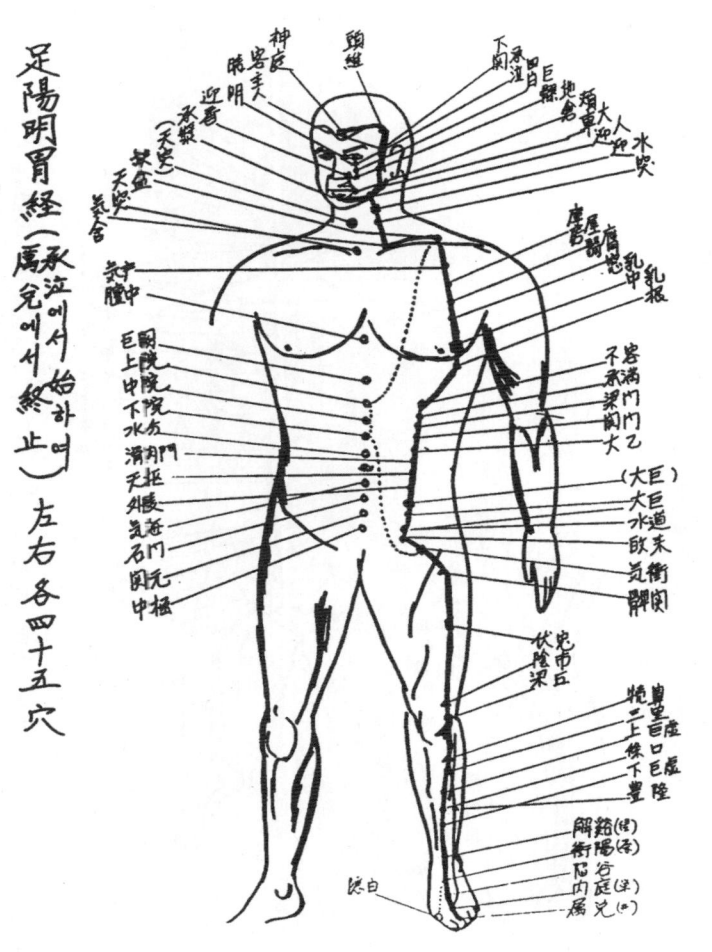

인·체·경·락·도

족태음비경 좌우 각 21혈

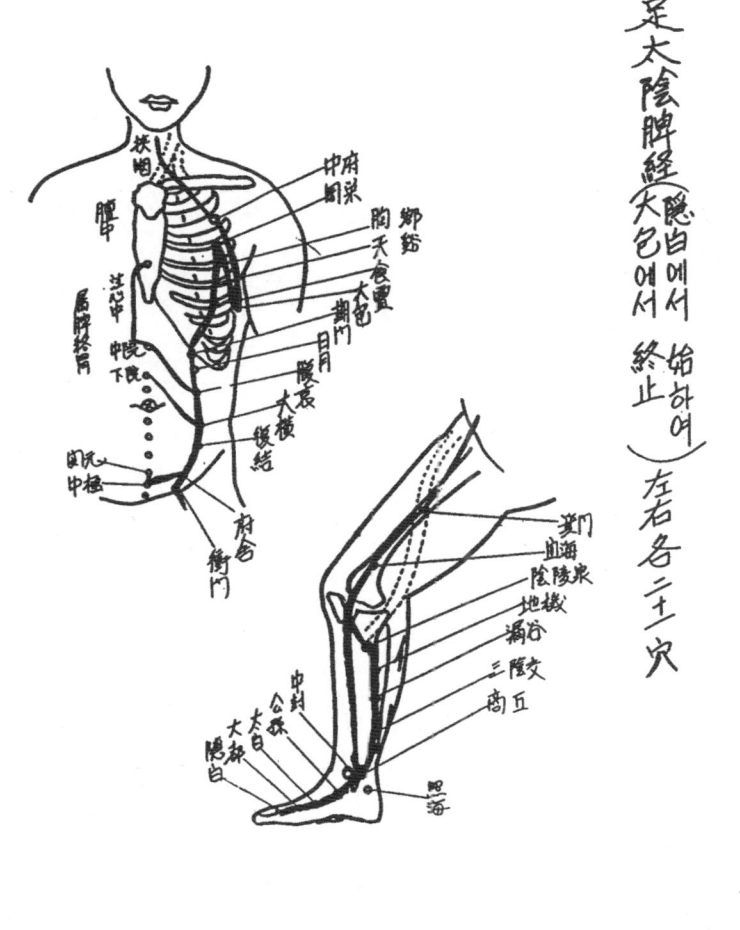

인·체·경·락·도

족태음비경 좌우 각 21혈

足太陰脾經 (隱白에서 始하여 大包에서 終止) 左右各二十一穴

인·체·경·락·도

족태양방광경 좌우 각 67혈

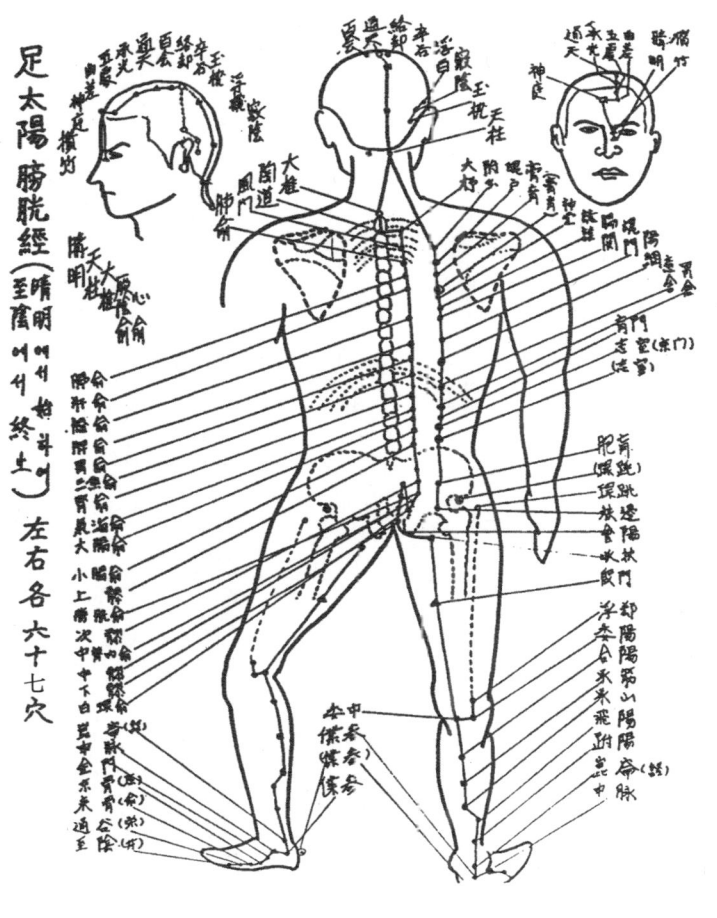

인·체·경·락·도

족태양방광경 좌우 각 67혈

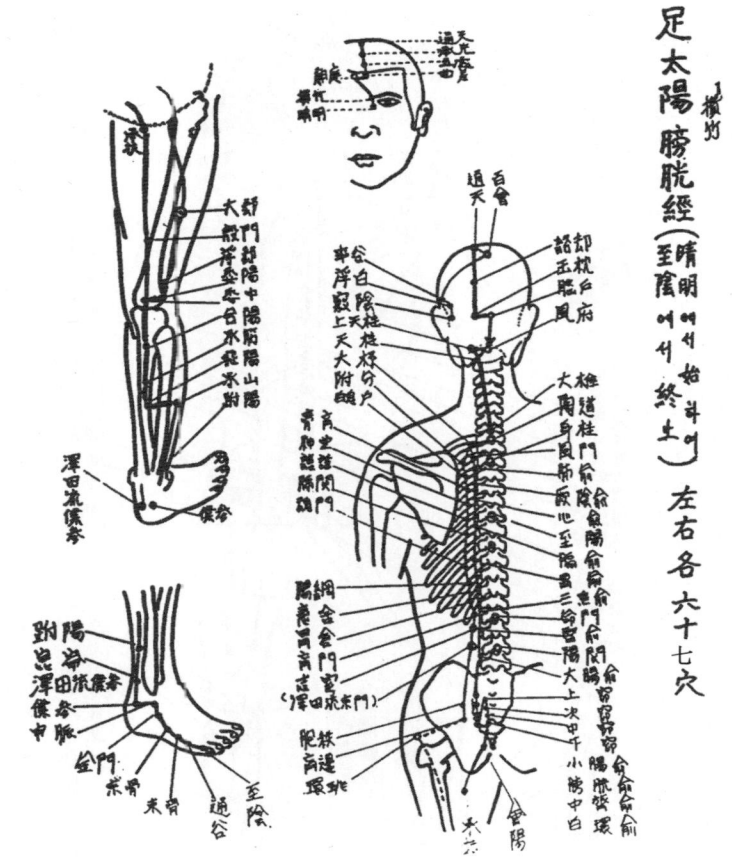

인·체·경·락·도

족소음신경 좌우 각 27혈

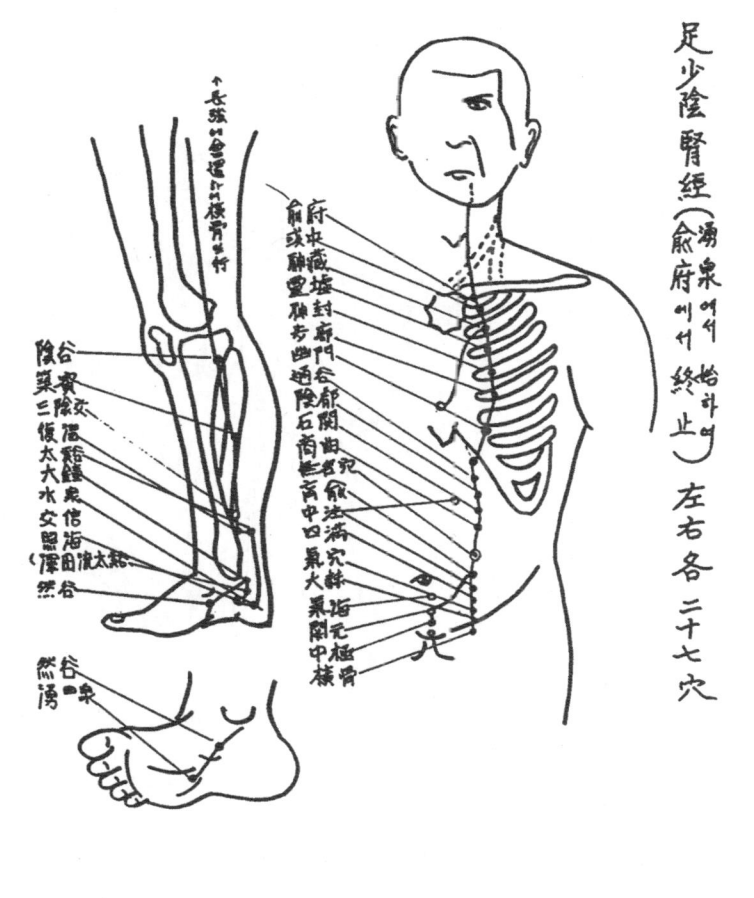

7장 국선도와 경락

인·체·경·락·도

족소음신경 좌우 각 27혈

足少陰腎經(湧泉에서 始하여 俞府에서 終止) 左右各 二十七穴

인·체·경·락·도

오장육부 관련 혈

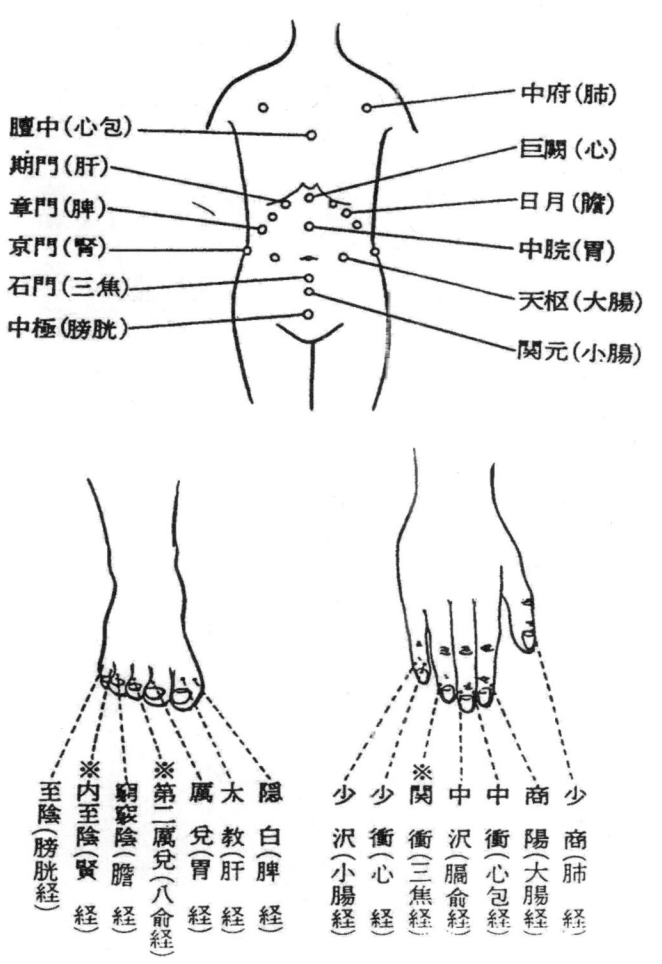

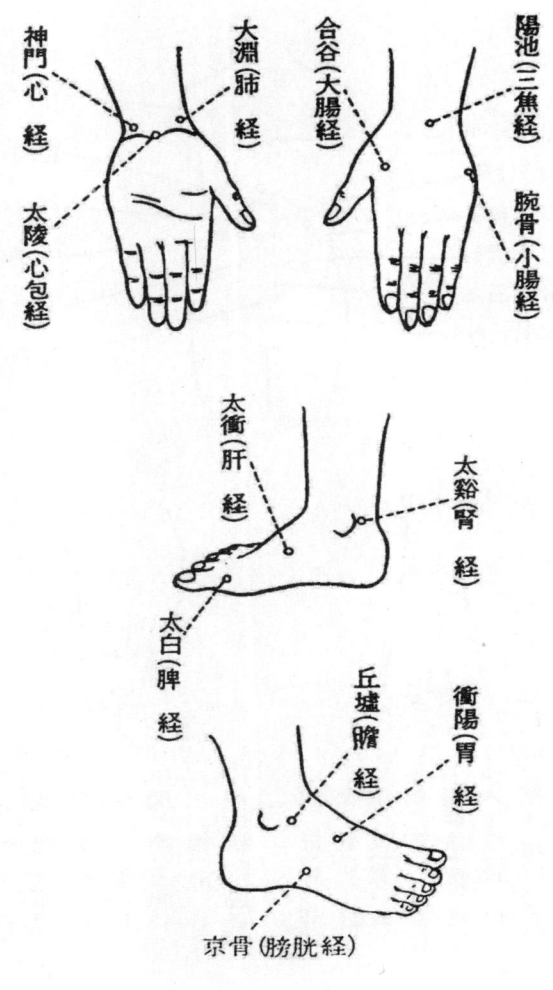

기·경·팔·맥·도

양교맥

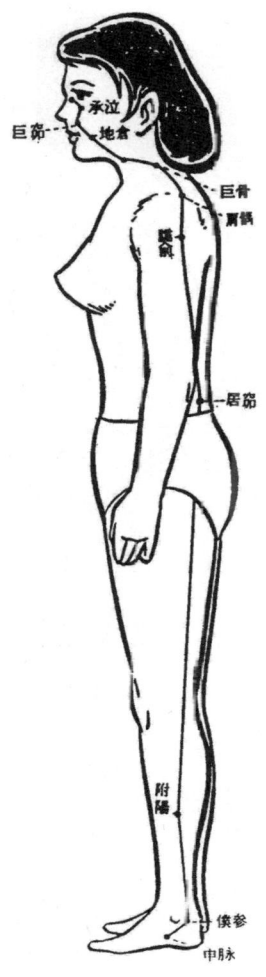

기·경·팔·맥·도

음교맥

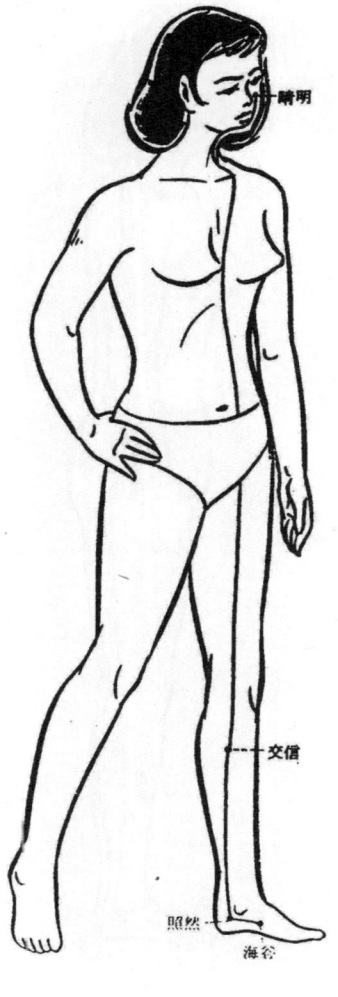

기·경·팔·맥·도

양유맥

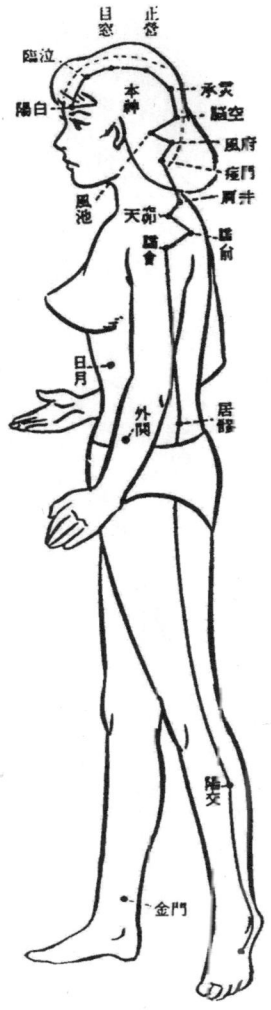

기·경·팔·맥·도

음유맥

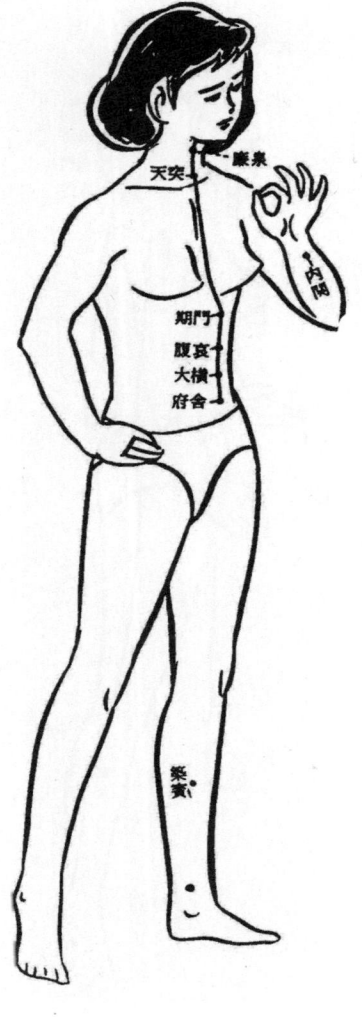

기·경·팔·맥·도

대맥

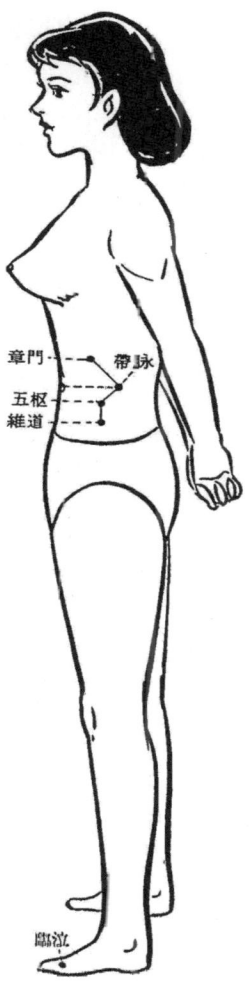

기·경·팔·맥·도

충맥

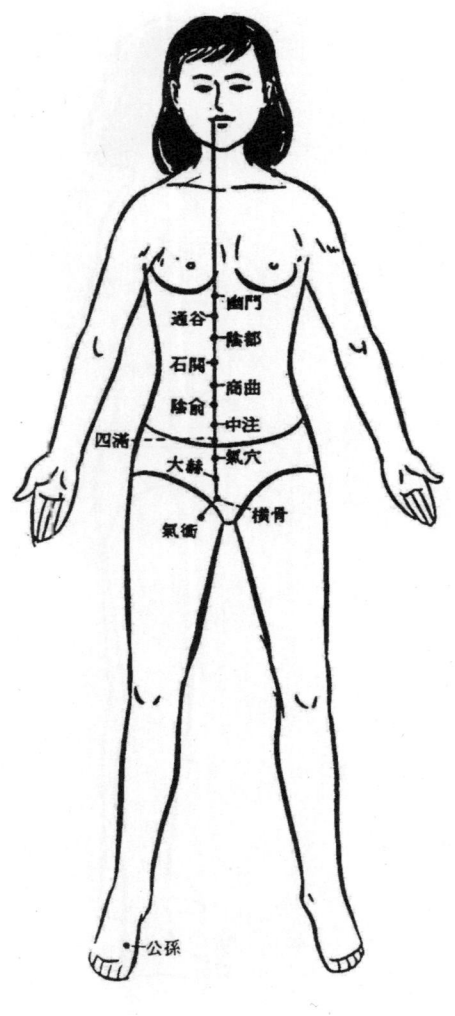

기·경·팔·맥·도

임맥 1(24혈)

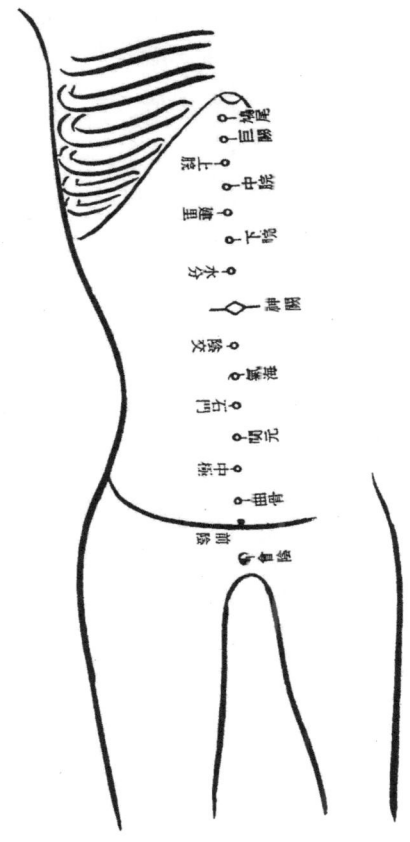

기·경·팔·맥·도

임맥 2

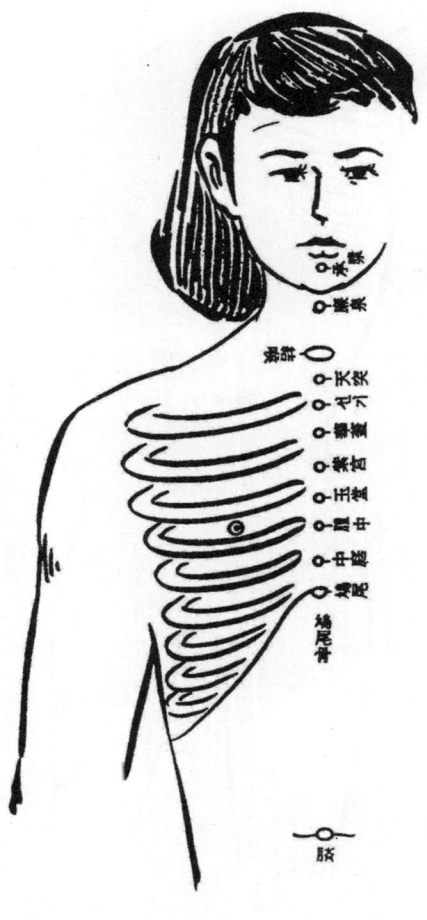

기·경·팔·맥·도

독맥 1(28혈)

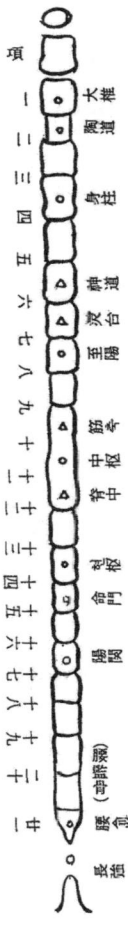

기·경·팔·맥·도

독맥 2

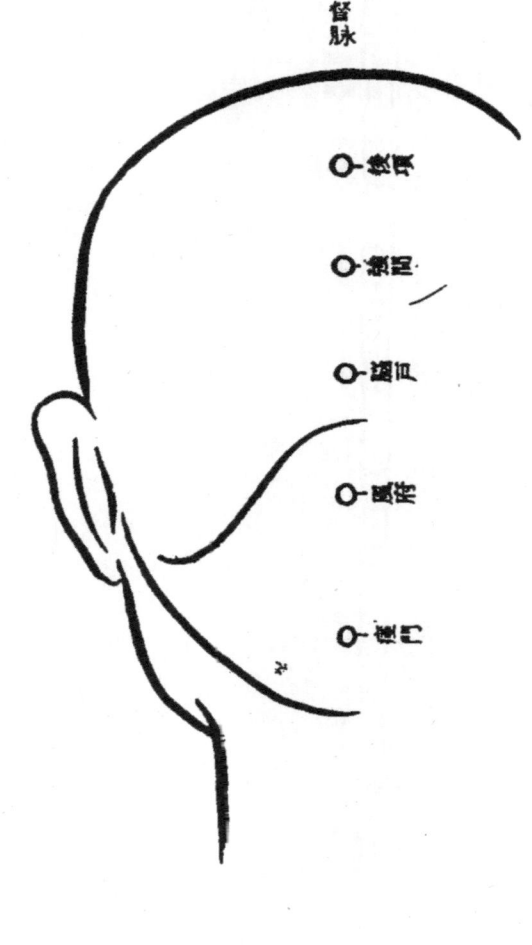

기·경·팔·맥·도

독맥 3

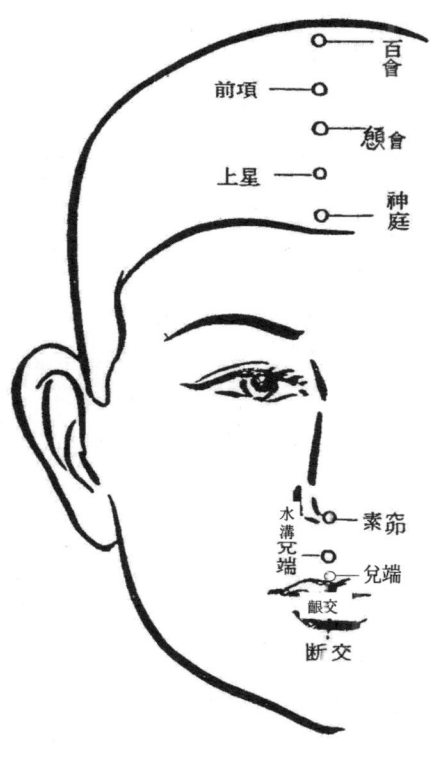

7장 국선도와 경락

8장

정·기·신 삼단전의 원리

정·기·신 삼단전의 원리

국선도 수련의 단리丹理는 '정精·기氣·신神 삼단三丹 이단二段 아래돌단자리[下丹田] 호흡법呼吸法'이며, 동양적 자연관에 근거하여 실천으로 찾아낸 체득적 비법이기에 자인자득自認自得 체지체능體智體能의 수련법이다.1 일반 연단법鍊丹法도 소우주적 지위에 있는 인간을 기본으로 정·기·신의 상생 원리에 따라 해설하고 수련하고 있으니 정·기·신 개념이 설명될 때는 단학적인 특유한 체계임을 알아야 한다.2

단전행공丹田行功 방법도 정·기·신을 기본으로 한 내단법內丹法이며, 정精을 충실充實하게 하면 기氣가 성장盛壯하고 기가 성장하면 신神이 청명淸明해진다는 원리에 근거를 둔다.3

---

1 청산,《국선도법—영생하는 길》, 10쪽 참조.
2 청산,《국선도법—영생하는 길》, 8쪽 참조.
3 청산,《국선도법—영생하는 길》, 46쪽 참조.

이 원리를 쉽게 이해하기 위해 촛불로 설명하면 다음과 같다. 정精은 초의 유지油脂에 해당하고 기氣는 심지에 타오르는 화염火焰에 해당하며 신神은 화광火光에 해당한다. 유지가 충실하면 화염이 성장할 것이요, 화염이 성장하면 화광이 청명하리라는 것은 자명한 이치다.

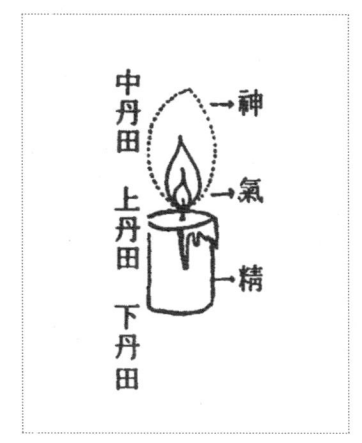

인체에서 천기와 지기가 합실하여 단기가 형성되면 일차적으로 정으로 자연스럽게 변화하여 힘의 작용으로 나타나고, 이것이 몸의 근본이 되며 이 기해혈부氣海穴部를 아래돌단자리[下丹田]라 한다. 가슴의 신은 한 몸의 주인 역할을 하면서 심장에 머물러 있어 가운데돌단자리[中丹田]라 하고 기는 몸의 근체根蔕로 뇌부터 전신에 퍼져 있으므로 윗돌단자리[上丹田]라 한다.[4]

정·기·신 세 돌단자리[三丹田]라 함은 상·중·하 세 돌단자리를 말하는 것으로 일신의 주主인 정·기·신이 서로 의지하여 조화를 이루는 상생의 원리를 응용한 것이 바로 국선도 단전행공법이다.

보통 단전호흡이라 표현할 때는 아래돌단자리를 의미하며 기해혈을 중심으로 심호흡하는 것을 말한다. 정·기·신 삼단 아래돌

---

4 청산, 《국선도법―영생하는 길》, 46쪽 참조.

단자리 호흡이라 할 때는 윗돌단자리의 기와 가운데돌단자리의 신을 고요한 경지에서 아래돌단자리 정이 있는 곳으로 집중하면서 아래돌단자리로 심호흡하는 것을 말한다.

국선도에는 한 가지 더 특이한 돌단자리 호흡이 있다. 바로 날숨[呼]과 들숨[吸] 사이에 잠시 자연스럽게 숨을 멈추고 이단二段으로 호흡하는 것이다. 들숨과 날숨 사이에 숨을 멈추라는 것은 숨을 정지하라는 뜻이 아니고 들숨과 날숨 사이에 심心·폐肺에서 생生하는 화기火氣가 신腎으로 납기納氣되어 전이轉移되도록 체내에서 수승화강이 일어나도록 하라는 뜻이다.

들숨이 끝났다고 호흡을 멈추고 참는 것이 아니라 기도氣道를 열어놓고 천기가 절로 계속 침잠되도록 해야 한다. 날숨 때도 기도를 열어놓고 체내의 노폐물이 계속 퇴출되도록 하면서 밝점을 아래돌단자리에 두고 천기가 상응하여 단화기丹火氣가 생발하도록 해야 한다.

국선도 수련에서 정·기·신에 대해 깊이 있는 배움이 있어야 통기법을 수련할 때 바른길로 갈 수 있다. 정(백魄)·기(영靈)·신(혼魂)에 대한 가르침 없이는 상·중·하 세 돌단자리나 일신의 주主인 정·기·신이 조화를 이루며 서로 의지하는 원리를 응용할 수 없다는 점을 강조하고 싶다.

기·신·정을 영·혼·백이라는 용어를 쓰며 체지체능의 길로 정진하려는 수많은 수련자에게 말뿐인 허울로 진기眞氣를 지나 삼합三合의 경지까지 이르게 하는 우를 범하는 것은 아닌가 우려하면서도 국선도가 바른길에서 벗어날 때는 분명하게 알려주어야 한다는 옛 선인들의 가르침대로 다시 한번 강조하고자 한다.

국선도에 입문하여 수련할 때는 지도자의 지도에 따라 기초 호흡을 통한 단법행공을 그대로 적용해서 수련해도 기력 증진의 효과를 볼 수 있다. 그러나 점차로 수련이 깊어지고 통기법의 깊고 오묘하며 높은 뜻을 완전히 이해하지 못하면 국선도를 체득하는 일은 불가능하다.[5]

국선도는 인간의 생성변화를 정·기·신으로 관찰하는 단리丹理 없이 역리易理만 가지고는 풀 수 없는 수련법이다. 동양의 자연학이나 철학이나 도道에 관한 여러 문헌에는 정·기·신으로 설명된 단리가 허다하고, 원류라 할 수 있는 문헌으로는 《주역》과 《황제내경》이 있으며 우리나라 선仙의 단리는 그보다 더 앞선다는 것을 알아야 한다.

그 내용을 한마디로 설명하면 《내경內經》에서는 정기신精氣神 운동이라 했고 《주역》에서는 기정형氣精形 운동이라 했다. 《내경》에서 말하는 정기신 운동은 정精을 축토지기丑土之氣라 하여 인체 안에 있는 비토지기脾土之氣를 상승케 하여 신神으로 화하는 것이라 설명한다.

《주역》에서는 신神이 미토지기未土之氣로 인체 안에서 폐기肺氣에 싸여 아래로 내림으로써 정精을 만들어내는 것을 기정형 운동이라 설명한다. 즉 《내경》은 정이 변해 신이 되는 과정을 설명한 것이고, 《주역》은 기가 변해 다시 정을 만드는 경로를 설명한 것

---

[5] 청산, 《국선도법—영생하는 길》, 35쪽 참조.

이다.

축토지기丑土之氣란 무엇인가? 축토의 기운이 겨울철 얼어붙었던 대지를 화창한 봄철로 전환하듯이 전신의 모든 기혈 작용을 변혁시켜나간다는 뜻이다. 축丑은 남자의 생식기를 손으로 꽉 잡고 있는 형상으로, 양기陽氣가 살아 움직이지만 음기陰氣가 너무 강해 아직 움직일 때가 안 된 채 꽉 잡혀 묶여 있는 것을 말한다. 그러나 내면에서는 깨어 움직이려는 힘을 만하(비장)에서 중기토中氣土의 힘을 받아 상승시켜 신기神氣로 변환시키려 한다. 즉 정을 신으로 변환시키는 것이다.

미토지기未土之氣란 무엇인가? 미토는 양기가 오중午中까지 충천해 올라간 것을 음도陰道로 끌고 내려오는, 연중 제일 힘든 일을 하는 시기로 폐의 기운을 아래로 끌어내려 정으로 변환시킨다. 미未는 만물의 성숙이 극에 달해 농익은 모양으로 초목이 우거질 때까지를 이르며 기가 변해 다시 정을 만드는 경로를 말하며 상기한 두 가지는 수승화강의 원리가 적용된 것이다.

그러므로 《내경》과 《주역》은 인체 안에서 일어나는 조화제작造化製作 과정의 일면을 각각 설명한 것으로 이해하고, 국선도 수련에서 말하는 정·기·신의 단기 작용은 이 세 가지가 서로 원인과 결과로 상관적 통일성을 가지고 있다는 점을 유념하라.

대우주는 음양의 상관 원리로 생성되고 소우주 인간은 기혈의 상관 원리로 나타나 생성변화한다. 따라서 정·기·신을 창조하는 것이니, 우리가 보통 정신精神이라 말하는 것은 사람의 마음 또는 의식 작용을 말한다. 의식 작용으로 인해 생성되는 인간의 정신을 대자연의 우주정신과 같은 형태로 보지만 성격도 다르고 바탕도 다르다.

우주정신은 음양의 법리를 따라 흐르는 공식적이며 공리적인 것이지만 인간의 기혈정신氣血精神은 공리적이면서 사리사욕적인 것으로 이해와 고락과 희로의 감정 지배를 받는다.6

그러므로 인체가 정상적인 토화 작용土化作用을 못하면 천명을 다하지 못하고 병약해질 수밖에 없다. 이것이 하나의 변고다. 그런 연유로 국선도 수련은 인심人心을 천지심天地心에 맞도록 수련하는 도이며 정·기·신 작용을 극도로 선용해서 음양과 오운육기의 작용이 수련자 체내에서 활발해지도록 행공하여 천지인天地人 삼합三合의 통일을 목표로 하는 수련 방법이다.7

인간의 정신을 천지의 이치에 합일시키는 방법은 인간의 사욕私慾을 공욕公慾의 마음으로 변화시키는 수련뿐이다. 마음을 괴롭히는 사리사욕은 공도公道인 천지도天地道와 합치되는 정신 자세가 아니기 때문이다.

수련자의 정신은 언제나 천지의 도리와 공리를 생각하고 나라와 민족과 선조를 염두에 두고 수련할 때 천지인의 삼합에 접근할 수 있다.8

그러므로 국선도 수련의 제일 목적은 정심正心과 선심善心이며

---

6 청산,《국선도법―영생하는 길》, 35~36쪽 참조.
7 청산,《국선도법―영생하는 길》, 37쪽 참조.
8 청산,《국선도법―영생하는 길》, 38쪽 참조.

심신의 통일이라 할 수 있다. 공심空心과 진심眞心으로 공진아空眞我가 되기 위한 수련을 하려면 먼저 정·기·신의 상관성을 분명히 알아야 하기에 정·기·신으로 대변되는 삼단전 자리를 정확히 숙지하길 바란다.

세 돌단자리라 함은 윗돌단자리와 가운데돌단자리와 아래돌단자리를 일컫는 용어로 순수한 우리말이다. 그러나 현대 사회에서는 세 돌단자리를 그냥 삼단전三丹田이라 칭하며 상단전上丹田, 중단전中丹田, 하단전下丹田이라 호칭하고 있다.

순수한 우리말로 표현되는 돌단자리 명칭을 중국 선도에서는 어떻게 표현하는지 알아보자. 중국 선도서나 단학에서는 윗돌단자리를 천곡天谷, 황정黃庭, 곤륜崑崙, 곡신谷神, 원궁元宮, 신조규神祖竅, 현관玄關 등 여러 명칭으로 설명하고 있다. 가운데돌단자리는 응곡應谷, 강궁絳宮, 금정金井, 화지華池 등으로 표현하고, 아래돌단자리는 관원關元, 명문命門, 현규玄竅, 현빈玄牝, 기해氣海, 지곡地谷, 허곡虛谷, 지봉뇌처地逢雷處, 무하유향無何有鄕, 천지지시天地之始, 소장모혈중심小腸募穴重心 등으로 표현한다. 이 밖에도 많은 명칭으로 선도의 기록들이 남아 있다.

중국의 선도서나 단학서를 보고 구이지학口耳之學이나 설경舌耕을 할 수는 있어도 체능을 못하는 이유가 세 돌단자리가 어느 곳에 있는지 확실한 거처를 알지 못하기 때문이라고 필자는 생각한다. 국선도의 핵심을 알지 못하니 어찌 국선도의 고차원 수련법으로 전진할 수 있겠는가? 따라서 정·기·신의 위치와 작용을 제대로 체득하는 수련으로 나아갈 수 있도록 자신의 현 수련 상태를 정확히 진단할 필요가 있겠다.

국선도의 특색은 무문無門으로 스스로 체득해서 체능하는 길 밖에 없다. 특설일문特設一門이란 다름 아닌 심담深潭(깊은 연못)의 마음, 부동의 정심靜心, 흔들림 없는 정좌靜坐, 두뇌를 휴면하며 생각을 일으키지 않는 정사靜思에 있음을 다시 한번 강조한다.

참고로 《중용中庸》에서는 희로애락喜怒哀樂이 움직여서[動] 피어나지 않는 부동不動의 정심靜心을 중中이라 정의했고, 선정禪定이란 마음을 비우고[虛心] 흔들림 없이 붙잡고 고요히 앉아 사람의 본래면목本來面目을 찾아 깨닫는 견성見性이 목적이라 했다.9

국선도 아래돌단자리 호흡은 이단식심호흡二段式深呼吸으로서 호흡의 모습은 극히 고요하여 숨소리가 귀에 들리지 않게 하고 오직 마음으로 들어야 한다. 이것은 숨을 쉬지 않는 것 같으나 숨을 쉬는 비지식지식非止息之息으로 고요하고[靜] 세밀하게[細] 가냘픈 듯[弱] 가늘게[小] 호흡해야 한다.10

숨을 고르고[調息] 길들이는 것은 얼[靈]의 앉을 자리를 닦는 것이다. 얼이 자리를 잡은 후에야 어떤 도道든지 이루어지는 것이며 숨을 고르고 길들이는 것은 숨을 만드는 것이 아니라 고요한 가운데 절로 이루어지는 아래돌단자리 숨쉬기를 말하는 것이다.11

이제부터 국선도 본연의 세 돌단자리인 기·신·정으로 대별되

---

9 청산, 《국선도법-영생하는 길》, 129쪽 참조.
10 청산, 《국선도법-영생하는 길》, 130쪽 참조.
11 청산, 《국선도법-영생하는 길》, 131쪽 참조.

는 영·혼·백 수련을 통해 통기법으로 안내하고자 한다. 먼저 단학적 정·기·신에 대해 밝히고 우주정신과 인체의 정신에 관해서는 차후에 밝히도록 하겠다.

단학적 인체의 정精은 음정陰精으로 백魄을 간직하고, 기氣는 양정陽精으로 영靈을 간직하며, 신神은 양신陽神으로 혼魂을 간직한다. 정·기·신은 아래돌단자리·윗돌단자리·가운데돌단자리에 각각 위치한다.

윗돌단자리를 한자로 표현하면 상단전上丹田이고 기氣·영靈(얼)·사思의 자리다. 가운데돌단자리를 한자로 표현하면 중단전中丹田이고 신神·혼魂(넋)·상想의 자리다. 아래돌단자리를 한자로 표현하면 하단전下丹田이고 정精·백魄(육신)·힘力의 근원 자리다.

윗돌단자리의 기는 몸의 근체根蔕로서 뇌부터 전신에 이르기까지 산재해 있어 윗돌단자리라 칭하고 생리적으로는 두뇌라 표현한다. 가운데돌단자리는 일신의 주主로서 좌심방과 우심방 사이 난원공卵圓孔이 있던 자리에 수거守居하며 가슴 부위를 가리키고 심리적으로는 마음이라 칭한다. 아래돌단자리는 전신으로 유행하는 혈이 기해氣海에 이르러 천기와 지기가 합실하여 단기의 일차적 정으로 자연히 변하여 힘의 작용으로 나타나는 것이니 몸의 근본이 되며 이 기해혈부를 아래돌단자리라 부른다.[12]

국선도 수련에서 정·기·신 세 돌단자리를 중요하게 생각하는 원리를 알아야 행공의 참맛과 수련의 행로를 알 수 있으니 이에

---

12 청산, 《국선도법―영생하는 길》, 46쪽 참조.

세 돌단자리에 대해 다시 한번 알아보려 한다.

중국 선도에서는 윗돌단자리의 명확한 위치를 감추려 하는 것인지 아니면 은어적으로 표현하느라 그러는지 명확하진 않지만 윗돌단자리의 명칭을 신조규神祖竅 또는 현관玄關이라 호칭한다. 현관이란 현묘하고 지극히 심오한 관규關竅이며 인당혈印堂穴 뒤쪽의 한 지점에 정신을 집중시키면 혜광慧光이 나타나는 지점이라고 기술하고 있다. 다른 일설에는 뇌의 중심점이라 표현하며 좌는 태극을, 우는 충령沖靈을 나타낸다고 설명하고 있다.

그러나 국선도에서는 윗돌단자리를 정확하게 골윗샘이라고 가리켜 알려준다. 현대 의학에서는 이곳을 송과체松果體라 한다. 골윗샘은 영靈을 관장하고 인체 심층으로부터 직관으로 표출되는 감각 기관이다. 골윗샘은 간뇌의 제3내실 뒤쪽에 붙어 있는 내분비기관으로 망막시상하부로를 통해 빛의 감각을 받아들이고 밤이 되면 멜라토닌을 생성하는 시상하부의 시상교차위핵에 위치하여 인체의 생체 시계를 조절하는 곳이다.

골윗샘은 태아가 출생하면서 일곱 살이 될 때까지 성장하면서 생식샘의 발육을 억제하는 기능을 가진 기관으로 어려서 골윗샘이 손상되면 성적으로 조숙해지며 신체의 성장이 촉진된다.

국선도 임독유통 과정에서 이곳 골윗샘과 궁강弓降에 정련된 내원기內元氣를 유주시키면 골윗샘과 궁강을 격동시키게 되어 시망막視網膜의 회복 능력이 소생되어 시력이 좋아지고 근시와 원시가 치유되는 현상이 나타난다.[13]

골윗샘을 내관內觀하면 요시遙視 능력이 나타나고 관념 집중이 심도 깊게 이루어져 예지豫知, 예언豫言, 예감豫感 능력이 생기니 정련된 내원기가 주회周廻·유통流通하도록 수련 행공을 잘해야 하는 곳이다.

내관념內觀念을 통해 밝점에 의식 집중이 최대한 잘 이루어지도록 정심좌靜心座로 행공의 도度를 높여 정수靜修하면 윗돌단자리 영의 바른 모습을 찾아 영적인 차원이 향상되고 홍익인간 사상의 구현을 지향하는 국선도 수도자로 거듭날 수 있는 곳이다.

또한 국선도 주의사상인 일화정선一和正善을 통해 겸손과 양보를 미덕으로 삼고 감사하는 생활 속에 사랑과 자비와 자애가 마음에 충만하고 욕망과 집착에서 벗어나 온 우주와 하나 되려는 우주 생명의 길이 열리기 시작하는 곳이다.14

현대인들은 인체의 윗돌단자리에 수거하는 영의 존재와 기능과 법칙에 대한 지식이 거의 없고 국선도를 수련하는 이들조차 잘 모르고 있는 실정이다. 우리에게 있는 좌뇌와 우뇌에서 발현되는 감정과 이성과 의지와 직감에 관한 지식 이외에 인체의 윗돌단자리에 있는 영의 실체에 대해서는 무지하다. 따라서 정·기·신 삼단전의 원리를 알고 그것을 제대로 체득하는 것이 급선무라 하

---

13 단 외부의 물리적인 자극이나 안구에 깊은 상처를 입은 수련자는 난시 현상이 나타날 수 있고 외부의 자극으로 인한 상처는 자연치유되지 않는 것이 상례다.
14 사람이 사망하면 체중이 사망하기 전보다 감량하는데 옛 선사들은 그 이유를 골윗샘과 궁강에 걸쳐 있던 사람의 영이 본향本鄕을 향해 떠나기 때문이라고 설명한다. 즉 윗돌단자리는 영(얼)의 실체가 존재하는 자리인 것이다. 우리말에 사람이 죽음을 맞이하면 '돌아가다'라고 표현하는데, 이는 우리 민족에게 있는 영생사상永生思想을 잘 보여준다. 영이 본향으로 돌아간다는 뜻이기도 하고 영은 영생불사永生不死한다는 믿음에 기초한 말이기도 하다.

겠다. 국선도 수련은 가운데돌단자리의 마음 수련이 아니라 영성 계발을 통해 신령한 품성을 갖도록 하는 한층 고차원의 수련임을 잊지 말라.

그래서 밝점 수련이 중요하다. 밝점을 정확하게 잡고 수련하다 보면 밝점을 무심無心히 바라볼 때 깨우침[覺] 속에 들게 된다. 이를 실제 행하지 않고 이성이나 논리로 이해한다는 것은 어불성설이다. 왜냐하면 밝점을 통한 영성 계발 수련은 이성과 논리의 범주를 벗어나 있기 때문이다.

밝점은 앞에서도 언급했듯이 의식 집중점이자 정신 집중점, 정신 통일점이며 마음을 한 곳으로 모으기 위한 점이다. 이 점點이 모여 선線을 이루고, 선을 보다 뚜렷하게 잘 나타내도록 하기 위한 요소가 또한 점이다. 심상에 점을 완연히 각인시킬수록 점이 더 강해지고 뚜렷해지며, 뚜렷하면 할수록 선도 분명해지고 전체 궤도軌道도 선명하게 떠오른다.

그동안 '왜 점을 잡아야 하는가'를 묻는 수련자들에게 필자는 '어떻게 하면 점을 더 분명하고 뚜렷하게 잡을 수 있을까'로 질문을 유도해왔다. 우리가 점을 잡는 까닭은 그것을 끝까지 붙잡기 위해서가 아니라 궁극적으로 놓아버리기 위해서다. 그러나 역설적이게도 점을 놓으려면 점을 잡아봐야 한다. 잡아보려 애쓰지도 않고 놓는 경지에 이를 수는 없는 이치다.

마음의 점을 잡기 위해 머리든 아랫버든 죽을힘을 다해 몰두하고 연구하여 더 이상 이 문제로 골몰하지 않아도 될 경지까지 도달했을 때 비로소 점을 놓게 된다. 무조건 점을 놓아야 한다고 해서 되는 일이 아니다.

그렇다면 어떻게 하면 점을 분명히 뚜렷하게 잡을 수 있을까? 해답은 집중에 달렸다. 앞에서 언급했듯이 의식意識, 정신精神, 관념觀念의 집중集中 혹은 정신 통일이라는 말로도 표현되겠지만 간단히 아래돌단자리에 정신 집중을 잘하면 된다.

아래돌단자리에 정신 집중을 바르게 잘하려면 심상에 그리는 밝점의 역할을 제대로 이해하라. 밝점으로 응집되는 기를 통해 축정蓄精을 하고 축정이 제대로 이루어져야 축기蓄氣를 이루며 축기가 충분하게 되어야 임독자개任督自開 수련을 할 수 있다. 축기가 풍부하게 이루어진 다음 임독자개 수련에 진입해야만 윗돌단자리에 있는 영의 실체를 알게 되고, 영의 실체에 대해 바르게 알아야만 대자연에 순응하며 사는 삶이 수련을 완성시켜나가는 길이라는 것을 깨닫게 된다.

그러려면 반드시 밝점에 관념을 집중하며 정관靜觀(명상)으로 수련에 임하라. 그렇게 할 때 자신도 모르게 선한 마음 한 줄기가 맑은 물이 용천湧泉에서 샘솟듯 솟아나면서 마음속에 맺힌 원한이나 저주가 풀리기 시작할 것이다. 자신의 죄과를 반추하며 참회하는 심경이 되어 심전선화心田善化의 길로 들어서지 않으면 심신이 맑고 경쾌하지 못해 진기단법으로 승단昇段할 수가 없다.

마음속에 맺힌 것이 많으면 화기火氣가 가운데돌단자리에 응집되어 상승하기 시작하여 기도가 고르지 못하게 된다. 그러면 가슴이 거북하고 머리가 띵하게 아프다. 오로지 순수의식으로만 이루어져가던 마음의 힘[心力], 생각의 힘[念力]을 통해 외부 조건이나 마음에 이상적인 뜻을 품고 정신의 활동력을 키워나가야 할 것을 못 키우게 방해하며 일어나는 울기鬱氣 증상인 것이다.

그래서 윗돌단자리에 수거하는 영이 어느 곳에 있는지를 모르고 영이 자아를 통제하는 일이 밝점을 통해 이루어지는 이치를 깨닫지 못해 수련에 막대한 지장을 받으면서도 영의 작용과 밝점의 연관성을 깊이 있게 깨닫지 못하는 현 상황이 필자로서는 매우 안타깝다.

영에 대한 깨달음을 얻으려면 고요한 접경接境에서 밝점을 통한 행공으로 의식을 가장 높은 곳까지 끌어올려야 한다. 가장 높이 올라간 의식은 영이 적극적인 움직임을 갖도록 도와주며 영이 자유로운 상태로 가벼워지도록 깊이 있는 수련을 해서 얼나[靈我]가 신령한 세계를 동경하고 양심에서 나오는 소리를 좋아하며 아울러 밝을 좋아한다는 사실을 깨우쳐야 한다.

그런 연유로 얼의 기능을 계발해서 얼이 습관적으로 움직일 수 있는 모습을 밝점을 통해 관찰하도록 수련해야 한다. 이때가 되어야 수련자는 마음인 넋나[魂我]의 활동보다 얼나의 활동력과 작용에 대해 비로소 깨달음을 얻게 될 것이다.

사람의 마음자리 넋[魂]은 심리적으로 표현할 때는 마음이라 말하고 생리적으로 표현할 때는 두뇌라 말한다. 이는 천령개天靈蓋 아래 천문天門으로부터 무형無形의 통로를 통해 심장 내강內腔 좌우 심방 사이에 자리 잡고 있는 난원공卵圓孔 자리로 연결되어 있어 가운데돌단자리를 넋[魂]이라 칭하며 마음자리를 말할 때는 가슴 부분으로 표현하는 것이다.

지금까지 마음자리를 정확하게 모르니 구속받고 찍어 눌리는 마음의 중압감이 어디서 무엇 때문에 오는 것임을 깨닫지 못했다. 고로 마음에 압력으로 가해지는 영의 중압감, 기쁨과 경쾌함을 앗아가는 근원도 인식하지 못했다. 그러니 혼의 압력을 견디지 못하는 무력감으로 인해 자유로워야 할 영이 압박을 받아 제 기능을 발휘하지 못하는 것이다.

혼의 압력은 영이 정상적인 기능을 유지하지 못할 때 이성을 혼돈시키며 영의 표현 수단까지 빼앗아간다. 그래서 이성은 혼돈에 빠지고 감정은 흩어지며 의지는 침체되고 인격을 지배할 힘을 잃는다. 이런 영의 중압감은 수련자의 과거 경험으로 미루어 모두가 무의미한 결과로 느껴지도록 만들며 사람들로 하여금 자신의 존재 가치를 상실하게 만드는 요인으로 작용한다. 따라서 국선도 수련에서 기·신·정의 원리와 영·혼·백의 관계를 수련자가 육체적 체험을 통해서 직접 깨닫게 되기를 바란다.

윗돌단자리 영의 기능이 개현開顯되지 않으면 마음속에 그리는 이상이 희미해져 영적인 사고를 통해 발현되는 자신의 능력을 깨닫지 못해 영적 기능을 활성화시키지 못한다. 가운데돌단자리 신도 지배하지 못하므로 만물을 향한 사랑과 자애와 인애가 흘러나올 수 없다. 아래돌단자리 정도 생기로 생명의 근본 자리 역할을 감당하지 못하므로 자신의 존재 가치를 상실하게 만드는 원인으로 작용하게 된다.

윗돌단자리 영이 가운데돌단자리 신의 혼성을 지배하지 못한 사람은 자신만이 우주로부터 계시를 받고 자신만이 세상에 진리를 전달하는 유일한 존재라고 생각한다. 그래서 자신의 스승 앞에서도 불손하고 오만한 행동을 하며 불경스런 언행을 저지르고 그것을 하늘로부터 받은 계시인 양 자신의 영의 생각으로 위장하여 자신의 행위를 정당화하며 진정한 영성적 토대 위에 굳게 서 있다고 생각한다. 그런 연유로 윗돌단자리에서 흘러나와야 하는 사랑과 자애와 인애를 역행하는 역천逆天을 범하는 줄도 모르니 실로 안타깝기 그지없다.

가운데돌단자리는 넋나[魂我]이고 사람의 의지는 넋나에 소속되어 있으며 사실상 사람이 소유하고 있는 인격을 총괄하는 중추라 말할 수도 있다. 멍하니 다른 생각에 몰두해 있을 때 넋 나간 사람 같다고 말하는 것도 사람의 혼이 몸으로부터 떠나 있다는 뜻과 상통한다. 넋[魂]은 인격이 머무는 거처라 표현할 수도 있고 지성을 통해 사람을 통제하는 능력이 있어 혼이 관장하고 다스리는 관념의 세계를 만들어내기도 한다.

임독유통을 통해 진기眞氣가 윗돌단자리 영의 자리로 진입할 때까지는 혼적魂的 자아, 다시 말해 넋나[魂我]를 잠재워야 한다. 그렇지 않으면 임독자개를 통해 심층의식 안의 움직임을 이해하거나 그 움직임이 골윗샘을 통해 전달되는 것임을 깨달을 수 없다. 수련자는 얼나의 움직임을 따라 행해지는 삶을 통해 영이 가벼워질 때 넋나가 얼나를 압박하던 중압감이 비로소 해소되며 아래돌단자리 호흡을 통해 생기 있는 정상적인 수련자의 삶으로 환원되어야 한다는 점을 각별히 유념하라.

국선도 지도자는 최소한 얼나의 감수성이나 능력과 법칙을 알아야 한다. 그렇지 않으면 자신의 의지적인 힘에서 생기는 노력이나 생활력이 추구되는 가운데, 수련 중에나 또는 무의식적으로 나타나는 넋나의 보따리 속에서 혼(중단전)이 외부에서 끌어들이는 환영이나 환상이나 맞지도 않는 예언을 좇는 외도로 빠지기 십상이며 그것이 도단道段의 높은 경지인 양 착각하며 발설하게 될 것이다.

영(상단전)이 하는 일을 바로 알지 못하고 스스로의 기만에 빠져들면 혼(중단전)이 지금까지 살아오며 경험한 것들을 잠재의식이라는 보따리 속에서 꺼내오는 현상이라는 사실도 알 수 없다. 그리하여 혼의 작간作奸을 영의 일로 혼동하게 만들어 자신이 누구보다 영적으로 높이 올라간 수련자로 착각하는 우를 저지른다. 그리고 세상을 정화하기 위해 자신의 육체가 병고 속에 있다는 감언이설에 속아 국선도의 첫 번째 수련 목적인 극치적 체력도 이루지 못하고 외도로 빠지게 된다.

윗돌단자리 영과 아래돌단자리 정의 합일이 우선되지 않은 상태에서는 가운데돌단자리 혼을 흥분 상태로 몰아넣게 된다. 이때 수련자가 자유의지自由意志를 즐기려는 마음에 동조하므로 법리를 뒷전으로 생각하고 순서도 없이 '마음을 다스려라', '마음을 비워라', '마음을 고요히 하라'고 말하는 일반 명상으로 국선도를 끌고 가는 것이다.

이런 태도는 상당히 경계해야 한다. 자신의 어리석음이나 편견 또는 우월감 때문에 자신의 영과 직관에게 주어야 할 자신의 영적 권리를 차단하는 것에만 국한하지 않고 주변 수련자의 영적 권리조차 차단하게 만드는 큰 우를 범하기 때문이다. 지도자는 각별히 유념해야 할 부분이다.

또한 이에 동조하는 수련자는 이성과 감정을 따라 사는 삶 속에 지知·정情·의意가 인간의 삼대 심적 요소임을 깨닫지 못하고 직관에서 들려오는 소리를 외면하거나 깨닫지 못한 채로 자신의 생활이 합리적이고 재미있으며 바르다는 편견적 의지에 따라 생활한다. 그것도 모자라 가운데돌단자리 혼의 수련을 통해 사람의 혼성을 자극하니 넋나의 감정과 이성과 지知·정情·의意로 표현되는 혼이 더욱 활달하게 활동하도록 만드는 결과를 초래한다.

이때부터 혼백魂魄으로 분류되는 육신 안에서 육체와 구별되어 살던 혼의 감각에 육신이 지배당하게 된다. 육신과 혼이 융화되면 혼성이 더욱 강화된다. 넋나가 삶의 근원이라도 되는 양 아무 간섭 없이 육체적 삶의 주인으로 활동하며 혼적 감각이나 이에서 파생되는 의지의 힘을 모두 영의 일로 착각하게 되는 것이다.

혼성이 강하게 작용하는 가운데 나타나는 인간의 지혜는 수련자의 이성, 즉 마음mind에 소속된 것이며 두뇌의 산물일 뿐이다. 스스로 지혜가 있다는 마음으로 교만하게 생각하고 겸손을 상실하며 새롭고 매력적인 어구를 동원해 훌륭한 예화와 비유로 자기가 전달하려는 뜻을 청중들에게 이해시키는 법만 연구한다면 스스로도 속이고 남도 속이는 방법을 택하게 되는 것이다.

혼적 지혜에 근거를 둔 가르침은 사람들로 하여금 그들의 혼을 자극하고 감동시켜 막연히 그 이론이 옳고 좋다는 생각을 하게 만든다. 그러나 심도 깊은 수련으로 영성을 바르게 찾으려는 수련자는 윗돌단자리 얼나를 통해 도가 어떤 것인지 명확하게 깨닫고 행공을 통해 이를 받아들여야 한다. 그것이 바른 해법이고 지식에 선행되는 최선의 이치다. 국선도는 이입이 아니라 행입을 따른다는 법리를 잊지 마시라.

정·기·신 세 돌단자리에 대해 쓰면서 특정 수련자를 격하시키려는 뜻은 전혀 없다. 다만 우리에게 전해지는 국선도의 궁극적 수련이 가운데돌단자리의 혼과 마음자리를 수련하는 법이 아님을 강조하려는 것이다. 국선도는 윗돌단자리에서 잠자는 영을 일깨우고자 행입을 통해 체지체능하는 고차원적 영적 수련이다. 그러려면 혼의 기능도 유용하지만 영의 통치에 순응해야 하며 직관이 포착하는 뜻을 따라 이성과 감정이 영의 지시를 따를 수 있어야 한다.

모든 사람은 타고난 생명의 성품을 제어하거나 이길 힘이 없어 계속 가운데돌단자리의 혼신魂神이 지배하는 상태에 머물지만 지성과 감정에서 흘러나오는 행동이나 행위를 통해 자아의식을 선화善化하고자 노력할 때 자신을 변화시킬 수 있다는 각오로 수련에 임해야 할 것이다.

다시 강조하지만 윗돌단자리를 통한 영성의 발현 없이는 가운데돌단자리의 혼신을 결코 지배할 수 없다는 점을 기억하라. 만물 속에 깃든 자연의 실체 속에 존재하는 밝의 순수한 참된 빛이 수련자의 의식을 비출 수 있도록 수련해야만 마음의 움직임을 아래돌단자리에 가둘 수 있고 정식靜息 가운데로 진입할 수 있다. 이 법리를 알지 못하면 자신의 수련을 정식으로 인도할 수 없다.

더불어 항상 마음을 개심開心해야 한다. 그렇지 못하면 마음이 자유롭지 못하고 감추는 것이 많아진다. 자연 앞에서도 마음이 자유롭지 못하고 비밀스럽고 신비하게 자신을 위장하며 밝의 순수한 빛 가운데로 나오지 못하고 은밀하게 자신을 속박하는 삶을 살게 된다. 진정 열린 마음이란 혼신의 지배를 받는 것이 아니라 영성의 지배 아래서 영적인 얼나가 이끌어주는 것을 뜻한다. 이때 자아의식을 통해 나타나는 한 가지 모습이 바로 자기 성찰이다.

여기까지가 국선도 정각도 단계에 초점을 맞추며 자기 정화를 위해 노력하며 자아 생명의 강건한 성장을 통해 극치적 체력을 만드는 데 필요한 몸의 유연성을 기르는 수련 과정이다. 더불어 생양生養된 기혈이 전신에 활달하게 순환되도록 원기단법을 통해 사용하지 않던 근육의 강인성을 양육하는 수련 단계다.

한 가지 유의할 점이 있다면, 성찰을 통해 자신의 전 생애를 반추하다 보면 자연스럽게 자기 자랑과 교만함이 생겨나게 된다. 여기서 자기 성찰이 자신의 성공과 실패에만 초점을 맞추고자 연민을 자극해서 행공자의 생각이나 느낌과 욕망의 원천을 살피는 데 국한된다. 지나친 이기주의적인 자가당착에 빠지지 않도록 유념하라. 날마다 자신을 성찰하는 일이 그래서 중요하고 꼭 필요하다. 가운데돌단자리의 혼신은 범사를 감정으로 시작한다. 감정은 변덕스럽게 변하기 때문에 감정을 따라 애정과 욕망과 느낌에 묶여 살면 원칙을 벗어나기 쉬우며 종종 반사적 동태動態(변동하는 상태)로 나타난다.

가운데돌단자리 혼신의 작용에 흥분하면 흥분한 시간 안에서 자신의 이익을 추구하며 열심을 내는 척하는 수도인으로 전락하게 된다. 지극히 합리적 사안을 놓고도 자기 잣대로는 이해할 수 없다며 불합리한 것이라고 고집을 부리는 사람도 있다. 이때 자신을 냉철하게 살펴서 이성이나 감정으로 분별할 수 없다고 판단되는 것들은 허상이라 믿고 좇지 말아야 한다. 그걸 끝까지 옳다고 고집스럽게 좇아가느라 시간 낭비할 뿐만 아니라 주변의 동료나 정각도 고수들로부터 쓴 소리를 듣는 경우가 있다.

그래서 옛 선인들은 "국선도를 사람의 이성으로 이해하는 것과 마음속으로 믿는 마음은 별개의 것"이라고 말씀하셨던 것이다. 여기서 이해란 단순히 이성이 진리의 사리事理를 이해하고 믿는 마음이 생겨 심신 단련에 좋은 수련법이라고 생각하게 되는 것이다. 그러나 국선도를 우리 민족 고유의 도법으로 여기는 믿음은 행입을 통해 수련하는 사람의 몸과 마음이 체능을 위주로 국선도와 연합하게 되는 것을 뜻한다.

이렇게 볼 때 국선도를 이성으로 이해하는 사람과 믿는 사람의 차이는 혼과 영의 수련 차이와 동일하다. 국선도를 이성으로 이해하는 사람은 어찌 보면 국선도인이 아니라 필요에 의해 수련하는 수련생일 뿐이다. 그러나 체능을 통해 믿음을 갖고 수련하는 사람은 국선도인으로 그 중심에 국선도 주의사상인 일화정선의 참뜻을 숙지하고 우리 육신이나 정신세계에 깃들어져 있는 정선正善을 따라 변화하는 과정을 수련하는 사람들인 것이다.

이제까지 목적도 없이 세월을 축내다가 할 일 없어 국선도에 입문한 사람들은 혼에 의지하여 사람들 위에 군림하려는 마음으로 파당을 만들고 순전히 혼의 힘만을 믿고 영성이 참된 생명의 원동력이라는 사실조차 깨닫지 못하고 배영培靈하는 수련을 게을리하게 된다.

영성은 참된 생명의 원동력이다. 영감은 언제나 수련자의 내부 심층에서 발출拔出된다. 반면 혼신에 속한 감정은 외부로부터 안으로 침입해 들어와 외부 환경의 영향을 받는다. 그래서 외부의 변화에 부딪히는 순간 환경에 따라 움직이며, 자극을 받으면 활달해지고 자극이 없으면 시들해지는 것이 가운데돌단자리 혼신의 속성이다.

현재 비非수행자들이 영과 혼의 존재를 파악하기란 불가능하다. 따라서 참수행자들에게 나타나는 갖가지 현상과 표현을 통해 지도받도록 해야 하며, 영이 우리의 윗돌단자리 안에 유형도 무형도 아닌 독립적 존재로 있으면서 갖가지 능력을 유출하고 있으니 영의 본질을 캐기보다 그 기능을 먼저 아는 것이 순서다.

혼과 영은 별도의 감각이 있다. 혼의 감각은 오감五感과 직감直感이며, 영의 감각은 직관直觀과 양심良心이다. 오감과 직감인 혼의 일들은 불분명하고 희미하지만 영의 기능인 직관은 판단과 추리와 같은 사유 작용을 가감하지 않으므로 대상을 직접 파악하고 침투하는 순수한 힘이 있어 모든 일을 정확하게 파악한다.

영의 기능을 자세히 살펴보자. 첫째, 도덕적 가치 기준을 판단해서 정선正善을 행하고 사악한 것들을 퇴치시키는 의식으로 보통 양심이라 말한다. 둘째, 판단이나 추리와 같은 사유 작용을 가감 없이 직접 파악하되 순수하고 정확하게 도출시키는 직관이라는 기능이 있다. 셋째, 골윗샘(송과체)과 궁강에서 영이 일으키는 파장을 기파氣波에 실어 상호 영적으로 교류한다. 단 이 세 가지 기능은 혼합적으로 나타나기 때문에 어느 한 가지에 국한하여 설명하기는 어렵다.

영의 기능 가운데 정선으로 표현되는 양심은 죄를 질책하고 악을 미워하기 때문에 수련자에게 내심으로 성향이나 행동에 대해 은밀하게 알려주며 시시비비是是非非를 판단해준다. 의義를 인정하는 영의 기능은 순수하고 정확하게 사물을 판단해서 선악을 밝혀 양심을 정결하게 하므로 직관이 소생하도록 심층에서 내기를 표출시켜 전달하려는 소리를 행공을 통해 체능하도록 노력하길 바란다.

그렇다면 양심이란 무엇인가? 양심은 영의 천문天門이다. 이 천문을 통해 하늘기운과 밝의 참빛이 수련자의 영 속으로 비쳐 들어와 수련자 전 존재를 밝의 순결무구한 빛으로 흘러넘치게 수련해야 한다. 이때부터 자신의 과오와 잘못을 노출하고 정죄하는 일을 밝의 빛을 통해 행함으로써 양심의 일들을 활달하게 키울 수 있도록 체지해야 한다.

속임수를 통해 죄가 누적되면 영의 천문이 밝의 빛을 받아들이는 능력이 차츰 소멸되어 양심의 가책이 무뎌진다. 이때부터 죄로 말미암아 양심이 마비되며 직관은 둔화되고 영성을 맑게 하려는 수련에서 멀어지게 된다. 그러니 자연히 우수한 지식, 열성적인 노력, 흥분된 감정, 강한 의지들이 양심을 대신해서 감각적 진보를 추구하여 영적 수련의 길에서 벗어나게 만드는 것이다.

윗돌단자리 영에서 이루어지는 일들은 진기단법 임독자개 수련 시에 진기가 골윗샘(송과체)과 궁강으로 유주할 때 일어난다. 이 시기에 밝점을 통해 윗돌단자리 영의 기능을 점차로 정확하게 알게 되는데 윗돌단자리 영에서 행하는 영령을 따라 사는 삶과 진아眞我를 찾는 행공에 큰 도움을 받을 것이다.

그러나 상기한 세 가지 영의 기능은 어느 하나도 영이 아니다. 영은 본질적으로 개인적이라 볼 수 없고 영의 본질은 현재 의식이나 무의식 세계에서는 찾기 힘들다. 최소한 통기법에 진입해서 진기단법의 잠재의식을 지나 삼합단법에서 심층의식에 도달하는 경지에 이르러 자신의 감정이 죽을 수 있어야만 영의 본질을 자각하기 때문이다.

영은 유형적 형태가 아니면서도 윗돌단자리 골윗샘과 궁강 안에 존재하면서 영적 본질을 소유하고 있다. 그래서 영적 유용성의 여부는 사람의 내적인 생각에 갇혀 있지 않고 행공하는 수련자의 숙정肅靜 가운데 영의 기능들이 알려주는 가르침 안에 존재하는 것이다.

그렇다면 인체의 어느 곳에 영·혼·백이 깃들어 있는가? 이를 알지 못하면 영·혼·백으로 설명하는 국선도의 정통 법리를 알지 못해 도단道段을 줄 수가 없다. 이런 도단을 따르지 않을 때 가운데돌단자리 혼신을 활달하게 만들기 위한 마음수련원으로 전락하고 마는 것이다. 수련자 스스로 자신이 영적 수련자인지 아니면 혼적 수련자인지 한번 판단해보라. 이 판단 기준은 타인이 아니라 바로 자신의 자각에 달린 것이다.

수련 행공을 하는 가운데 외부에서 일어나는 일을 생각하면 마음이 분요해지고, 외부에서 생긴 일들을 마음 가운데로 끌어들이는 혼의 작간으로 인해 윗돌단자리 영기靈氣와 상통하는 길을 조봉遭逢할 수 없다는 점을 유념하라. 마음의 분요를 차단하려면 청각조차 차단하고 내면에서 들려오는 양심의 소리를 듣는 수련을 병행해서 정신이 흩어지지 않고 그 소리를 듣는 데 몰두하면 밝점에 더 잘 집중될 것이다. 참고로 조신과 조식은 외계의 힘을 빌려 의지하는 혼적인 것이라면 마음을 고르는 조심은 내부에서 움터 나오는 힘이며 정심正心으로 가기 위한 영적 교량이라는 점을 부기한다.

다음 도표는 세 돌단자리의 특성을 간단명료하게 정리한 것이다.

윗돌단자리 영기靈氣는 몸의 근체根蔕, 다시 말해 몸의 꼭짓점이 되는 뿌리이기 때문에 머리부터 전신까지 있다. 따라서 우리는 영을 분석하고 영의 모든 법칙을 자세히 검토해야 한다. 영은 유형적인 것도 무형적인 것도 아닌 오직 실체로서 존재하며 밝을 좋아한다.

밝이란 양陽의 기운을 운반하는 불통[火桶]이고 엔돌핀은 영성이 풍기는 영약靈藥이며 영기는 밝을 좋아하고 신령한 세계를 동경하며 양심에서 우러나오는 기운임을 체득해야 한다.

양심에서 나오는 영기는 직관에 따라 판단하고 직관의 지시에 순응하지 않는 모든 행위는 용납하지 않으며 영은 오직 골윗샘과 궁강 안에 거하고 자아는 혼신 안에 거하며 감각은 몸에 거한다.

국선도 수련자는 영의 서로 다른 기능들에 익숙해진 다음에야

기氣	신神	정精
윗돌단자리 (상단전)	가운데돌단자리 (중단전)	아래돌단자리 (하단전)
머리[頭]	가슴[心]	기해혈부氣海穴部
생각[思]	결상結想	힘[力]
영靈	혼魂	백魄
귀향歸鄕	비飛	산散
골윗샘(송과체)	난원공卵圓孔	신장腎臟
영감靈感으로 정신적 실체가 되는 불사불멸의 비물질적 실체로 얼이라 표현한다.	마음의 작용을 주계하는 곳으로 넋이라 표현한다.	물질이 하나의 형상을 이룬 인간의 육신을 말한다.

영의 기능을 지배하는 법칙을 알 수 있을 것이다. 이런 법칙들을 알고 이런 법칙에 익숙해진 후에야 영을 따라 영의 법칙을 준수하는 수련에 적응할 수 있게 된다.

영을 바르게 체능하거나 체지하려면 이런 지식을 찾기 위한 수련은 필수불가결한 것이 될 테지만 이를 추구하기 위해 가운데돌단자리 혼신을 너무 지나치게 사용하면 안 된다. 왜냐하면 인격의 본질은 넋나이며 혼은 의지와 지성과 감정의 세 가지 기능을 가지고 있기 때문이다. 이 세 가지 기능 가운데 하나인 의지는 혼을 따라 육신의 유혹에 잘 동조하고 정욕과 욕망에게는 아주 잘 굴복하는 습성이 있다.

여기에 혼이 지적 능력을 나타내는 지성을 발휘하면 정신적 활동을 자극하는 혼기魂氣를 통해 정기精氣를 필요로 하는 느낌을 공격하면서 욕정을 자극해 정선正善에 들지 못하도록 육신의 일을 이용한 다음 육신과 연합하여 혼신魂神을 통해 사람의 전체를 움직이는 힘으로 보이지 않게 작용한다.

혼신이란 가운데돌단자리의 마음이다. 마음은 사람의 사고를 담당하는 두뇌이기도 하다. 마음은 심리적인 개념이요, 두뇌란 생리적 개념이라고 앞에서 설명했다. 혼의 속성은 형체나 냄새로는 느낄 수 없고 경험계에서만 관계되는 지성으로 느낄 수 있다. 혼기는 흥분을 잘하고 작은 것에 만족하기 때문에 혼적 지식은 모든 수련인에게 도움이 되지 못한다.

혼적 의지는 행行과 불행不行, 가可와 불가不可를 결정짓는 능력을 가지고 있다. 사고 작용을 하는 지성은 사람의 지적 능력을 나타내며 지적 능력 안에는 지혜와 지식과 추리가 포함된다. 따라서 혼이 외부에서 끌어들이며 사물이나 사건, 주위에서 일어나는 일들을 통해 희미하게 알게 되는 일들을 믿는 마음이 생기므로 가운데돌단자리도 지나치게 사용하면 안 된다.

영적인 일들은 외부에서 일어나는 사건이나 주위 환경에 휩싸이지 않고 수련자 마음의 심층으로부터 직접 표출되기 때문에 영과 혼의 관계나 연관성은 아주 밀접하다. 따라서 영적인 수련자는 혼적 감각과는 전혀 다른 감각을 자신의 심층 가운데서 탐지하게 되고, 그것을 외부로 표출할 때는 몸을 통해 혼신에 의해 나타나는 감각과는 판이하게 다르게 나타난다는 것을 안다.

영과 혼은 비슷한 점이 너무 많아 이를 판별하는 일이 초기에는 어려울 것이다. 그러나 밝점을 내관하면서 밝점을 좇아 윗돌단자리 영의 자리 골윗샘(송과체)으로 인도되는 통기법 수련을 하게 되면 영이 직관을 통해 발현시키는 삶으로의 변화가 수련자에게 찾아들면서 정선正善으로 서서히 변화되는 것을 느낄 것이다.

영성을 깨닫고 영이 소생하지 않으면 영이 수련자에게 부여해 주는 성품을 받을 수 없다. 그리하여 생존욕과 욕망에 대한 집착의 끈을 놓지 못하고 우몽愚蒙과 무명無明의 길에서 탈피하지 못하게 된다. 기존 사상과 신조에 집착하지 않고는 편안한 경지의 깨달음으로 정진할 수 없다고 스스로 느끼며, 탐욕과 행락이 천박하고 비속한 우몽과 무명의 길이며 자신을 괴롭히고 참도[眞道]의 길을 왜곡시키는 첩경이기에 오욕五慾과 함께 버려야 한다는 깨우침을 자각하지 못한다.

따라서 국선도 수련자는 골윗샘과 궁강에 걸쳐 상주하며 숙면하고 있는 영성을 일깨워 그 영적 토대 위에 명백하게 나타나는 실상을 현상現象하는 정신이 감각적 경험에서 시작해 초감성적 절대지絶對知에 이르기까지의 의식 경험을 통해 심도 깊게 자각하도록 연공煉功해야 한다는 점을 다시 한번 염두에 두기 바란다.

현대인들은 영과 인간관계를 학문적으로나 명목상으론 알고 있어도 경험상으로 영을 분별할 줄 모르며 자신의 느낌이나 마음에 떠오르는 순간적인 사유를 영의 기능으로 착각하고 있다.

그러나 옛 선인들께서는 영의 기능을 깊은 심층의식 속에 진입해서 세부적으로 찾아내시고 후손들에게 영의 기능을 알도록 하셨다. 영의 기능을 알지 못해 영을 따라 생활하지 못하고, 영을 따라 정선으로의 삶을 영위하지 못하는 데서 벗어나 바른길을 갈 수 있도록 인도해주신 것이다.

우리는 영의 기능을 체지함으로써 내정돌입內庭突入을 잘하는 가운데돌단자리 혼신을 길들여 지배하고 영에게 순종하게 만들어 참나를 찾는 곳이 윗돌단자리 영성임을 자각해야 할 것이다.

영의 기능에 대해 예를 들어 설명하자면, 우리가 어떤 일을 결정하려 할 때 이상하게 마음속에서 감정이나 이성적 의지로 결정한 일들에 대해 반대하는 내면의 소리 없는 파장을 느끼거나 자신이 원하는 일이 불합리하다는 것을 느끼도록 강력하게 유도하는 어떤 힘의 실체를 느낀 적이 있을 것이다.

이것은 우리가 원하는 것을 반대하는 감정이나 이성적 의지와는 관계가 없다. 이 파장을 국선도에서는 영의 기능 가운데 하나인 직관적 기파氣波 또는 영파靈波라 표현한다. 영기가 직관을 통해 심층에서 자신을 나타내고 있는 것이다. 직관과 감정의 차이를 많은 사람들이 느끼지만 무의식적으로 느끼기에 영성 가운데 하나인 영파의 발현을 그냥 지나치는 일이 많을 것이다.

이는 자신의 심층 내부에서 영이 알려주는 영적 의식 감각이 예민하지 못하고 영의 감각과 혼의 감각을 분별하지 못해 영이 수련자에게 요구하는 뜻을 바로 알지 못하기 때문이다. 영이 둔화된 상태에서 혼이 감각을 통해 수련자가 필요로 하는 것을 요구할 때면 이것이 혼신이 요구하는 것인지 영성이 요구하는 직관의 사유 작용인지를 알지 못해 그냥 지나치고 마는 것이다.

수련자의 외부에서 발생하는 어떤 일들이 마음이나 감정에서 온 것이라면 그것은 가운데돌단자리 혼신의 생각이지 직관에서 오는 영성이 발현시키는 영파나 심층에서 유출되는 영적인 소리가 아니다. 혼신은 영성에 종속되지 않고 독자적으로 활동하는 습성이 있어 영성의 지배하에 들기 전까지는 외부로부터 심중으로 내정돌입을 감행하며 육체의 감각과 이성을 타고 감정을 통해 침투하는 것이다.

임독유통법에서 아래돌단자리 정을 땅 또는 땅의 힘으로 비유하고 윗돌단자리를 하늘 또는 하늘의 밝으로 비유하여 땅과 하늘의 만남이 먼저 이루어지고 난 후에 가운데돌단자리 사람의 자리가 합일되어야 하는 법리는 바로 이 때문이다.

범사에 대해 혼은 희미하게 알고 이해한다면 영은 확실하고 선명하게 안다. 지금까지 혼에게 종속된 삶에서 탈피해 영적으로 확실하게 아는 법을 체지하는 수련은 임독유통 과정 중 윗돌단자리 영대靈臺의 열두 대문 가운데 열 번째 문에서 이루어지기 시작한다. 윗돌단자리 영의 자리는 밝의 대생명력인 하늘의 양기陽氣를 쌓아놓는 창고로 비유되는 곳이다.

이때 수정처럼 맑고 깨끗한 하늘의 밝빛이 영의 자리로 쏟아져 들어와 잠자던 영을 일깨우며 영이 소생하도록 적정寂靜 가운데 행공하며 깨달음의 경지가 한층 높아질 때 자기 자신의 깨달음만 옳고 현명하다고 생각하는 것 또한 매우 위험하다는 점을 명심해야 한다.

　순결무구한 영적 상태에서 어떤 사물의 형태가 밝을 통해 자신의 심상에 나타나거나 과거 자신의 죄과를 참회하는 마음이 생겨서 참회를 하고 난 후에 고범故犯[15]하지 않고 일화정선 가운데 통기법에 승단한 행공자는 영파를 작동하기 위한 행공에 돌입해야 한다.

　아래돌단자리에서 축정과 축기를 통해 형성된 진기가 기화氣化되어 임독유통의 길을 통해 윗돌단자리로 상승하면 윗돌단자리는 밝의 대생명력인 하늘기운을 천문을 통해 받아들여 어우러지게 된다. 영의 천문에서 받아들인 밝의 기운을 통해 영기가 빛을 발하고 외부로 폭사輻射되는 것을 느끼도록 행공할 때 수련자의 정화된 내원기가 윗돌단자리를 향해 자연스럽게 모여든다. 수련자의 영기와 밝의 대생명력이 서로 영합하는 이때가 수련자에게 가장 위험한 때이면서 또한 가장 큰 환희가 도래하는, 양극兩極이 교차하는 시점이다.

　영적 발상지인 골윗샘과 궁강은 진아眞我의 씨앗을 찾는 곳이기에 더욱 정심正心으로 정수靜修하며 정좌靜坐가 필요하니, 고요한 자세가 이루어지지 않고 마음이 흔들리면 육체의 균형을 상실한다. 이때의 고요한 자세란 단순히 고요히 앉아 있는 것을 말하지 않고 내적 흐름을 통해 영성의 정靜을 이뤄나가는 자세를 말한다. 이 시기부터 스스로의 심안心眼이 밝점을 통해 윗돌단자리로

---

15 습관적이거나 일부러 똑같은 죄를 반복해서 범하는 것.

진입해 들어가 그 속에서 스스로를 찾아야 하는데 여러 현상을 보고 느끼게 해주는 곳이 바로 이곳이다.

화두선話頭禪을 하는 분들은 '나는 누구인가', '나는 어디서 왔는가', '나는 어디로 돌아가는가?'라는 화두를 품고 청빈을 으뜸으로 삼으며 수행에 정진하지만 사람의 영이 어느 곳에 존재하는지를 모르기에 내정돌입한 혼신에게 이끌림을 받는 줄도 모르고 수행하는 실정이다.

수도자가 혼신에게 이끌림을 받으면 영기의 활동이 강하게 작용하는 심층의식까지 도달할 수 없다. 그러니 내 존재의 깊은 심원을 깨달을 수 없어 마음가짐이 흐트러져 청정심淸靜心에 들지 못하고 표리表裏가 다른 행동이 나타나서 진아를 찾기가 힘들어지는 것이다.

어찌 되었든 정련된 내원기가 윗돌단자리를 통과하기 위해 수련자의 노력이 가장 많이 필요하고, 가장 많은 이상異象과 환상과 현상을 발견하고 보게 되며, 가장 많은 정수靜修의 노력과 인내가 필요한 것이 바로 윗돌단자리에서 영성을 찾기 위한 수련이다.

윗돌단자리에서 영성과 진아를 찾고 스스로 확인할 수 있다는 국선도의 가르침에 대해 수련자는 강한 믿음을 가져야 할 것이다. 영의 실체도 모른 채 진아를 찾는다는 것은 언어도단이다. 머리로 아는 것과 행공으로 아는 것은 큰 차이가 있다. 지적으로 안다고 이루어지는 것이 아니다. 법리를 알아야 이루어지는 것이다. 밝점을 통한 강한 신념으로 찾을 수 있다는 마음을 갖고 긍정적 사고 위에 피나는 노력과 수련을 통해 체득하길 당부한다.

불가능이란 노력하지 않는 사람들의 변명일 뿐이다. 노력의 대가는 결코 이유 없이 사라지지 않는다. 이 점을 명심하고 윗돌단자리에 소속된 골윗샘(송과체)과 궁강의 비밀을 체능을 통해 체지하기 위한 수련에 들어야 한다. 이때는 절대로 남을 판단하지 말고 청결하고 겸손하며 순수한 영성만이 사람을 분별하는 능력을 키워주고 직관 작용을 배양하는 지름길임을 자각해야 한다. 또한 하나 같으나 하나가 아닌 별개의 거처에 거하는 영과 혼에 대한 분별력을 키워서 기만하는 말이나 거짓을 진리로 가장하는 세상의 가르침에서 벗어나 영적 수련자로 거듭나길 바란다.

그러려면 마음의 이끌림에 종속되지 말아야 하고 가장 영리하다는 두뇌도 믿지 말아야 하며 수련자의 영성을 계발해서 신비현상이 범람하고 거짓을 진실처럼 호도하는 세상에서 기만당하지 않는 수련자가 되어야 할 것이다.

윗돌단자리를 관념觀念으로 찾아 들어갈 때 직관적 작용에 의해 영파를 통해 심층으로부터 무엇인가를 알게 되는 것을 예지豫知라 한다. 이 실재實在를 수련하는 사람의 윗돌단자리에 나타나도록 하는 수련은 수련자로 하여금 윗돌단자리를 통해 영을 이해하도록 하는 것이지 이 단계에서 영력을 사용하거나 영적으로 민첩해지거나 영성이 도약하는 것은 아니다.

인간은 절대로 이성적 합리화를 통해 영을 알 수 없다. 영에 대해 이성으로 이해하고 있다 하더라도 천령天靈이라는 보이지 않는 실재를 바라보지 못하기 때문에 영에 대해 이해할 수는 있어도 알 수는 없다.

국선도에서 윗돌단자리를 관념으로 찾아 들어가게 하는 것은 이성이 이해하는 것보다 훨씬 심오한 영선과 영적인 세계의 실재를 바로 알게 하기 위함이다. 나아가 영성의 순수함을 통해 새로운 영계靈界를 알게 하고 일화정선의 참된 오의奧義를 깨달으며 영의 예지를 통해 영적 유용성을 높은 차원으로 끌어올리려는 것이다.

여기서 수련자가 예지를 통해 영적으로 도약한다 해도 정신적으로 밝빛을 통해 고차원의 경지로 진입하지 못해 관념의 법칙을 오용하게 되면 자연을 파괴하고 창조력까지도 파괴력으로 변화시킨다는 진리를 깨달을 것이다. 또한 영적인 생각 속에서 비롯되는 창조력 있는 모든 물체는 형태 없는 정기精氣로 무형의 진기眞氣라는 것을 깨닫게 된다.

정기精氣라는 무형無形은 형태를 가진 유형有形으로 변형 생성하고, 변형 생성하는 유형은 마음속에서 영이 하달하는 전달성에 의해 내관념으로 결집된다는 명확한 확신을 갖고 수련할 때 수련자 스스로 영계의 신비한 체험을 체지하게 된다. 나아가 영적으로 존재하는 의식 상태가 완전해질수록 수련자의 영안靈眼이 열린다.

이때에 이른 수련자는 윗돌단자리 안에 존재하는 내면의 영안을 통해 내 존재의 중심자리[中氣土]를 벗어나지 않고도 현존하는 육체라는 옷보다 더 찬란하고 깊은 영체靈體를 깨닫게 되며, 세상 사람들이 영적인 몸과 육적인 몸이 따로 있음을 알지 못하는 데 안타까움을 느끼게 된다.

따라서 윗돌단자리에서 의식의 가장 깊은 심층까지 진입해 들어갈 때 꾸준한 수련을 통해 자신의 것으로 체지하기 위한 노력이 필요하다. 세상의 학문을 배우는 데 걸리는 시간과 임독 유통을 통한 영적 깨달음까지 가는 데 걸리는 시간을 한번 비교해보길 바란다. 영성이 밝아져 영적 깨달음을 얻기까지 걸리는 시간은 어쩌면 무한대일 수도 있고 며칠 못 가 이루어질 수도 있지만 이 깨달음을 얻으려면 반드시 윗돌단자리에서 열두 대문을 바로 보고 바로 알아야 한다.

영과 혼의 혼동에서 벗어나려면 우선 직관과 직감을 혼동하지 말아야 한다. 직관을 이성으로 대치하려는 고집에서 벗어나 자신의 영이 소생할 수 있도록 사물의 바탕[質]을 놓고 다투는 마음에서 사물의 원천을 알기 위한 영적인 삶을 사는 법을 배워나가야 한다. 이것이 수련자가 가져야 할 일생의 과제다.

어찌 보면 우리는 아직도 영에게 활동할 기회를 주지 않고 직관이 행해야 할 일을 하지 못해 혼신이 억압하는 권력 밑에서 혼에 의지하여 영교靈交도 하지 못하고 예지를 통한 능력도 찾지 못하고 있다. 그래서 혼신에 소속된 지知·정情·의意가 윗돌단자리의 영성 아래에 내려앉지 못함으로써 아직도 발광하는 정욕을 통해 생각을 방황하게 하는 혼의 이론과 계획으로 꽉 차 있다.

그러니 조용한 가운데 세미하게 심층으로부터 자기自己를 발현시키는 직관의 소리를 들을 수 없고 영에 소속된 직관이 강하고 튼실하게 자랄 수 없는 상황이 된다. 이제부터 국선도 수련자는 영적 수련을 심도 있게 해서 외적 모양의 지식에 현혹되지 말고 자신 안에서 영성이 자라도록 행공해야 한다.

영원한 생명의 상징인 영은 불멸이며 죽음과 노쇠와는 무관하다. 다만 물질계가 영계를 감싸고 있어 대자연의 영성이 생각과 행동 전체를 지배하는 것을 가운데돌단자리 혼성이 차단하고 있다. 그럼으로써 인간의 능력을 한계성 안에 가두고 부정적 사고 속에 묻혀 살게 만드는 혼신의 속성에 이끌리게 되는 것이다.

이제 국선도 수련자는 가운데돌단자리 혼신의 마음 수련이 아니라 영기가 주는 능력으로 대우주로부터 흘러나오는 영력을 통해 참다운 이상을 충실하게 따라야 한다. 고상한 인격과 영혼의 순수함 그리고 도덕의 고결성을 성취하는 수련에 진입하기 위해 선현들의 뒤를 따라 그분들이 품고 계셨던 차원 높은 이상을 수련자의 이상으로 삼고 수련에 맹진해서 국선도 하늘선인들이 성취한 삶을 이루어내도록 영혼의 일을 밝혀야 할 것이다.

이런 일을 통해 세상 모든 사람이 대우주의 자녀로서 아직 개현되지 않은 잠재된 잠재의식을 계발하고, 한 발 더 나아가 심층의식 가운데로 인도되어 높은 경지의 궁극적 완전에 도달하기 위해 노력하며, 하나로 결집되어 대자연의 법칙을 깨닫고 대우주가 소우주에게 주는 가장 큰 일인 영적 수련자가 되길 바란다.

국선도 수련이 육체적 건강만을 위한 수련이었다면 어찌 유구하게 흐르는 민족정기와 공도公道의 뜻을 담아올 수 있었겠는가. 또한 어떻게 세상에 퍼져나가고 우아일체宇我一體를 추구할 수 있으며 하늘 선인들께서 세상에 펼치려 하셨던 도법을 능력으로 표출할 수 있었겠는가? 이 물음을 항시 생각하며 선도일화仙道一和로 구활창생救活蒼生하길 바란다.

9장

국선도 임독유통법

국선도 임독유통법

늦은 감이 있지만 이제라도 국선도 수련자들께 임독자개법任督自開法을 밝히려 한다. 그 이유를 밝히면 다음과 같다.

첫째, 지금까지 시중에 수련원을 개설한 사범師範이나 법사보法師補, 심지어 법사法師까지도 임독자개법을 자세히 알지 못하고 있는 실정이니 이를 밝혀 지도자들로 하여금 체지체능하도록 하려는 것이다.

둘째, 임독자개법을 체능하지 못했거나 바르게 알지 못하면 국선도 수련을 올바르게 지도할 수 없을 뿐만 아니라 고차원의 행공과 수련 증진이 이루어지지 않는다. 그래서 이를 밝혀 아집과 욕심과 명예욕과 금전욕에 사로잡힌 지도자를 일깨우고 수련하는 모든 사람이 임독자개법을 공유하길 바란다.

국선도 지도자가 아니라 정법正法을 배우려는 사람들도 이제 올바르게 국선도를 배워, 중기단전행공법中氣丹田行功法 전편前篇을 수련하며 밝점을 완전히 잡고 중기단전행공법 후편後篇에서는 밝점을 이끌어주며 건곤단법乾坤丹法에서는 밝점을 운용할 수 있어야 한다.

그런 연후에야 임독자개법을 시도할 수 있고 임독자개법을 완숙하게 익혀야 십사경十四經이 활달하게 주회하며 십사경유통이 활달해져야 팔기경八奇經 유통이 된다. 아래돌단자리 호흡을 통해 가장 중요시하는 것이 바로 이 '유통'이다.[1]

그런데 법리를 모르는 사람은 임맥과 독맥이 자개되지도 않았는데 기통氣通되어 있는 십이경을 포함해 십사경 유통을 지도하고, 그것도 모자라 기경팔맥奇經八脈 유통법이라며 진기眞氣를 회음단전을 거쳐 대맥帶脈을 통하면 그냥 돌아가게 되어 있다며 수련자들을 현혹하고 장생구시를 해치고 있는 실정이다. 선도는 상고시대부터 우리 민족이 무병장수를 위해 이어온 단리로서 영생을 목적으로 하는 것이다.[2]

국선도 임독자개법이나 십사경유통법은 어렴풋이 어디서 어떻게 기를 보내라는 것으로는 결코 설명되지 않는다. 정확하게 진기가 들고나는 혈명穴名이 있으며 그 혈을 통해야 진기가 유통된다. 그 길을 조금이라도 벗어나면 정기精氣가 유통되는 것이 아니라 자기 최면에 의해 화기火氣가 움직이고 열기熱氣의 유주流周를 느끼는 듯 착각한다. 기경팔맥은 경經과 관련이 없기 때문에 기경

---

[1] 청산, 《국선도법—영생하는 길》, 322쪽 참조.
[2] 청산, 《국선도법—영생하는 길》, 320쪽 참조.

팔맥이라 하는 것이며, 이는 국선도 정통 유통법과 거리가 멀다.

십이경에 정기精氣가 가득 차 넘치면 절로 기경奇經으로 정기가 흘러들게 되는데 이는 연못에 물이 차면 흘러넘쳐 개울을 통해 심해로 흘러 들어가는 이치와 같다. 임독맥이 자개하여 정기가 통하면 십이경, 팔맥과 삼백육십오락이 차제로 모두 통한다.3 국선도 통기법通氣法에서는 이렇듯 경락經絡과 임독자개법과 팔기경 등 일체 경락 유통법을 중시한다.4

여기서 '임독맥이 자개하여 정기가 통하고 계속하여 십이경과 팔맥과 삼백육십오락이 차제로 모두 통하며'라는 대목을 주의 깊게 봐야 한다. 이 말은 곧 임독이 자개되면 나머지는 기통既通되어 있어(이미 통하 있어) 관념觀念에 의해 자연스럽고 활달하게 유통된다는 뜻이다. 이런 법리를 모르고 임독자개의 뜻도 몰라 짧은 수련의 깊이로 공명심에서 만들어낸 허구가 바로 기경팔맥 유통이란 사실이다.

여기서 알아둬야 할 것은 십이경유통을 할 때도 임독자개와 같이 각 혈자리를 어떻게 열고 어떤 증상이 나타나며 어디서 어떻게 해야 하는지를 알려주는 명확한 지도 지침이 있다는 것이다. 진기를 하지下肢로 내릴 때 어느 혈자리에서 양경陽經으로 내리고 올릴 땐 음경陰經으로 올리되 어느 혈자리에서 상합하여 독맥으로 올리는지에 관해 국선도 내에서 전해지는 분명한 법리가 있다.5

---

3 청산, 《국선도법—영생하는 길》, 319쪽 참조.
4 청산, 《국선도법—영생하는 길》, 322쪽 참조.

이런 법리를 모른 채 구이지학의 혀끝에 놀아나는 풍조를 반성하고 몸으로 체능하여 바른 행입을 하는 풍토가 조성되며 체지체능이 수련하는 행입자들에게 얼마나 고귀한 것인지를 깨닫게 하는 것이 세 번째 목적이라 할 수 있다.

청산 선사는 임독자개를 두고 '도문시재道門始在'라 하셨다. 즉 임독맥이 자개되어야 비로소 도문으로 들어선다는 뜻이다. 또 도에 들어가는 길은 두 가지밖에 없다고 하시며 옛 고승 원효 대사의 '입도다도 불출이종入道多道 不出二種'을 빌려 말씀하셨다. 입문하는 길은 많지만 단 두 종류로 나뉜다는 것인데, 이입理入과 행입行入이 그것이다. 이치理致로 들어가는 이입은 통리通理함이 첫째요, 이시행입二是行入이라 몸으로 직접 체지체능하며 들어가는 행입이 두 번째 길이다.

이입의 통리通理는 통기通氣를 마음과 몸으로 깨닫지 못하고 귀로 들은 것을 입으로 주워섬기는 사람들에게 쉬운 길이니 그들을 보통 설경자舌耕者라 한다. 입으로 농사짓는 사람은 가을에 거둘 것이 없어 통리를 한다 해도 사실은 한 가지라도 몸으로 체지체능한 행입자만 못하다. 몸과 마음이 같이 동動하고 같이 작용하는 것이 국선도인 것이다.

중국 사람들은 요즘 말로 말하면 짝퉁과 모방의 명수들이다. 기회만 있으면 우리 것을 가져다 능한 말솜씨와 글로 응용해서 우리 고유의 임독자개법도 저희들 것인 양 그럴듯하게 설명하고

---

5 이 법리들은 청화 김종무,《국선도 원기단법 정허》, 16쪽 '경락 운기법'을 참조하라.

있다. 더 안타까운 것은 이런 이치를 모르고 중국의 어떤 문파에 임독유통법이 있다고 강조하면서 국선도가 그 계파에 소속된 것인 양 설명하는 무책임한 지도자들이 국선도 수련 단체를 이끌고 있다는 사실이다. 이제 힘의 격변기가 도래하는 시점에서 더 이상 임독자개법을 감출 것이 아니라 적극 지도해야 할 시기라 판단된다.

이입은 설說만 있고 능能이 없다. 국선도는 설舌(혀)로 가르치는 이입이나 구이지학口耳之學한 분들의 혀끝에 놀아나는 도법이 아니다. 국선도의 도道는 몸[身]으로 익히는 행입이라는 사실을 명심하고 추호의 흔들림도 없이 행공 위주의 수련에 몰두해서 선사님들께서 세속에 펴놓으신 뜻에 합당한 배움으로 정진하길 진심으로 갈망한다.

임독자개법이란 임독任督을 자개自開시키기 위한 행공법을 지칭한다. 기존 국선도 수련자는 우선 뇌리에 들어 있는 통상적인 고정관념부터 없애길 당부한다. 임독 이맥이 자개하면 초인적 경지가 되거나 인간의 가능성을 극한까지 실현하고 인간의 성격을 완전히 초월한 존재가 된다고 생각하는데, 그런 고정관념을 탈피하지 않으면 임독자개법을 수련하는 데 많은 어려움을 겪을 것이다.

임독자개와 관련해서는 정각도正覺道 건곤단법乾坤丹法 수련이 매우 중요하다. 대체로 건곤단법을 도道의 한 가지 단계로만 인식하고 그 안에 감추어져 있는 아주 중요한 부분을 그냥 지나치고 있다.

건곤단법이 중요한 이유 가운데 하나는 하늘[天]의 양기와 오인

陰人의 양기를 합일시키는 행법이 건乾의 갑법甲法에서 시작되기 때문이다. 하늘의 기운은 무형의 기운을 간직하고 있어 천간天干 이라 하고 천간도 양음陽陰으로 나뉜다. 양의 기운은 맑고 가벼우며 생왕장성生旺長盛의 기氣라면 음의 기운은 무겁고 탁하나 정기正氣라 말한다. 건곤단법에서는 맑고 가벼운 기운과 무겁고 탁한 기운을 융합하여 순일한 기운으로 조화시키는 법리가 숨겨져 있다.

건乾의 을법乙法에서는 아래돌단자리에 기를 축적하는 동시에 척추와 근육을 강인하게 굳히고, 신법辛法에서는 아래돌단자리에 축기를 원숙하게 하며 열기를 느끼도록 돼 있다. 이 중요한 법리들을 현재 수련자들은 그냥 지나치고 있는 실정이다.[6]

곤坤의 자법子法에서도 아래돌단자리에 축기하여 축기된 기운을 생기生氣로 발돋움시켜야 한다. 법리의 본뜻은 어린 아기가 태속에 있는 형상으로 양기가 움직이기 시작하는 것을 말하며, 생명이 붙어 자라거나 신체 내부에서 양기가 동動하고 식물로 비유하면 씨앗이 발아해서 싹을 틔우려고 준비하는 모양이니 이는 유감화有感化된 진기로 신장에서 잠재숙면하고 있는 선천원기를 일깨우라는 뜻이 내포된 것이다.[7]

건곤단법은 천간天干과 지지地支의 행법으로 이루어져 있는데 천간은 보이지 않는 기운을 말하고 지지는 형체가 있는 기운을 말한다. 곤의 자법은 양수陽水의 뜻을 내포하고 있고 땅의 기운으로

---

[6] 청산, 《국선도법―영생하는 길》, 219쪽 참조. 행공 동작은 이 책 384쪽 이하 참조.
[7] 행공 동작은 이 책 391쪽 참조.

정기라 말하며 밖으로 드러난다. 드러나지 않는 나머지 기운은 어머니가 자식을 포육하듯이 나타나지 않고 숨어서 숨을 쉰다.

곤의 신법申法에서는 임독자개법 예행연습이 이루어진다. 청산 선사는 "여기서 임독유통하는 그 의의가 매우 큼을 명심해야 한다"라면서 하루에 한 번씩만 임독을 유통할 것을 권했다.8

그렇다면 건곤단법과 임독자개법이 병행 수련되어야 함은 자명한 사실이다. 건곤단법의 마지막 행공 좌사법座思法에서는 공空의 자리인 무아無我로 들어가 천인합일天人合—의 경지에서 아래돌단자리 행공의 성취를 기한다고 청산 선사께서 해설하신 것을 현 수련자들은 대수롭지 않게 지나치고 있으니 건곤단법부터 잘못 인식하며 수련하고 있는 실정인 것이다.9

또한 청산 선사께서는 "국선도 수도에 있어 건곤단법부터 경락 유통을 시도하는 법이 있으므로 경락을 알아야 하는 것이다. 특히 진기단법부터는 임독맥을 자개시키는 행공을 하게 되는 것이며 임독맥을 자개시키지 않고는 마치 문을 닫고 대기를 들어오라는 것과 같기 때문에 임독유통 없이 우주의 대기와 상통할 수 없는 것이다"라고 설명하셨다.10

청산 선사께서 말씀하신 "임독맥을 자개시키는 행공을 하게 되는 것"이라는 구절에서 '자개自行'의 의미 뒤에 '자행타개自行打開'가

---

8 청산, 《국선도법─영생하는 길》, 222쪽 참조. 이 책 396쪽 참조.
9 청산, 《국선도법─영생하는 길》, 223쪽 참조.
10 청산, 《국선도》 1권(도서출판 국선도, 1993), 350쪽, '단리丹理와 경락經絡' 참조.

있음을 알아야 할 것이다. 선사께서 은어적으로 줄여 사용하신 뜻을 모른 채 진기단법에 들어가면 자연히 저절로 열린다는 뜻으로 잘못 알고 있으니 안타깝다.[11]

건곤단법의 중요함을 하나하나 지적하려면 끝이 없겠으나 이 장은 임독자개법을 설명하는 자리이니 한 가지 당부만 덧붙이고자 한다. 수련 시에는 행공도行功圖만 보지 말고 선사들께서 전해주시는 동작 설명과 행공 해설을 깊이 있게 공부하라는 것이다.

임독자개에 대해 간략하게 밝힌 청산 선사의 설명을 인용하면, 중기 전후편을 통해 호흡이 어느 정도 이루어지고 오십 동작을 하면서 호지흡지呼止吸止를 무리 없이 조식調息할 수 있게 되면 이때부터 건곤단법에 입문하게 된다. 건곤단법부터는 임독을 돌리는 법이 있는데 아래돌단자리에서 단기를 두어 번 마는 듯하다 장강長强으로 보내 독맥으로 올렸다가 임맥을 통해 아래돌단자리로 내려 호출呼出하는 것이다.[12]

이 외에 임독자개를 위해 눈을 지그시 감고 아래돌단자리에 정신 집중을 하루에 한 번씩 해둘 것, 진기단법에 가면 자개하는 것이니 서둘지 말고 기를 모을 것, 여기서 기는 바로 단기丹氣라고 설명하셨다.[13]

다시 한번 강조하지만 청산 선사께서 말씀하신 자개의 뜻은 자

---

[11] 청산 선사의 《국선도》 2권 '단리와 인체'가 '단리와 기공'이라는 제하의 글로 탈바꿈하면서 제일 중요한 임독유통법과 경락유통에 대한 내용이 사라져버렸다.
[12] 청산, 《국선도법―영생하는 길》, 217쪽 참조.
[13] 청산, 《국선도법―영생하는 길》, 217쪽 참조.

행타개를 줄인 것이고, 장강은 독맥의 별명이다. 현 수련자들에게 미골尾骨에 있는 혈점으로 알도록 감추신 것은 이것이 구결口訣이기 때문이다. 구결을 밝혔으니 수련자들이 임독자개하는 데 큰 도움이 될 것이며, 이로 인해 머릿속에 그려지는 그림이 다르게 변하게 될 것이다.

한의학의 경전이라 말할 수 있는 《동의보감東醫寶鑑》에도 독맥의 별명은 장강이라 나와 있다. 〈외형편外形篇〉의 '척강脊强', '등[背]'을 보면 명확하게 명기돼 있다. 청산 선사께서 아래돌단자리에서 단기를 두어 번 마는 듯하다 장강으로 보내 독맥으로 올려야 한다는 뜻이 은어적 가르침임을 증명해주는 대목이다.

그렇다면 단기丹氣란 무엇인가? 단기란 수련을 통해 유감화有感化된 기운을 말한다. 유감화된 기운이란 정기精氣와 원기元氣가 행공을 통해 신장에 잠재숙면하고 있던 선천원기先天元氣를 깨워 일으켜 축정의 기운인 액체를 기체로 변환시킨 것을 말한다.

수련자가 중기단법 전후편을 통해 신체적으로 내외가 건강해지는 이유가 바로 여기에 있다. 축정을 통해 이루어지는 축기는 유감화된 기운이 돌돌 뭉쳐 힘으로 변환되고, 변환된 기운은 언제 어느 때나 사용할 수 있도록 만들어진 기운을 말한다.

축기는 기를 쌓는 것이지 활용성이 있는 것이 아니다. 축기된 기는 유통해야만 한다. 축기는 축기일 뿐 힘의 차원이 아니다. 기 그 자체를 유통시켜야 힘으로 나타난다. 아래돌단자리에 둥근 환 모양의 기 덩어리를 느낀다 해도 유통되지 않으면 힘이 되지 않기 때문에 도력道力이라 말할 수 없다.[14]

이런 연유로 축정된 기운을 기체로 변환시키는 수련은 축기를 통해 응축된 기 덩어리를 법도에 따라 아래돌단자리에서 응축 회전시켜야 한다. 구결에 따라 회전력을 가속화해서 그 기세가 강하도록 만들어 수水에 속한 정精을 단기로 변환시켜 밝점에 결합해야 한다. 밝점은 양의 기운을

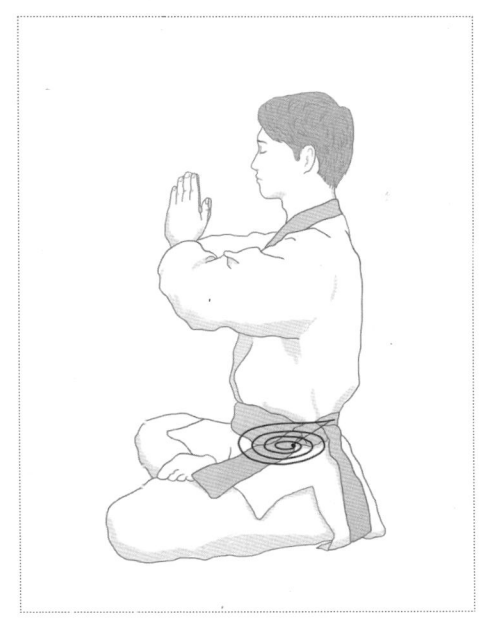

운반하는 불[火桶]이기 때문에 수기水氣와 화기火氣의 결합에서 발생하는 열기가 기화 현상氣化現像을 조화제작하게 되는 것이다.

조화제작된 기화 현상은 무병無病 건전한 신체를 가진 도의적 인간을 만들려는 수단으로,[15] 액체가 기체로 변화되고 변환된 기체를 한 곳에 응집시킨다. 수련자가 기의 감각을 느낀다는 것은 유감화된 기운이 변환되는 것이며 생체열이 발생하는 것은 유감화된 기운이 운용을 기다리는 단계에 들어갔다는 신호다.

여기서 혼동을 피하기 위해 유감화된 기운에 대한 정의를 먼저

---

[14] 청산,《국선도법-영생하는 길》, 388쪽 참조.
[15] 청산,《국선도법-영생하는 길》, 80쪽 참조.

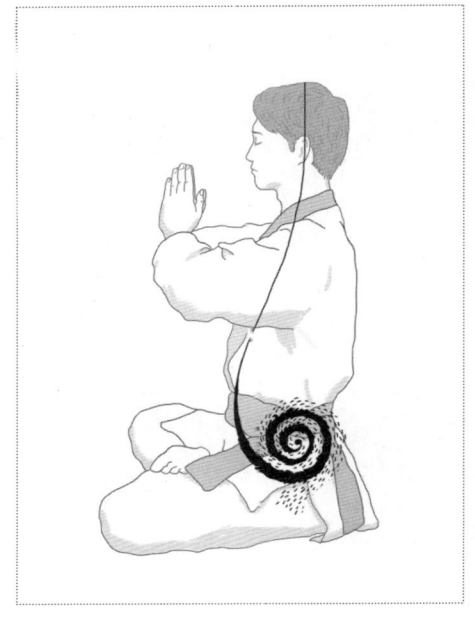

내려야 할 것 같다. 유감화된 기운을 국선도에서는 일명 '정련된 기'라 표현하는데, 유감화된 기운보다는 정련된 기가 가일층 진보된 정기와 원기의 혼합체인 진기라 말할 수 있다.

이제부터 수련자가 건곤단법을 통해 임독자개법의 문을 열 준비를 착실히 하려면 천령개天靈 蓋로부터 밝의 대생명력인 건乾(하늘)의 양기를 받아들여 아래돌단자리로 인도해 들여야 한다(위의 단법도 참조).

인도해 들인 하늘의 양기를 수련자 내기와 응축하는 행공을 하면서 한편으로는 윗돌단자리 영기와 아래돌단자리 정기의 합일을 먼저 이루어야 한다.16 고요한 마음[靜心]과 고요한 앉음세[靜坐]로 응신취기[凝神聚氣]하려는 노력이 필요한 때요, 사리분별을 밝게 하면서 근본을 세워 고요한 움직임 가운데 공空 자리를 찾아 무아無我의 경지로 진입해야 할 시기다.

무아의 경지로 진입하려면 수련자의 자기 정화가 필요하며 생

---

16 청산, 《국선도법—영생하는 길》, 219쪽 참조.

존욕과 욕망의 길에서 벗어나 어느 것에도 집착하는 마음이 생겨서는 안 된다. 기존 사상이나 신조에 집착하지 않고 편안한 마음의 경지로 진입해야 한다.

그러려면 마음을 정화하는 자기 수향이 필요하다. 그런 연후에 마음이 가라앉으며, 마음이 가라앉은 연후에 고요한 경지의 편안한 마음이 될 수 있고 정심靜心으로 진입할 수 있다.

각자 자기 마음을 가라앉히는 수행을 어떻게 해왔는지 살펴보자. '마음을 낮은 곳에 두어라', '마음을 겸손히 가져라', '평안한 마음으로 기쁨이 넘치게 하라', '조용하게 있어 마음의 동요가 없게 하라'는 등 무형의 마음을 말로만 비우고 말로만 다스리라는 교육을 수없이 받았을 것이다.

이런 교육을 받으며 수련자들 마음에는 '무형의 마음을 다스리고 가라앉히기 위한 행공이 국선도에는 없는 걸까', '실제적 행공이 결여된 것이 국선도인가' 하는 의구심이 일어났을 법하다.

국선도에는 마음을 다스리는 심법心法이 분명히 있고 이 심법을 밝히 알지 못하면 수련의 진보가 없다. 수련의 진보가 없으면 마음수련원으로 전락하게 되는 것은 명확한 사실이니 이제 심법의 일부를 여기에 밝히려 한다.

우리는 지금까지 중기단법을 통해 육체의 중심과 마음의 중심을 잡는 수련을 했다. 정심靜心으로 진입하기 위해 스스로를 괴롭히는 진실의 길을 왜곡하는 현실을 떠나고자 밝점을 통한 의식 집중이 가일층 필요했으며, 이를 통해 밝점으로 귀결되는 마음을 갖고자 했다.

밝점은 정신 집중을 잘하기 위한 매개체로서 밝점에 집중하는 힘을 키우는 것은 자기 조절을 실천하기 위해서이고, 아래돌단자리 호흡은 자연스러운 밝점에 의한 조절을 통해 효율적인 축정이 절로 이루어지도록 돕는다.

밝점을 잡는 방법은 수련자마다 다르게 선정할 수 있다. 어떤 사람은 백지에 검은 점을 찍어 바라보기도 하고 자신이 제일 좋아하는 물체를 점으로 사용하기도 한다. 볼록렌즈의 초점이 어떤 물체에 모아지면 빛이 집중된 부분의 광휘光輝가 제일 밝다는 것에 착안해서 심상에 늘 그리며 수련에 임할 수도 있다.

이것은 오로지 밝점을 통해 자신의 출생부터 지금까지 모든 기억을 되살려내는 수련을 하면서 마음공부를 하기 위한 것이다. 이 과정을 빼놓고 어찌 마음을 버리고 다스리고 비우고 가라앉혀 정심靜心에 들 수 있겠는가?

마음이 밝점으로 귀결되는 정관靜觀(명상)에 진입하면 마음을 비우는 수련에 들어야 한다. 그다음 마음을 비우기 위해 자신의 과거 기억을 되살려내야 한다. 그다음 살려낸 기억을 버리기 위해 무심히 바라보는 수련에 진입해야 한다.

되살려낸 기억을 가라앉히고 버리는 수련이 국선도에서 말하는 심법 가운데 있으며, 이 심법을 운용하지 않으면 마음이 비워지지 않기 때문에 이중적 잣대의 사람이 된다. 이런 이들은 자신이 설정한 목적을 이루고자 가장이나 가식을 통해 전면에 도덕군자의 얼굴을 드러내지만 마음속에는 더러운 욕심과 욕망이 꿈틀거리고 있는 것이다.

국선도는 이런 욕망의 찌꺼기와 인간의 사대四大 욕심을 해결하기 위해 자신을 비우는 심법을 운용한다. 스스로를 반성하고 관찰하면서 마음으로 밝점을 바라보며 성물적生物的인 넓이로 연결된 집착이라는 거짓 존재의 자아를 스스로 깨달아야 하며, 이 깨달음을 통해 가라앉히고 버리고 비우는 마음이 탄생하도록 심법을 운용해야 한다.

앞에서도 언급했지만 인간이 살아가는 데 필요한 사대 욕심은 식욕과 성욕과 명예욕과 사후욕이니 이 모든 것들로부터 자유스러워지도록 집착을 버려야 한다. 명예욕 가운데는 출세주의와 금전만능 등이 다 포함되며, 사후욕은 죽은 다음의 세계를 염려하는 마음이 해당된다.

이런 모든 것들을 정결하지 못한 것으로 여기며 단순하고 선한 마음이 스며들도록 심법을 운용하면서 혼탁한 세상에서 금전과 권력과 권세를 위해 살며 자신의 이익을 위해 필사의 노력을 경주하는 마음에서 자유로워질 때 마음의 미혹에서 벗어나게 된다. 마음의 미혹에서 벗어나야 본성이 미혹달하고 있음을 자각하게 되고, 이 자각의 마음이 생길 때까지 많은 어려움이 도래하는 것이다.

이 시기까지 진전한 수련자에게는 갈등과 시련과 어려움이 도래하면서 마음이 끓어오르며 자신의 생을 살아온 더러운 것들을 관조하기 시작한다. 관조된 더러운 마음의 찌꺼기들까지 깨지기 시작하는 전조前兆로서 눈에 보이는 것도 손에 잡히는 것도 없는 어둠의 터널을 헤매게 될 것이다.

이때 마음이 깨지기 시작하는 전조가 보이면 지금까지의 삶을 반추하고 자신을 청정한 가운데로 인도하면서 마음을 욕되거나 더러운 가운데 들지 않게 잘 다스려야 한다. 여기서 마음을 다스려 버리는 것이 가운데돌단자리 혼의 일로 착각하는 어리석음을 범해서는 더욱 안 된다.

밝돌법에서 말하는 마음의 중심을 잡고 마음을 다스리는 것은 하늘인 윗돌단자리 영기靈氣의 소관이지 혼의 일이 아니다. 정기精氣요 땅인 아래돌단자리와 합일을 이루기 위한 신기神氣이며 인人의 자리인 혼이 망동하는 것을 제어하기 위해 필요한 하나의 수련 과정임을 명심하길 바란다.

이런 점들을 깨닫기 시작하면 자기 뜻대로 되지 않는 범사의 어려움과 원인이 무엇인지 깨달아질 것이다. 이 모든 것의 원흉은 바로 그릇된 집착이나 애욕이다. 이를 자각하고 애욕이나 그릇된 집착으로부터 자유로워지되 방심하지 말고 욕망을 제거하기 위해 더욱 밝점에 매달려 심법을 운용하며 임독자개를 원활하게 수행할 수 있는 수련자로 거듭나야 한다.

이미 임독유통을 완전히 이룬 분이 계시다 해도 이제부터 진기단법에 입문하는 초공初功자에 불과하며, 무애청정한 신체로의 환원에 들어선 초보자에 불과하다는 것을 깨닫고 겸손하고 낮아져야 할 것이다.

지혜가 많은 사람은 번뇌가 많고 지식이 많은 사람은 근심이 가득하여 신기神氣를 갈竭하게 만드니 국선도에서 임독자개를 공부하기 시작하면 지혜와 지식 자랑을 삼가하여 신기를 고정시켜야 함을 잊지 말기 바란다.

임독유통이 이루어지면 정신 작용에 있어서 암시적 능력과 객관적 예지 현상이 생겨나며 머리가 매우 맑아진다. 기분은 늘 상쾌하고 영적인 눈이 예민해져 주관적 환상도 발생한다. 더불어 밝점을 중심점으로 삼아 심리 집중과 의식 집중이 어느 때보다 잘 이루어지고 내원기가 유감화되어 체력 증진이 이루어진다. 이는 원정 안에 잠재되어 있던 진기가 체내로 기체화되어 고르게 분배되기 때문이다. 유감화란 보통 사람들이 느끼지 못하는 기체화된 진기를 수련자가 몸으로 느끼는 현상을 말한다.

이제 임독자개 수련에 진입하기 위해 무엇을 준비해야 하는지 알게 되었을 것이다. 마음을 청정하게 하는 심법을 공부하지 않으면 임독자개법 행공에 진입해도 소용이 없고 진전이 없다.

한 가지 더 추가할 사항이 있다면 수련자 본인이 현재의 삶에 만족하는 법과 즐거움을 가질 수 있는 법을 심법을 통해 체득해야 한다는 것이다. 그래야 허무주의에 빠지거나 세상사를 등한시 여기는 수련자가 되지 않고 자족하는 생활을 익히게 될 것이다.

권력자나 부유한 자들에게 학대받고 업신여김을 받는 범사가 모두 헛된 것이라는 사실을 체득해나갈 때 마음의 평정을 유지하며 고요한 경지로 자신의 마음을 이끌게 되니, 이때 비로소 임독자개의 길을 갈 수 있는 수련자가 된 것이다.

이제부터 임독자개 행공법에 대한 가르침으로 들어가겠다. 임독자개를 하려면 우선 아래돌단자리에 축기를 충분히 해서 돌단을 단단히 잘 쌓아야 한다. 돌단을 쌓는 축기가 풍부하지 못하면 많은 원기가 힘으로 변화할 수 없다. 임독자개는 많은 축기를 요구하는 행공법이다.

임독자개 수련에 진입한 수련자는 아래돌단자리에 축기가 잘 되어 유감화된 진기가 힘으로 변환되어 움직이기 시작하면 그 기운이 힘의 속성에 의해 어딘가 약한 곳으로 뚫고 나가려고 동動하는 것을 잘 유도하여 밝점을 통해 회음혈會陰穴로 인도해야 한다.

그런 다음 미려혈尾閭穴을 통과하여 독맥督脈으로 상승하는 때가 되면 육신의 감각으로 느껴지는 세 가지 증상 가운데 한 가지를 꼭 느껴야 한다.

첫째, 유감화有感化된 진기眞氣의 흐름이 척추와 등의 살갗 사이를 타고 열기로 흐르는 증상을 느끼게 된다.

둘째, 척추신경에서 전류의 흐름처럼 타고 오르는 짜릿짜릿한 증상을 느끼게 된다.

셋째, 미려혈을 통해 척리脊裏로 아래돌단자리에 축기된 유감화된 기체氣體의 진기가 스며들어 골수와 함께 동動하는 것을 느끼게 된다.

첫 증상은 임독맥이 완전이 타통打通되지 않았을 때 오는 기통氣通의 자각 현상을 임독유통으로 잘못 알고 있는 것이다.[17]

두 번째 증상은 유감화된 기운이 밝점이 인도하는 대로 인도되지 못하고 제멋대로 흩어져 흐르는 것이다. 중추신경계의 척수신경과 척수신경절을 자극하면서 생기는 현상으로, 밝점에 집중하는 능력이 부족하거나 심법을 운용하지 못하는 수련자들에게 나

---

[17] 청산, 《국선도법—영생하는 길》, 180쪽 참조.

타나는 현상이다.

　이 두 증상이 나타나면 수련자나 지도자 공히 임독자개가 되는 것으로 착각해서 그대로 임독맥을 따라 유통하라 지도하는 실정이다. 그러나 이것은 앞에서 말한 기통의 자각 현상일 뿐 국선도 임독자개법에서는 완전히 배제되어야 할 것이다.

　더욱 주의해야 할 것은 축기가 충분히 이루어지지 않은 수련자는 임독자개법을 시도하지 않는 게 바람직하다는 것이다. 축기가 완전하게 이루어지지 않은 행공자가 임독자개법을 시도하면 오히려 지금까지 축기됐던 유감화된 진기를 소모하게 된다. 수련자는 축기가 충분히 될 때까지 기다려야 하고, 지도자는 지도의 때를 놓치지 말아야 한다.

　반대로 수련자의 축기가 충일하게 이루어졌는데도 지도자가 지도의 때를 잘 알지 못해 임독자개법을 지도하지 않고 그대로 방치하면 유감화된 기체의 정기精氣가 액체화된 상태로 몸 안에 잔재되어 활동도 하지 못하고 전신으로 흩어져 체외로 자연 배설된다.

　이런 현상이 발생하면 아래돌단자리에서 청신한 기혈 순환이 원활하게 이루어지지 않아 노폐물이 적체되고 축기된 기운이 동력으로 동하려는 상태로 나타나 방광이나 대장, 또는 신장과 심장을 압박하여 방광과민膀胱過敏이나 대장하수大腸下垂, 부정맥不整脈과 서맥徐脈을 유발하는 원인이 된다. 심하면 체중 감소와 내화內火로 인한 질병을 유발할 수도 있으므로 지도의 때가 중요하다.

　그런 연유로 청산 선사께서 《국선도법―영생하는 길》을 펴내실 때 "본 책자를 보시고 수도를 임의로 하시는 것은 좋으나 수도

중 신체상 변화가 오게 되는 것이니 특히 위험에 빠지는 수가 있으므로 지도자 없이 단독 수도는 엄금하며 단독 수도 중에 발생하는 일체 사고에 대하여 저자로서 책임지지 않음"이라 당부하신 것이다.

아래돌단자리에 축기가 충일하게 이루어지면 축기된 유감화된 기체의 정기가 강력한 힘으로 바뀌면서 힘의 속성에 의해 약한 곳을 뚫고 나가려는 성질로 말미암아 움직임을 갖게 되니 이 힘을 잘 유도해줘야 한다.

이 힘을 유도할 수 있는 방법은 오직 내관념을 통해 밝점이 선두에서 축기된 유감화된 기체의 정기를 양陽의 바다인 독맥으로 잘 유도해 상승시키는 방법뿐이다.[18]

이것이 원활하지 못하면 결흉結胸이나 흉비胸痺나 울기鬱氣 또는 기체氣滯를 만드는 안타까움이 있다. 기체나 울기는 기가 막힘이요, 흉비는 호흡 수련만 하면 가슴이 빠개질 듯한 통증이 유발되는 협심증과 비슷한 증상이요, 결흉은 흉비보다 더욱 심한 증상이다.

다시 한번 강조하지만, 축기된 유감화된 기체의 정기가 힘으로 바뀌면 관념을 통해 밝점을 따라 움직이도록 해줘야만 파동波動으로 작용하게 된다. 지도자는 파동으로 작용하려는 때를 잘 파악하고 파동을 타고 움직이려는 동력動力이 되었다고 판단되면 움직

---

[18] 관념 집중觀念集中, 의식 집중意識集中, 정신 집중精神集中의 매개체인 밝점은 결코 사도邪道가 아니다. 국선도 수련의 핵심 정수로 진입해 들어가는 대단히 중요한 도구다. 자신이 체험하지 못했거나 자신이 만들어놓은 틀 밖의 것이라 해서 이를 받아들이지 않는다면 운동유통, 임독자개는 요원한 일이 될 것이다.

이러는 힘의 정곡正鵠이 밝점을 따라 움직일 수 있게 관념을 통해 정신 집중을 하도록 지도해야 한다.

  그런 다음에 밝점을 따라 움직이는 파동을 회음혈에 집중시켜야 한다. 관념을 따라 밝점을 내관하며 아래돌단자리에서 움직이려는 힘이 어디론가 밀치고 나가려는 동력으로 나타나 일어나는 신체의 떨림에 신경 쓰지 말고 지속적으로 회음혈에 밝점을 고정시키고 힘[眞氣]이 이곳으로 집중될 수 있도록 수련해야 한다. 이때 물결처럼 어디론가 이동하려는 기감을 느끼면 밝점을 회음혈에 고정시키고 축기된 유감화된 진기가 움직이려는 힘을 회음혈로 이동하도록 관념을 가지고 수련에 임해야 한다.

  이때가 임독자개를 시작할 적절한 시기다. 이제부터 관념을 회음혈에 집중하면 회음혈 부위가 묵직해지면서 따뜻한 기운을 느끼게 되는데 이때를 놓치지 말고 "가죽 주머니에 기를 쓸어 넣듯이" 해야 한다. 가죽 주머니에 기를 쓸어 넣으라는 선인들의 말씀을 음낭으로 진기를 보내는 줄로 착각하지만 이는 유감화된 기체의 정기를 회음혈로 모아 임독자개를 시키라는 산[山] 사람들 사이의 은어적 표현이다.

  밝점을 따라 이동하는 유감화된 정기가 순조롭게 회음혈에 도착하면 신장에서 움직이기 시작하는 선천원기가 과중菓中의 씨알에서 벗어나 아래돌단자리로 이동하도록 행공한다. 동력으로 물결처럼 움직이는 축기된 진기와 함께 응집되도록 행공하면서 두 기운이 하나로 응축되는 때를 기점으로 회음혈을 향해 밝점을 선두에 세워 밀어붙이면 회음혈이 뚫린다.

신장에서 움직이기 시작하는 선천원기를 아래돌단자리로 이동시키려면 고요한 호흡과 더불어 밝점의 집중을 심도 깊게 하며 관념으로 다른 또 하나의 밝점이 선천원기를 인도하는 첨병이 되어야 한다.[19]

선천원기와 축기되어 움직이려는 유감화된 기체의 정기를 아래돌단자리에서 응축할 때 사용하는 호흡은 기초 호흡 4단계다.[20]

밝점을 따라 의식을 회음혈로 집중해서 유감화된 정기의 동력과 신장에서 나타난 두 기운을 하나로 응축해 결합시킬 때는 양방괄약근兩傍括約筋을 안쪽으로 바짝 당겨야 한다. 이는 기가 양다리로 누기漏氣되는 것과 탈항脫肛을 미연에 방지하기 위해서다.

또한 아래돌단자리에 축기가 잘되었다 해도 작용하도록 수련해야 단화丹火가 생등한다는 것을 명심해야 한다.[21] 국선도에서 축기된 기운은 축기된 기운일 뿐 단화기丹火氣가 아니다. 밝점에 의식을 실어 내관념을 통해[22] 신장에서 움직이기 시작한 선천원기가 아래돌단자리로 흘러나와 수련에 의해 축기된 유감화된 정기와 상응·응축·융화되어야만 작용이 시작되는 것이다. 이때 정련된 기운이 생성되며 이를 일러 내원기內元氣라 말한다.

의식을 실어 내관한다고 해서 의식을 끝까지 붙들고 가는 것이 아니라 끌고 가다가 놓아주어야 한다. 의식을 놓는다 함은 혼미

---

[19] 밝점 두 개를 어떻게 운용하는지에 대해서는 중기단법의 분심법分心法을 참조하라.
[20] 이 책 60쪽을 참조하라.
[21] 청산,《국선도법—앗생하는 길》, 388쪽 참조.
[22] 의식을 실어 내관한다는 말은 관념 집중이나 정신 집중과 상통하는 말이다.

한 상태로 빠져드는 것이 아니라 마음속을 맑고 밝게 잡된 생각이 일어나지 않도록 하는 것이다. 잠들기 직전의 무심한 상태 또는 먼 곳을 바라볼 때 넋을 잃고 한 곳을 생각 없이 바라보는 정신이 되어 기의 흐름을 따라 무념의 상태로 진입해 들어가라는 뜻이다.

이렇게 행공하다 보면 진기가 회음혈을 통과한 뒤 대부분의 수련자는 또다시 몸의 진동을 겪는다. 이때는 대체로 상하로 뛰는데, 혼합된 내원기가 움직이기 시작하면서 진동수 많은 파동으로 변화하기 때문에 발생하는 진동이다.

이때 나타나는 진동을 거부하거나 임의적으로 멈추려 하지 말고 그대로 방치한 다음, 미려혈로 이동할 수 있도록 밝점을 놓치지 말고 관념 집중을 잘해야 한다. 이 진동은 일주일 정도 경과하여 내원기가 미려혈에 도착하면 멈춰지거나 아니면 미려혈 앞에서 더욱 강하게 작용할 것이다.

미려혈 앞에서 일어나는 진동은 임독자개 시 발생하는 삼진三震 중 하나[一震]의 진동이다. 보통 사용하는 진동振動과는 차이가 크기 때문에 국선도에서는 '벼락 진' 자를 사용해서 진동震動이라고 표기한다. 일진이 오면서 미려규尾閭竅가 내관념 가운데 투영되면 미려규를 뚫기 위한 행공에 진입하게 된다. 이때를 위해 밝점에 관념을 집중하는 힘을 키우는 것이다. 밝점을 잘 잡는 수련자는 미려규를 쉽게 행타行打할 수 있다.[23]

---

[23] 현대인은 목표가 뚜렷하게 설정되지 않으면 의식을 한군데로 집중하기 어렵다. 생활

회음혈을 통과한 내원기가 두 번째 관문인 미려혈로 이동하려는 시기에는 양방괄약근을 안쪽으로 더 바짝 당겨야 한다. 이는 동력動力으로 흐르는 내원기가 힘이 약한 곳을 뚫고 나가려는 속성에 의해 직장直腸 하단부 점막이 항문 밖으로 흘러나와 처질 수 있기 때문이다.

필자는 모든 수련자에게 이때를 대비해서 중기단법 전편, 아니 수련을 시작하는 초입 단계부터 양방괄약근을 안쪽으로 바짝 당기고 혀를 말아 입천장에 가볍게 붙인 채 아래돌단자리 호흡을 하도록 권장하고 있다.

이제 밝점이 정확하게 미려혈에 도착하면 몸의 진동이 멈추게 되고 이때부터 심도 깊은 관념 집중을 통해 내관으로 미려혈의 구멍들을 내시內視하며 미려규를 찾을 수 있다는 신념을 가지고 응시해야 한다.

여기서 중요 혈의 정확한 위치를 짚고 넘어가자. 회음혈의 위치를 보면 남자는 음낭陰囊(불알을 싸고 있는 가죽 주머니)과 항문의 중간, 여자는 대음진大陰脣 연합부聯合部와 항문의 중간에 위치해 있다. 장강혈은 꼬리뼈 끝부분[尾骨下端]과 항문의 중간, 미려혈은 꼬리뼈 끝부분에서 2촌(손가락 두 마디) 상단 내측에 자리하고 삼종골三宗骨 2촌 아래에 위치해 있다. 침구鍼灸 경혈經穴에는 통상적으로 표시되지 않는 혈인데 미려혈이 장강의 고명古名이라

환경이 인간을 그렇게 만들어가고 있다. 수련자는 이를 기억하고 마음이 고요한 가운데 행공에만 몰두해야 한다.

는 사실을 알면 문제될 것이 없다.

지도자는 이때 수련자가 미려규의 정확한 위치를 찾았다 해도 몇 가지 의문점을 제시해서 내관하며 정진하는 가운데 정상적으로 내원기가 유통하는 데 어려움은 없는지 수련 행공하는 데 문제점은 없는지 잘 살피고 도와줘야 한다.

수련의 고행孤行은 수련자 몫이다. 행입에 의해 임독자개의 길을 가지 못한 지도자나 수련자의 설경자적 입을 막고 국선도는 오로지 행입임을 일깨워 정행正行하도록 만들어주기 위해 구결口訣과 심결心訣이 존재하며, 이 구결과 심결이 잠복해 있는 곳이 바로 미려규를 여는 수련에 있다.

임독자개의 심결은 여기서 밝힐 수 없지만 다음의 몇 가지 질문을 통해 수련자들이 임독자개법을 수련하는 데 도움을 받을 수 있을 것이다.

첫째, 회음혈을 통과한 유감화된 내원기가 어느 정도 깊이로 항문 부위를 통과해서 미려규 쪽으로 흐르는가?

둘째, 미려규에는 몇 개의 구멍이 있으며 어떤 형태로 배열되어 있는가?

셋째, 미려규를 자행타개하기 위해 유감화된 내원기로 행타할 때 미려규 부위에서 어떤 느낌이 오는가?

넷째, 미려규가 타통되면서 내원기가 독맥으로 상승할 때 기감氣感은 어떠한가?

이 네 가지 질문에 답하려면 정확한 체득이 있어야 하고 수련자 자신이 체능했을 때에만 답변할 수 있다. 이때 정확하게 답변하는 수련자는 미려규를 타통했다고 볼 수 있다.

첫 질문부터 세 번째 질문까지는 회음혈을 통과한 내원기가 정확하게 미려규로 향했는지 여부를 알 수 있게 한다. 즉 미려규에 내원기가 당도한 수련자만 답할 수 있는 성질의 질문이다.

네 번째 질문은 미려규가 타통된 수련자만 대답할 수 있다. 미려혈은 골반뼈가 보호하듯 감싸 안고 있는 형국으로 두개골보다 강하다. 또한 단단한 골반뼈를 좌우에 거느리고 있기 때문에 사람이 출생한 뒤 외부로부터 오는 물리적 작용에 의한 자극을 받은 일이 없고 순수하기 때문에 내원기가 통과하기 어려운 혈이다.

이렇듯 미려규는 수련자의 체질과 밝점을 통한 관념 집중과 긍정적 사고, 인내심, 신념과 함께 길을 아는 스승의 지도가 절대적으로 필요하고 이 모두가 융화될 때 통과할 수 있는 혈자리로서 수련자마다 차이가 있다.

관념 가운데 신념을 가지고 밝점에 집중하면서 밝점을 앞세워 열심히 행타를 반복하며 수련에 몰두하는 수련자는 몇 주일 만에도 미려규로 내원기를 통과시키고, 어떤 수련자는 밝점 집중을 잘 못해서 몇 년 걸리는 이도 있으며, 평생을 미려혈 앞에 서 있는 수련자도 있다.

이것은 기초 호흡이 튼튼하지 못하고 밝점의 개념과 기능 및 운용 방법을 모르고 숨쉬기에만 몰두하며 좌충우돌하면서 바른길[正路]을 찾지 못하기 때문이다. 또한 돌단[蓄氣]을 잘 쌓아올려야 한다는 개념조차 잊고 있기 때문에 발생하는 아픔인 것이다. 나아가 좌선坐禪을 하면서도 평생 임독자개는 고사하고 미려규도 알지 못하는 수련자도 있다.

필자가 전하고 싶은 이야기는 미려규를 꼭 행타시키겠다는 상념을 품고 신념 가운데 인내심을 갖고 수련하면서 미려규는 행타시킬 수 있는 혈이므로 꼭 행타시키겠다는 마음의 결단과 각오를 가져야 한다는 것이다. 자행타개가 안 된다고 좌절하지 말고 지속적으로 행타를 하며 수련 정진하다 보면 타통될 때가 있다.

미려규를 열기 위한 수련에 정진하다 보면 아래돌단자리에서는 축기되었던 정련된 정기가 소모되는 듯한 현상을 느끼게 될 것이다. 이런 현상이 나타나면 아래돌단자리에 밝점을 고정시키고 관념을 집중해 숨을 잘 고르면서 웅대한 양성陽性의 천기를 끌어들이는 수련을 해야 한다. 양기養氣를 더욱 풍부하게 만들어 아래돌단자리가 더욱 건실하게 돌단을 쌓아야 한다.

그런 다음 미려규를 향해 행타를 지속적으로 반복해 시행하다 보면 절로 아래돌단자리 가운데 정곡正鵠이 되는 밝점 자리에 관념이 집중되며 유감화된 기운이 더욱 충일하게 모여들면서 돌단이 단단히 쌓이는 것을 느끼게 될 것이다.

이때 들숨과 더불어 내관으로 내시하면 미려규가 나타나 보이게 되니, 축기하며 때를 기다리던 내원기로 일규一竅를 향해 집중적으로 행타를 계속 가하다 보면 미려규는 뚫리게 되어 있다. 그러니 의식의 한 가닥은 아래돌단자리의 정곡인 밝점을 통해 돌단을 단단히 쌓고(축기를 잘하고), 또 다른 한 가닥 의식은 들숨에 맞춰 미려규를 열기 위한 행타 수련을 지속적으로 해야 한다.

수련자가 여기서 혼선을 빚게 되는 것은 두 의식 집중이 한 가지로 이루어짐을 잊고 의식이 두 갈래로 갈라지는 줄 착각하기 때문이다. 이 같은 착각으로 인해 어느 한쪽이라도 의식이 약해지거나 흩어지면 절대 안 된다. 이때는 중기단법을 수련하며 행입을 통해 체득한 분심법分心法 수련이 어느 정도 자리를 잡아가는 시기다. 분심법은 생각이나 의식으로 나누는 것이 아니라 자연스런 행공을 통해 자신도 모르게 쌓여가는 수련의 선물이다.

분심법에 대해 다시 한번 설명하자면, 마음이 두 곳으로 분산되어 있는 듯 보이나 마음이 둘로 나뉘는 것이 아니라 두 마음이 한 곳에 융화되어 활동하는 것을 말한다. 정신분석학적으로도 의식되지 않는 마음의 상태다. 한 마음이 또 다른 한 마음에 영향을 주지 않으면서 함께 융화되는데 두 마음이 심층에서 연계되어 있으면서 서로 다른 의식 가운데 있는 두 자각自覺을 마음에서 함께 느끼며 두 가지 사고思考를 함께 유출해낼 수 있는 심층 의식 작용을 국선도에서는 분심법이라 표현하는 것이다. 따라서 분심법에서는 의식의 갈라짐을 의식하지 말아야 한다.

지도자는 수련자에게 오는 진동이 충만한 축기로 오는 진동인지 아니면 허상으로 인한 자기 최면에 의한 진동인지를 주의해서 관찰해야 한다. 아래돌단자리에 축기가 충만해서 진동이 오려는 기미가 보이기 시작하면 지실혈志室穴로 최초의 느낌을 받게 되니 지도자는 이 점을 명심해서 수련자의 동태를 면밀히 관찰하고 지금까지 애쓰며 수련한 사람이 임독자개할 때를 놓치지 않도록 해야 한다.

지실혈은 요방형근에 위치해 있다. 골반뼈 상단을 횡으로 연결한 선상에서 척추 한 마디 윗부분 좌우로 약 6~8㎝ 되는 곳이다. 이곳은 국선도를 수련하는 사람에게 축기로 인해 유감화된 기운이 동력으로 작용하려 할 때 제일 민감해지는 부분으로 인체 내부로는 좌우 신장이 있는 곳이다.

그렇다면 왜 지실혈로 최초의 기미를 느끼는 것일까? 축기된 기운이 아래돌단자리에서 작용을 시작하면 신장에 잠재되어 있던 선천원기가 동조同調하려는 움직임이 느껴지기 시작하고, 이때 지실혈에 제일 먼저 미세한 진동이 온다.

미세한 진동이 지실혈로 느껴지면 지도자는 수련자의 돌단에 쌓인 축기된 기운이 좌우 신장에 잠재된 선천원기와 상호 협조하려는 아주 중요한 시기임을 인지해서 임독자개를 시작할 시기를 절대로 실기失機하는 일이 없어야 한다. 만약 이 때를 실기失機하게 되면 수련하는 사람에게는 치명적인 손실이 오게 되어 있으니 1차 기회를 잃어버렸을 때는 기초 호흡 4단계로 돌아가야 한다.

또한 수련자의 진동이 어느 종류의 진동인지를 판별해서 일주일 내지 열흘 정도 진동이 멈추지 않고 경과할 때는 지도자의 진기를 내력內力으로 사용해서 수련자의 진동을 잠재워줘야 한다. 진동이 오래 계속되는 수련자는 진동으로 인해 육신이 피로하고 숨쉬기나 숨 고르기(조식)가 잘 안 되며 고통스러운 시간을 보내게 된다. 숨쉬기의 참맛도 알지 못하고 다음 단계의 수련에 진입하지도 못하는 결과를 초래하지 않도록 당부한다.

일단 임독자개를 위한 행공에 진입한 수련자는 회음혈이 열리고 미려규에 밝점을 따라 의식을 집중하면서 마음의 결단을 해야지 작심삼일이 되어서는 더더욱 안 된다. 미려규가 열리기 전에는 행공을 멈추지 않겠다는 신념 가운데 일념으로 수련하면서 미려규 문을 끊임없이 두드리면 열리게 될 것이다.
　미려혈을 통과한 기는 양관혈陽關穴을 통과해서 명문혈命門穴 바로 위에 있는 협척혈夾脊穴에 당도하는 것이 정로正路다. 명문혈 바로 상단에 협척이 위치해 있기 때문에 통상적으로 수련자나 지도자 대다수가 명문혈에 내원기가 당도한 것으로 착각하기 쉽다. 협척혈도 침구 경혈에는 나와 있지 않은 혈로서 도가나 유가에서는 녹로관轆轤關이라 호칭한다. 참고로 미려혈은 미려관尾閭關이라 부른다.
　체내에 정련된 내원기가 미려규를 통과하게 되면 지금까지 행공하며 느끼지 못했던 양화기陽火氣를 기감으로 느끼게 된다. 열기가 척추 뼈 중앙 척리脊裏에서 척수脊水와 함께 융화되는 것을 느끼면서 비로소 국선도 숨쉬기의 참맛을 알게 되는 것이다.
　이때 진기가 미려혈로 정확하게 타통되지 못하면 척수가 양정陽精을 만나 진수眞水로 변화할 수 없으므로 독맥으로 올라가는 참다운 기운을 느낄 수 없고 척주 주변의 척추시상로를 자극하게 된다. 이것을 임독자개라 지도하며 그대로 수련을 더 깊게 하거나 진폭 작용이 일어나는 것을 방치하면 의식 운동을 맡고 있는 추체로錐體路에 공명 현상이 일어나 촉각, 통각, 온각 작용 능력이 저하되고 무능력해지는 결과를 초래할 수 있다.

협척혈에 당도한 양화기를 수련자가 체감하는 현상은 협척에 도착한 양기가 열기로 느껴지는 경우와 미지근한 감각으로 느껴지는 두 부류가 있다. 수련의 심도가 깊어질수록 양의 열기로 감지하게 되니 밝점이 불을 운반하는 불통[火筒]이 되기 때문이다

이런 느낌들이 온다고 해서 미려규가 완전히 타통되었다는 안일한 생각은 금물이며 경계해야 한다. 미려혈이 행타로 완개完開된 상태가 아니기 때문에 수련자가 진기를 운용해서 임독자개를 시도할 때마다 정련된 내원기가 미려규를 통과하지 못하는 예가 비일비재하기 때문이다.24

법리를 따라 여기까지 정진한 수련자는 참으로 놀라운 현상을 체득하게 될 것이다. 지금까지의 진동振動과는 사뭇 다른 진동震動이 일어나는데 이 진동은 삼진三震 가운데 이진二震이며, 이때는 또한 분신법分身法을 병행 수련하는 시기이기도 하다.

분신分身이 이루어질 때는 관념의 시망막에 분신의 형태가 보임과 동시에 미려혈을 통과한 정련된 내월기가 협척혈에 멈춰 있는 상태에서 명문혈을 중심으로 늑골이 없는 복부와 양 옆구리에 기막氣幕이 형성된 듯 탄탄한 충만감을 느끼게 된다. 어떤 수련자는 갑옷[甲衣]을 복부에 두른 듯한 기운이 늑골 없는 복부와 양 옆구리를 감싸 안는 느낌을 받는데 그 순간에는 어떤 충격이나 물질로도 이 기막을 파괴하지 못한다.

---

24 혼돈을 줄이고자 기와 관련한 용어를 정리해보겠다. 유감화된 기운을 단기, 정련된 기, 기체화된 기, 내원기라 부르고, 정기와 원기의 혼합체를 진기라 표현하며, 생동하며 작용을 시작한 내원기를 단화기라 표현한다.

또 미려혈을 튀어 오르듯 조이며 구멍을 빠져나온 정련된 내원기가 척중을 따라 상행하다가 협척혈에서 쉬며 정화되는 듯하다 그대로 대추혈大椎穴까지 튀어 오르는 수련자도 있다.

대추혈까지 튀어 올라 멈추는 수련자든 협척혈에서 멈추는 수련자든 다음에 도달할 혈을 통과하기 위해 새 힘을 얻어 밀어 올려야 한다.

이때 의식으로 밝점을 너무 강하게 끌거나 밀지 말고 협척혈이라는 대문大門이든 대추혈이라는 대문이든 의식을 최대한 집중하면서 관념으로 정련된 내원기를 천천히 밀어 올려야 한다.

이 두 혈로 정련된 내원기를 밝점을 통해 밀어 올리다 보면 혈도穴道가 자개되기 직전에 끈적끈적한 고무막에 막혀 있는 듯한 현상을 체험하게 된다. 그 고무막을 밀어 올릴 때는 거미줄이 몇 겹으로 뭉쳐 있는 듯한 끈적끈적한 감각을 느끼게 된다.

그리고 척중이 늘었다 줄었다 하는 현상을 느끼면서 척추 질환이 자연히 소멸되고 척중에서 그런 기감을 느끼는 순간 갑자기 고무막이 파열되는 듯한 느낌과 동시에 정련된 내원기가 튀어 오르는 걸 느끼게 된다.

이때가 수련자에게는 위험에 직면할 수 있는 때이니 튀어 오르는 내원기는 밝점을 주축으로 삼아 관념이 호위하듯 받들어 뇌호혈腦戶穴까지 이르도록 해야 한다. 조심하고 또 조심해서 정련된 내원기를 정화淨化시켜야 한다.

한편 아래돌단자리에서 더욱 충일하게 축기시킨 정련된 내원기를 정화하면 새 힘을 얻게 된다. 이때 정화시킨 내원기를 정성스럽게 호위하듯 상정上頂으로 밀어 올리면 뇌호혈에 이르게 된다. 중국 도가에서는 뇌호혈을 옥침관玉枕關, 옥로관玉轤關이라 말하지만 국선도 임독자개법의 정확한 명칭은 뇌호혈이다.25

뇌호혈에 내원기가 도착할 시기에는 삼진三震이 일어나면서 몸 전체가 경련하는 마지막 진동을 맞이하게 된다. 이 삼진이 진동할 때는 반드시 지도자가 수련자 옆을 지켜줘야 한다.

이때 발생하는 심한 진동으로 인해 경추頸椎에 손상을 입지 않도록 옆에서 지켜보며 응급 처치를 할 수 있는 만반의 준비를 해야 한다. 삼진은 누구도 조절할 수 없기 때문이다.

이때 수련자는 자신의 신체 내부에서 일어나는 임독자개 통로가 국선도 법기法旗의 푸른색으로 선연히 관념觀念 가운데 보이기 시작하며 투시법透視法을 자연스럽게 체지체능하게 되니 삼진의 마지막 선물이 바로 투시법인 것이다.

이 대목이 국선도 수련자들에게 제일 중요한 부분이다. 뇌호혈에서 쉬면서 정련된 내원기를 정화淨化시키는 사이에 의식의 한 가닥은 후두골後頭骨 하단부부터 소뇌 사이를 내관으로 내시하면서 밝점을 주축으로 내원기를 호위하듯 감싸 안아 정맥동교회靜脈洞交會(정맥동합류)와 후두골 사이로 받들어 올려야 한다.

여기가 위험한 길이니 수련자가 밝점에 집중하는 능력이 부족하여 밝점을 주축으로 삼아 호위하는 정련된 내원기가 만약 진로

---

25 옥침혈은 뇌호혈 좌우 일촌 삼분一寸三分의 거리에 있고 족태양방광경에 소속되어 있으며 뇌호혈은 독맥에 소속되어 있다. 중국 도가는 족태양방광경에 소속되어 있는 옥침혈 좌우 두 혈을 옥침관이라고 말한다.

를 이탈하여 직정맥동直靜脈洞(곧은정맥동굴) 하단부와 소뇌 사이로 흘러들어가면 잠시 예지나 예언 등을 하게 된다. 그뿐만 아니라 눈앞에 이상한 현상이 나타나는데 이것이 곧 외도로 흐르는 첩경이니 수행자에게는 최악의 복병으로 정正과 사邪의 갈림길이라 해도 과언이 아닌 일들이 벌어지는 곳이다.

지금까지 고행했던 수련이 실패로 돌아가 혼적인 사람으로 잠시의 환영이 수련자를 망치는 줄도 모르고 의식을 잡고 좇아가면 눈앞에 스치는 여러 망령된 환상과 환영이 국선도 도력을 얻은 것으로 착각하도록 이끈다. 그런 수련자는 남에게 예지나 예언을 서슴없이 하며 국선도 수련자가 갖춰야 할 덕목을 잊어버리고 스스로의 자만심에 빠져 다른 수련자는 안중에도 없이 교만하게 되는 경우가 허다하다.

여기서 다시 한번 강조하는바, 절대로 관념을 움직여 직정동맥(곧은정맥동굴) 하단부와 소뇌 사이로 정련된 내원기가 흘러들어가는 일이 없도록 행공자 스스로가 경계해야 할 것이며, 이것이 최대의 난제라 할 수 있다.

이는 앞으로 수련해야 할 영적인 사람으로의 수련을 방해하는 마魔의 첨병이 있는 곳이다. 이때 수련자의 눈에 환상과 환영이 나타나면 자신의 행공을 점검해야 한다. 그리고 절대 타인에게 자신의 경지를 자랑하기 위해 환영과 환상을 보았다고 말해서는 안 되며 경계해야 한다.

뇌호혈에서 잠시 쉬며 새 힘을 얻기 위해 정련된 내원기를 정화시키는 바로 그 순간부터 조심하고 경계하고 또 조심해야 한다. 이때 의식을 잡고 좇아가면 더 위험에 직면하게 된다. 영이 혼의 구속력으로부터 벗어나지 못하도록 잠시 환영과 환상이 보이는 것인데, 이는 외부로부터 끌어들이거나 잠재의식 주머니에 들어 있던 의식의 주머니를 풀어놓는 혼의 속성으로 인해 표출되는 현상으로 영적 도약을 불가능하게 만드는 혼의 속임수다. 이를 유념하고 경계의 지표로 삼아야 한다.

임독자개의 구결과 진로를 이렇듯 자세히 공개하는 것은 호흡 수련을 하는 많은 수련자가 가야 할 길을 제대로 모르고 방황하는 모습이 안타까워서다. 구이지학자나 설경자들로부터 국선도를 지키려는 의무감 때문이기도 하고, 우리 수련자들의 체득과 체능을 한 차원 끌어올리기 위한 것이기도 하다.

그렇다고 이 책에 모든 구결을 발표하는 것은 아니다. 수련자가 수련할 때 마음가짐을 겸손히 하고 자신을 낮추며 은밀한 중에 수련으로 정진할 때 수련자를 도와주는 선현님들이 반드시 나타난다는 것을 깨닫고 수련에 임하길 바란다.

다른 단체나 수련장에서 국선도의 호흡법과 동작은 흉내 낼 수 있을지 모르지만 임독자개법의 정수는 결코 흉내 낼 수 없다. 국선도 지도자가 아니면 지도할 수도, 정진할 수도 없다. 구이지학한 설경자들과 정법의 진수를 간직한 국선도의 차이를 세상에 드러내고자 이렇듯 임독유통법을 밝히는 것이다.

또한 한 스승 밑에서 배운 이들조차 임독자개법을 사술邪術로 치부하고 받아들이지 않으며 스스로 만든 틀 속에서 흔적인 것들만 강조하고 있으니 안타깝기 그지없다. 그것이 결국 국선도를 마음수련원으로 전락시키고 있으며, 중국의 선가서를 읽고 자신이 수련해서 얻은 것처럼 착각하고 가르치는 폐단이 심각하니 구결과 심결을 통해 전해야 할 임독유통법을 이렇게 공개할 수밖에 없는 것이다. 부디 눈 있고 귀 있는 자들은 분별하길 바란다.

더불어 짧은 배움으로 국선도를 분파시키며 자신들이 정통인 양 떠벌이는 입을 함구하게 만들어 선현님들께서 펼치려 하셨던 우리 민족 고유의 심신 수련법이 앞으로 더 많은 사람들을 구활 창생하는 길로 나아갈 수 있도록 일조하고자 한다.

국선도가 이 땅에서 아름다운 열매를 맺도록 힘써야 할 막중한 책임감을 느끼며 사부님께서 뿌린 씨앗이 좋은 결실을 맺고 버려지지 않게 되기를 바라는 마음에서 국선도 돌단자리 본가本家에 전해지는 구결을 때가 되면 밝히라 하신 사백 어른과 사부님의 뜻을 따라 밝돌법 호법護法 선사로서 알리는 바이다.[26]

이제부터 수련자가 어려운 길로 들어서게 되니 정련된 내원기를 정맥동교회(정맥동합류)와 후두골 사이를 좇아 호위하듯 내원기를 받들어 올리면 눈에 보이는 것도 없고 정신은 맑고 청명한 가운데 귀에도 들리는 것이 없으며 나 자신은 간 곳 없고 오직 밝점의 인도를 받는 듯 느끼게 될 것이다.

---

[26] 국선도 본가 지도자의 지도와 배움 없이 임독자개법을 구이지학한 설경자가 남을 지도하다 어떤 사고가 발생한다면 그것은 욕심에 눈이 어두워져 망령된 사람들이 자신의 사복私腹을 채우기 위해 수련자의 생명을 담보 삼아 상행위商行爲를 하거나 치부致富나 공명심을 얻고자 한 행위이니 밝돌법 국선도의 책임이 아니라는 점을 재언하고 싶다.

그러다가 갑자기 하늘 문[天門]이 활짝 열리는 것을 보게 된다. 천문이 열리면 수행이 바른길에 들어섰음을 알리는 신호다. 또한 임독자개법의 정수로 인도되고 있으니 수련자는 안심하게 되고 지도자가 정도로 정행하도록 지도한다는 것을 알게 되며 모든 지도자의 옥석이 가려지는 때이기도 하다.

특기할 것이 있다면 양맥陽脈의 바다로 일컬어지는 독맥을 타고 정련된 내원기가 상승할 때는 양화기가 함께 융화되어 척중으로 상승하며 수련자에게 뜨거운 기운을 느끼게 한다. 그러나 뇌호혈에서 정련된 내원기를 정화시킬 때 삼진의 마지막 진동이 나타나 뇌리에 뇌성벽력雷聲霹靂 같은 소리가 들리고 턱 부분이 떨리며 머리 전체가 터져나갈 것 같은 중압감을 느끼지만 내원기는 체온같이 온화하게 변한다는 것이다.

이 지점에서 천문의 열림을 추상론으로 설명하는 구이지학한 설경자들의 대부분이 판가름 나며 뇌호혈에서 내원기가 정확하게 정련되면 니환혈尼丸穴을 향해 올라가려는 현상이 나타나기 시작한다. 정확한 진기의 움직임이 시작되면 모든 진동과 뇌성벽력 같은 소리와 정수리를 찍어 누르는 중압감에서 벗어나게 된다.

이런 현상들이 나타난 후에야 수련자 자신도 모르게 백회혈百會穴 아래 천령개天靈蓋가 하늘을 향해 커다란 구멍을 만들어내며 천기가 체내로 쏟아져 들어오는 것을 체험하게 된다. 이때 수련자 스스로가 지금까지 공들여 쌓아올린 임독자개의 모든 통로가 국선도 도기의 색으로 선연히 관념觀念 가운데 보이게 된다.

이때 자신의 영대靈臺에 잠들어 있던 영이 깨어 일어나도록 자극을 받게 되고 천문을 향해 영이 움직이려는 기미가 보이기 시작하면서 골윗샘이 아래돌단자리에서 올라오는 진기의 영향을 받아 하늘과 내가 하나 되면서 밝의 대생명력을 느끼게 된다.

그런 연후에 천문이 열리는 현상을 의식을 통해 느끼면 정련된 내원기가 아주 조심스럽게 정상頂上으로 밀어 올리듯 당겨 니환혈에 오르고 마음이 아주 고요한 가운데로 인도해서 두면 정화되니 바뀐 호흡에 따라 내리되 머물 곳에 머물러 굴러떨어지는 일이 없어야 한다.

정상 니환혈에서 인당혈印堂穴을 거처 골윗샘까지 정련된 내원기가 돌아 들어가는 길은 생각처럼 쉽지 않다. 아주 험난하고 힘든 길로서 정련된 내원기는 종횡으로 흩어지려 하고 길은 꼬부라져 돌기도 하며 아주 협소해서 정련된 내원기가 튀어 오르기도 한다.

그럴 때는 수련자가 마음을 한 곳으로 잘 간직하고 밝점을 따라 정련된 내원기를 잘 인도하고 호위해서 이끌어주면서 정심靜心 가운데 정수靜修하며 도道 앞에 겸허해야 하고 도를 두려워하며 도를 공경해야 한다.

도는 마음이 맑고 잡된 사심이나 망령된 생각이 없고 깨끗하며 형체가 없는 대상을 마음으로 내관해서 덕스러움과 지혜의 밝음을 얻는 것이다. 여기서 말하는 지혜란 정선正善 가운데 행해지는 지혜를 일컬음이며 정선을 떠난 지혜는 잘못 사용하면 마음이 악착스럽고 간교하게 되며 즉관卽觀을 통해야 하는 영이 아닌 혼의 일이기에 덕스러움이 없게 되니 도를 두려워하고 공경해야 한다.

임독자개 수련을 한다 해서 자만심이 생겨도 안 되고 도인처럼 가장하는 말과 행동은 더욱 조심해야 한다. 오로지 정심靜心, 정좌靜座로 행공에 임해서 정사靜思를 발현시켜 도가 무문無門임을 깨달아나가야 한다.

이제 여기서 풀어야 할 한 가지 숙제가 또 있다. "단전에서 단기를 두어 번 마는 듯하다 장강혈로 보내 독맥으로 올렸다가 다시 귀 뒤로 내려 임맥을 통해 하단전에 이르러 호출하는 것"[27]이라는 구절이다.

청산 선사께서 밝히시길 임독유통 시에 기를 아래돌단자리에서 잠시 머무는 듯하다가 서서히 회음으로 하강시키고 장강으로부터 양관, 척중, 대추, 아문, 백회, 신정의 독맥으로 올려 귀 뒤로 돌아 임맥의 승장, 천돌, 단중, 건리, 신궐을 거쳐 아래돌단자리에 이르게 한 후에 비로소 흡입했던 공기를 서서히 호출하라고 설명하셨다.[28] 또 임맥任脈은 24혈이 있으니 회음에서 승장까지며 독맥은 28혈이 있으니 장강부터 은교까지다.[29]

그러나 어느 곳에도 신정혈에서 귀 뒤로 어떻게 돌리라는 것인지를 밝힌 대목은 없다. 독맥의 마지막 혈자리 은교혈에서 어떻게 임맥의 승장혈承獎穴로 진기를 유통시켜야 한다는 것일까?

청산 선사께서는 이 부분을 해결하는 방법이 바로 국선도 구결이기에 자세히 기술하지 않고 귀 뒤로 내리라고만 말씀하신 것이

---

27 청산, 《국선도법―영생하는 길》, 217쪽 참조.
28 청산, 《국선도법―영생하는 길》, 397쪽 참조.
29 청산, 《국선도법―영생하는 길》, 398쪽 참조.

다. 임독유통을 수련하며 여기까지 올라온 이들에게 구결은 실제 상황에 적용하고 지도해야 할 중요한 실마리다. 수련자는 청산 선사께서 나열한 혈자리를 주의 깊게 기억하고 과연 진기를 신정 혈에서 은교혈까지 어떻게 귀 뒤로 보낼 수 있는지 정관靜觀해 보길 바란다.

귀 뒤로 내리라는 청산 선사의 말씀을 표피를 통해 내리라는 뜻으로 이해하고 엉뚱한 지도를 하는 예가 많지만, 구결에 따르면 정련된 내원기를 골윗샘 쪽으로 향하게 해야 하며 여기서 제 길을 잃으면 엄청난 코피를 흘리게 되니 제 길을 잃지 않도록 내관內觀에 의한 의식 집중이 매우 중요한 때다.

급하게 서둘지 말고 욕심을 부리지도 말며 정심靜心으로 정좌靜座 하고 정수靜修로 편안한 가운데 정각正覺해나가야 한다. 또한 순리를 좇아 수련자 능력에 맞게 행공하되 정심正心을 가지고 정행正行 하며 정선正善이 수반되지 않으면 이루어지기 힘든 길이다.

인당혈을 보통 '제3의 눈'이라 말한다. 이것은 보통의 시각처럼 육신의 눈으로 사물을 보는 것이 아니라 심안을 통해 영적으로 사물을 바라보는 것을 말한다. 이 경지에 오면 앞에서 언급했던 분심법이 초보 상태에서 진일보하여 성숙해지는 단계로 진입한다.

앞에서 국선도 기초 수련을 설명할 때 밝점의 개념을 이야기하면서 밝점을 코끝에 두었다가 인당혈로 올려 바라보다가 다시 코끝으로 내려 가슴을 타고 아래돌단자리로 내리며 마음을 한 곳으로 집중하라고 기술한 것을 기억할 것이다.

임독자개 수련을 하면서 코끝을 바라보던 눈동자가 인당혈 쪽으로 초점을 맞추면 수련자의 눈에는 여러 가지 색상이 보이기 시작한다. 좁쌀처럼 생긴 작은 점들이 움직이며 수련자를 혼란스럽게 만들지만 시간이 경과되고 수련자가 정심靜心 가운데 진입해 들어가 정수靜修가 시작되면 흩어져 제 멋대로 춤을 추던 색상이 한데로 어우러지면서 융합하기 시작하고 마음이 정심靜心에 돌입하면 단일화된 푸른색으로 나타난다.

수련자는 이때 나타나는 푸른색이 바로 국선도 도기道旗의 색상임을 깨닫게 된다. 일단 국선도 도기의 색상이 단일화된 상태로 나타나면 수련자의 마음은 평정 가운데 들고 호흡을 하는 듯 안 하는 듯한 상태에서 호흡이 수련자를 끌고 가며 가일층 깊이 있는 호흡이 이루어진다. 지금까지 인당혈을 바라보던 관념을 통한 영적인 눈의 초점을 이번에는 더 깊은 곳인 윗돌단자리를 향해 열두 대문을 두드리는 마음가짐으로 깊이 있게 행공해야 한다.

그러면 차츰 마음의 눈을 통해 영적으로 어떤 형태의 빛이 내조되기 시작하면서 심안을 통한 영적인 깨달음 가운데 사물의 형태가 점점 정확하게 투영되기 시작한다. 그때 정련된 내원기가 윗돌단자리 가장 가까운 거리까지 근접하면서 수련자는 윗돌단자리의 형태를 내관으로 내시하게 된다. 이때 내조內照되는 빛깔은 수련자의 체득에 의해서만 말할 수 있으므로 여기서 밝히지 않겠다.

단 이때부터 윗돌단자리를 정관을 통해 내시해서 지금부터 다음의 질문에 대한 스스로의 해답을 얻어야 한다.

첫째, 윗돌단자리의 크기는 얼마만 한가?

둘째, 윗돌단자리 어느 곳에서 어떤 색상이 나타나는가?

셋째, 윗돌단자리 어느 부분으로 정련된 내원기가 흘러들어가는가?

넷째, 수련자의 영대, 다시 말해 영의 자리는 어느 곳에 위치하고 있는가?

상기한 네 가지 질문은 임독자개법 수련을 직접 행한 행입자에게서만 들을 수 있는 답변이 될 것이다.

첫 질문과 두 번째 질문은 정관을 통해서 내시 능력을 키운 행공자가 심안을 통해 영적으로 바라본 실상이다. 세 번째 질문과 네 번째 질문은 정련된 내원기가 밝점을 통한 의식과 더불어 윗돌단자리를 통과해 돌아나온 행공자만 대답할 수 있는 심결心訣이다. 이때 비로소 행입자와 설경자가 구별된다.

선현들께서 왜 이토록 어려운 자물쇠를 여러 곳에 설치하셨는지 다들 짐작하고 남을 줄 안다. 고행하는 수련자를 바른길로 인도하길 꾀하시면서 인성이 무르익지 않은 자에게 가르침을 주시지 않으려는 뜻을 어렴풋이 깨달았을 것이다.

윗돌단자리는 밝의 대생명력인 하늘의 양기를 쌓아놓는 창고로 비유되는 골윗샘(송과체)을 말한다. 골윗샘은 간뇌의 제3내실 뒤쪽에 붙어 있는 내분비기관이자 망막시상하부로를 통해 빛의 감각을 받아들이며 밤이 되면 멜라토닌을 생성하고 시상하부의 시상교차위핵에 위치한 생체 시계를 조절하는 곳이다.

골윗샘을 깊이 정관하면 요시遙視 능력이 나타나고 관념 집중이 심도 깊게 이루어지며 예지·예언·영감 능력이 생기니 정련된 내원기가 잘 유주하도록 해야 하며, 정심좌靜心座로 행공의 도를 높여 정수를 통해 윗돌단자리의 바른 모습을 찾아야 한다.

이때부터 영적 차원이 향상되어 홍익인간弘益人間 사상의 구현을 지향하는 국선도 수도자로 거듭 태어난다 해도 과언이 아니다. 항상 일화정선一和正善 가운데 겸손과 양보를 미덕으로 삼고 감사하는 생활 속에 사랑과 자비가 마음에 충만하며 욕망과 자신의 집착으로부터 벗어나 온 우주와 하나 되려는 우주의 생명길이 열리는 때이다.

임독유통을 통해 윗돌단자리가 밝아져야 영통靈通을 체득할 수 있게 되고 영통을 체득해야 조화造化가 이루어지며, 조화를 통해서 상호 존중하는 공생共生의 법을 깨달을 때 일화정선이 기파氣波를 생성시킨다는 사실을 체득하게 된다.

여기서 발생하는 기파를 통해 기가 생명에 대한 정보를 다량으로 보유하고 있다는 사실을 체득하게 되고, 이 정보를 풀 수 있는 방법은 영성을 회복하여 자아를 실감 있게 깨닫게 될 때이며 일화정선의 참오의도 터득하게 된다.

일화정선 가운데는 미움도 욕망도 거짓도 무시도 없이 오직 긍정적인 사고 위에 자애와 사랑과 자비만 존재한다. 이렇게 영성을 통해 나타나는 일화정선의 기본이 관념에서 솟아오르는 생기의 힘으로 모든 연공자에게 창조하는 힘과 그 힘을 사용할 수 있는 능력이 주어졌고 이 힘이 인간의 심층에 응집되어 있다는 사실을 비로소 깨닫게 되는 것이다.

이 생기를 체득허서 사용하거나 사용하지 않는 것은 행공자의 자유의지에 속한 것이다. 행공자의 영성은 황홀하고 영귀靈貴하기 때문에 악과 밀착하지 말아야 하며 행공자 자신의 잠재능력은 무궁무진하다는 것을 깨우쳐 대우주의 축소판이 소우주라는 것을 말이 아닌 수련을 통해 체득하게 된다.

기를 내포한 영파는 대자연의 생명력이며 인체를 생성하고 보양하는 신비한 힘을 보유하고 있다. 심파는 생각 속에서 일어나는 기의 파동이다. 이 둘의 파동을 움직이는 힘의 원천은 바로 임독유통에서 윗돌단자리를 통과할 때 나타나는 밝의 참빛 속에 존재한다.

바로 보이는 것과 보이지 않는 진아眞我를 깨달으며 장엄한 광채 속에서 참나를 찾아야 한다. 그래야 하늘의 마음과 땅의 질서를 따르는 참다운 수련자가 될 것이다. 하늘의 밝과 땅의 힘과 사람의 얼[靈]이 하나로 어우러져야 참다운 임독유통의 정수를 깨닫는 수련자가 된다.

그런 연유로 수련자 제위께 밝히고 싶은 것은 의심치 말고 수련하면 반드시 윗돌단자리에서 진아를 찾고 스스로 확인할 수 있다는 사실이다. 영의 실체도 모른 채 진아를 찾는다는 것은 언어도단이다.

윗돌단자리를 통과한 정련된 내원기가 꼬불꼬불하고 협소한 길을 돌아 입천장 뒤쪽의 말랑말랑한 곳에 도달하면 혀를 말아 입천장에 깊이 꺾어 넣으며 혀 양 밑에 있는 혈관이 합쳐지는 지점의 끝부분 정가운데로 세미한 진기가 흐르는 것을 느끼게 된다. 이는 혈관과 아무 연관이 없다.

이곳은 수련자가 정수靜修를 통해 수련하도록 지도받고 지도해 줘야 하는 무조건적인 곳이니 의심하지 말고 지도자의 가르침대로 수련하길 당부한다. 또한 지도자의 가르침에 순응하며 행공하면 진기가 혀 밑 정가운데로 세미하게 흐르는 것을 감지하게 되고 이 진기가 자신의 바른길로 찾아 들어가는 것을 느끼게 된다.

이제까지의 긴 여로는 여기서 멈추니, 마침내 독맥의 끝부분까지 도달했다. 이곳이 바로 허상의 수련 가운데 내적으로 바른 흐름의 길을 찾는 곳이며 정련된 내원기가 정상적인 정로로 흐르는 것을 수련자가 직접 체득하는 길이기도 하다.

여기서 몇 가지 구결을 밝히려 한다. 정련된 내원기는 정확하게 윗잇몸 상치上齒(윗니) 중간 부위 수구혈水溝穴로 흐른다. 옛 선인들은 정련된 내원기가 흐르는 수구혈을 '물이 흐르는 도랑'이라 명명하여 내원기가 흐르는 길을 암시해주셨다.

이제부터 내원기는 임맥에 진입하게 된다. 하치下齒(아랫니) 중간 부위에 있는 승장혈承漿穴로 정련된 내원기가 떨어진다. 이를 일러 '생사生死 현관玄關이 뚫어졌다'라고 표현하지만 본뜻은 도학道學으로 들어가는 문이 이제부터 열렸다는 뜻이며, 승장혈 역시 '물이 흐르도록 만들어진 연결 고리로 꽈리 모양을 이루는 혈'이라는 뜻을 내포하고 있다.

승장혈로 정련된 내원기가 떨어질 때는 아랫입술 안쪽 부분 내쪽으로 기포氣泡가 생겨난다. 직경이 1cm까지 큰 것이 있는가 하면 작은 기포가 수없이 생겨나면서 정련된 내원기가 제 길을 찾아 임맥으로 진입한다.

정련된 내원기가 임맥에 진입하면 염천혈廉泉穴에 가벼운 떨림이 오면서 수돌혈水突穴을 통과해 천돌혈天突穴에 도달하게 된다. 이때부터 시원한 감각을 느끼면서 선기혈璇璣穴에 진입하면 아름다운 옥구슬을 가슴에 품은 듯한 청량감을 온몸과 마음으로 느낄 수 있다.

이것은 음맥지해陰脈之海, 즉 음맥陰脈의 바다로 정련된 내원기가 진입하기 때문이다. 이 청량감을 느끼는 행공자는 정련된 내원기가 완전히 임맥에 진입하면서 가슴에서 벅찬 환희의 물결이 소생하는 것을 느끼게 될 것이다.

정련된 내원기가 선기혈璇璣穴을 지나 단중혈膻中穴로 진입하게 되면 수련자는 다시 한번 깊은 의식 집중을 통해 정심 가운데 정수로 진입해야 한다. 이 시기에 가운데돌단자리를 내관으로 내시해서 이 자리로 전신 경락의 기가 물이 돌아 한 곳으로 모여들 듯 모여드는 것을 보고 느끼게 될 것이다.

또한 선천과 후천의 진기가 서로 교차하고 융합하며 탁하고 사악한 기운을 거두어내고 청기는 받아들여 인체 오장육부와 신체 곳곳에 원기를 고르게 분배하는 것을 체득하면서 수련자가 안타까운 심경에 사로잡히게 되는 곳이기도 하다.

왜냐하면 수련자가 모든 육신 가운데 자연 현상에 의한 울기鬱氣(기가 막히는 것)를 체득하기 때문이다. 만병이 발생하는 원인을 알게 되니 세상 사람들이 울혈은 알고 있으면서 울기에 대해선 전혀 모르는 안타까움을 체득하는 현장인 것이다.

이런 여러 현장을 몸소 체득해나가는 수련자의 마음에 어찌 측

은지심(惻隱之心)과 사랑과 자비가 싹트지 않을 수 있겠는가? 이런 수련자는 몸을 낮추고 은거의 삶을 산다. 사이비들이 날뛰는 세상에 임독자개법 하나 제대로 알지 못하면서 스승들께 배운 고귀한 구결을 전해줘도 자신이 경험하지 못한 모든 것을 배격하는 어리석은 사람들에게 무엇을 어찌 알려줄 수 있겠는가? 오늘날 국선도가 진리의 길에서 멀어지는 안타까움을 바라보며 구결의 절반이라도 세상에 전하려는 깊은 뜻을 헤아리지 못하는 세태가 안타까울 뿐이다.

이제 가운데돌단자리를 내관하며 심도 깊게 내시하다 보면 가운데돌단자리가 타원형으로 아주 연하고 부드러운 살갗에 둘러싸여 있는 모양을 보게 될 것이다. 이곳이 국선도 수련자가 경계해야 할 혼의 시발처이자 밝 받는 수련자가 건너야 할 다리다. 여러 어려움 가운데 이곳에 도달한 수련자는 가운데돌단자리의 크기가 지름 약 1cm~1.5cm가량 된다는 것을 알게 되고, 이곳이 난원공 卵圓孔이라는 혈도가 폐쇄된 곳이라는 것도 자득하게 된다.

여기까지 달려온 수련자를 위하여 밝점의 시발처가 되는 가운데돌단자리의 크기를 알려준 것은 이제까지 내관과 내시를 반복하며 행공한 노고를 치하하기 위해서이자 마지막 자물쇠를 수련자가 열어야 하기 때문이다.

첫째, 가운데돌단자리를 싸안고 있는 연한 살은 어떤 색인가?
둘째, 가운데돌단자리는 어떤 문양(무늬)인가?
셋째, 가운데돌단자리 중핵中核은 어디에 위치해 있는가?

넷째, 가운데돌단자리의 직경은 얼마만 한가?

이상의 네 가지 질문의 답은 수련자 스스로 구해야 할 것이다. 직경은 위에서 밝혔고 색과 중핵 그리고 문양 이 세 가지를 정확하게 내관을 통해 내시해서 지도자에게 알려야 할 것이다. 이곳은 구결 가운데서도 밝힐 수 없는 심결에 속하는 중요한 부분이기 때문이다.

지도자가 수련자에게 알려줄 수는 없으나 수련자는 내관한 것을 지도자에게 알려주어 바르게 가는 길인지 잘못된 길인지를 지도받아야 한다. 여기까지가 미려혈, 윗돌단자리, 가운데돌단자리에 있는 열두 가지 관문이다. 이미 소수의 지도자들은 열두 가지 관문을 체능을 통해 체득했기에 맞고 틀린 점만 이야기할 뿐 그 이상의 언급을 회피하는 곳이기도 하다.

이제 가운데돌단자리를 정확하게 내시한 수련자는 정련된 내원기를 석문혈石門穴까지 이끌어 내린 다음 해탈문解脫門(胞門)을 통해 아래돌단자리까지 진입시켜야 한다.[30]

---

[30] 석문石門이라는 혈의 명칭과 관련된 재미있는 일화가 내려온다. 도를 공부하시던 어느 도인께서 임독자개 과정을 공부하시며 제일 뒤에 나오는 석문이라는 혈 이름을 살펴보니 이것이 돌문이라는 뜻이라 그 이름에 대해 생각하시다가 '나는 도저히 이 문을 열 수 없을 줄 알았는데' 하시며 그 자리에서 지금까지의 공부를 중단하듯 훌훌 털고 일어나 하산했다고 한다. 선인들 말씀이 그 도인께서는 모든 것을 이루고 하산하시면서 석문이라는 혈은 움직임 없이 제자리를 지키나 자신이 일생을 바쳐 수련 행공하며 걱정했던 돌문이 이렇게 쉽게 열리는 문인 줄 몰랐노라, 관념 집중을 통한 밝점이 공부하는 사람에게 주는 좋은 교훈이 이곳에 있노라, 하셨다는 것이다. 이 일화는 산사람들 사이에 구전되어 전해진다.

아래돌단자리[下丹田]는 기해氣海돌단자리, 화해火海돌단자리, 명문命門돌단자리 등으로도 불린다. 기해돌단자리라 함은 기운의 바다라는 뜻과 쌓고 갖춘다는 의미가 있다. 화해돌단자리란 내열을 일으킨다는 뜻과 호흡으로 운기하는 불의 바다라는 의미가 있다. 명문돌단자리란 생명의 원천이란 뜻과 거두어들이고 싹을 틔우는 창고라는 의미가 있다.

이곳은 정혈精血을 저장하는 곳으로 크기는 약 4촌四寸 정도다. 삼초三焦의 주主가 되며, 남자에게는 정精을 저장하는 창고요 여자에게는 양태養胎의 자리가 되며, 진기眞氣의 근원이 되기도 하고 생명의 원천이 되기도 한다. 아래돌단자리는 임독맥과 좌우충맥이 교차해 흐르는 중요한 위치에 있으면서, 위로는 백회혈과 니환혈을, 아래로는 회음혈과 용천혈을, 전방에는 관원혈과 후방에는 명문혈 등 상하·전후·좌우 모두가 기운을 인도하는 중추에 둘러싸여 있다.

정련된 내원기가 석문혈에서 무형 통로를 통해 포문胞門을 거쳐 아래돌단자리로 진입해 들어가면 한 바퀴 돈 것이다. 이때부터 수련자에게 대자연에 순응하는 궤도가 형성된 것이다. 수련은 어찌 보면 이제부터 시작이다. 정심靜心을 유지하고 정식靜息으로 수련하면서 자신의 능력에 맞게 욕심부리지 말고 행공에 임해야 한다. 임독유통이라는 과업을 이루었지만 대우주와 교감할 수 있는 채널이 형성되고 최대의 건강 상태와 정신력을 갖추게 된 것뿐이다.

항상 기대감을 가지고 임독자개를 하려는 상념 가운데 관념으로 의식 속에 선명하게 신념을 가지고 각인되도록 해야 한다. 일단 각인시킨 이상을 향해 일로매진하겠다는 뜻을 가지고 이상을 성취시킬 수 있다는 긍정적 사고가 필요하다.

한 바퀴 돌았다고 자만하지 말 것이며 한 바퀴 돈 것이 내 자랑이 되어서도 안 되며 더욱 겸손하고 낮아져 이것이 대자연의 섭리이며 자신에게 대자연의 섭리를 알게 해주신 선사님들에게 감사해야 할 것이다.

더욱 주의해야 할 것은 이때부터 남의 앞일이 보인다고 누설해서는 안 된다. 남의 전생이나 삶의 상태 또는 마음의 흐름이 보인다고 발설해서는 절대 안 된다. 반드시 유념하길 바란다.

수련자가 각고의 노력으로 한 바퀴 돌린 임독유통이 스스로 만들고 돌린 것이라는 자기도취에 빠져서도 안 된다. 이것은 오직 대자연의 섭리라는 사실을 깨닫고 더욱 낮아져 영적 고차원을 향해 정진해야 한다. 이를 말로 떠들어대면 결국 외도外道로 흘러 수련은 더 이상 진전 없이 그것으로 끝장나는 것이다.

수련자는 무욕無慾 가운데 서서 대자연이나 대우주가 자신을 통해 펼치고자 하는 완전한 소우주체의 성취를 원하는 대로 따라가야 큰 깨달음에 이를 수 있다. 그것이 수련자 몫이며 수련자 스스로 대자연에 순응하는 길로 정진해야만 수련을 완성할 수 있다.

그렇지 못하고 교만하여 수련자 자신의 심령의 힘과 스스로의 각고의 고행으로 얻어진 결과라 생각하며 대자연에 순응하지 않는 삶을 살면서 욕심을 갖게 되면 대우주체로부터 소우주체로 전달되는 밝의 대생명력과 지혜는 단절되고 만다.

그런 수련자는 세상에서 무엇인가를 이루려는 욕심으로 사이비

종파를 만들어 교주가 되거나 도를 자기 이익을 추구하는 도구로 삼는 일이 비일비재하다. 그런 수도자는 스스로의 원기로 세상을 살면서 고차원을 향하던 수행자에서 타락의 길을 걷는 실패한 구도자로 전락하게 된다.

세상 사람들은 대부분 자기 스스로의 지식이나 경험 그리고 학문의 틀을 설정해놓고 자신들이 만들어놓은 틀에서 벗어나거나 새로운 것들이 나타나면 배척하거나 무시하려는 경향이 있다.

그나마 다행스러운 것은 개척되지 않은 학문이나 선현들께서 도전했던 새로운 앎에 대해 동경하고 도전하여 수련을 통해 정신세계나 영적 세계에 대한 생경한 경험을 추구하는 사람들이 많아지면서 저런 수련자들을 통해 터부시되어온 편견의 틀이 하나둘 깨지면서 보고 듣고 깨달아 신뢰하고 믿는 분위기가 확산하고 있다는 사실이다.

하지만 국선도는 아무리 보고 듣고 깨달아도 소용이 없으며 온전한 행입으로 수련 정진해서 체득하야 하는 수련법이다. 가을에 추수할 나락이 없는 설경자가 되기보다 열심히 수련 정진하여 소우주를 대자연과 합일시키는 마음가짐으로 수련에 정진하길 바란다.

지금까지 임독유통, 임독자개 방법을 설명하면서 중요한 열두 가지 관문을 밝혔으니 이에 대해 설왕설래하는 일은 없길 바란다. 스승들은 해답을 알고 있으니 지도자와 수련자 모두 일로매진하길 바란다.

더불어 이 법은 필자 청화만 체능하며 느낀 것이 아니다. 위로는 스승들과 사백 어른, 아래로는 필자가 지도한 두 제자와 그

제자들이 지도한 수련자가 동일한 체험을 통해 체득한 것임을 밝힌다. 수련자가 얼마나 많은 시간을 엎거리앉음세(결가부좌)로 앉아 돌단자리 수련을 했는지에 따라 결실되는 수련의 결정체임을 다시 한번 강조하고 싶다.

원기단법을 수련하며 임독자개법을 수련하지 못하면 원기단법 수련자의 자격을 상실하게 되니, 자신은 할 수 없다는 생각을 버리고 긍정적인 마음으로 수련에 정진해서 참다운 국선도 수련자로 거듭나길 바란다. 국선도 수련인이라면 모두가 소망하는 임독자개법의 진수를 깨닫고 성취해서 설경자가 아닌 참된 수련자의 길로 매진하길 기원한다.

10장
정각도 건곤단전행공법

정각도 건곤단전행공법

건곤단전행공법乾坤丹田行功法의 별명은 수화단법水火丹法이며 줄여서 건곤단법乾坤丹法이라 한다. 건곤단법부터는 임독맥任督脈과 경락經絡 유통을 시도하기 때문에 경락에 대해 자세히 알아야 한다.[1]

    건곤단법은 우주적 입장에서 하늘의 기운과 땅의 기운을 행공자 몸 안에서 조화롭게 혼합하여 생명력을 충일하게 하는 행공법이다. 하늘의 기운은 무형無形의 기운을 간직하고 있어 천간天干이라 부르며 천간은 양陽과 음陰으로 나뉘는데, 양은 맑고 가벼우며 생왕장성生旺長盛의 기氣라면, 음은 무겁고 탁하나 정기精氣라 말한다. 건곤단법은 맑고 가벼운 기운과 무겁고 탁한 기운을 응축시켜 순일純一한 기운으로 조화시키는 행법이다.

    건乾은 하나[一]이면서 실實한 고로 질質로서 크다 말하며 곤坤

---

[1] 이 책의 7장 '국선도와 경락'을 참조하라.

은 둘[二]로서 허虛한 고로 헤아려 말하면 크고 넓다. 하늘이 실하고 땅은 견고하나 실상은 허한 것이다. 하늘의 기는 땅에서 흘러 다니고 땅의 표면으로부터 출발한다.

건의 질은 비록 단단하지만 가운데가 허한 고로 양기陽氣가 그 속에서 승강昇降하며 금석金石이라도 아무 장애를 받지 않고 기운이 통과하며 곤이 그 기운을 받아 만물을 육성한다. 건은 하늘을 상징하며 사람의 머리에 해당되고, 곤은 땅을 의미하며 사람의 발에 해당된다.

우주 만유에는 생生(낳고)·성成(기르고)·사死(멸하는) 세 가지 근원이 있다. 건에는 신공神功이 있고 곤에는 덕기德氣가 있으며 건곤 사이에는 오기五氣가 있는데, 신공이란 하늘의 창조적 자세를 말하고, 덕기란 땅의 육기六氣로 생산적 바탕의 혜택을 말한다.

건에는 십간十干이 있으니 갑甲, 을乙, 병丙, 정丁, 무戊, 기己, 경庚, 신辛, 임壬, 계癸요, 곤에는 십이지十二支가 있으니 자子, 축丑, 인寅, 묘卯, 진辰, 사巳, 오午, 미未, 신申, 유酉, 술戌, 해亥다.

오기五氣란 오행五行의 다섯 가지 기운의 작용을 말하니 건의 십간을 오행으로 나누면 갑기甲己는 토土요, 을경乙庚은 금金이요, 병신丙辛은 수水요, 정임丁壬은 목木이요, 무계戊癸는 화火다. 방위로는 갑을甲乙은 동방목東方木이요, 병정丙丁은 남방화南方火요, 무기戊己는 중앙토中央土이며, 경신庚辛은 서방금西方金이요, 임계壬癸는 북방수北方水이다.

곤의 십이지도 오행으로 풀어 설명하면 인묘寅卯는 춘목春木이요, 사오巳午는 하화夏火요, 신유申酉는 추금秋金이며, 해자亥子는 동수冬水가 되고, 진술축미辰戌丑未는 사계토四季土에 해당하여 토화土化 작용을 일으키니 거두어 저장하거나 기운이 다해[竭] 땅으로 돌아가는 것을 의미한다.

땅의 육기六氣란 은陰, 양陽, 풍風, 우雨, 회晦, 명明으로 천지간天地間의 기운을 말하지만 국선도에서는 풍風, 화火, 서暑, 습濕, 조燥, 한寒을 육기六氣로 나누어 분류한다. 풍은 초지기初之氣요, 화火는 이지기二之氣며, 서는 삼지기三之氣요, 습은 사지기四之氣며, 조는 오지기五之氣요, 한은 한지기寒之氣가 된다.

하늘은 주主가 되고 땅은 체體가 되며 기운氣運은 쓰임을 받아 만물을 화생化生하게 한다. 건곤기乾坤氣는 만물 화생의 조종적祖宗的 근원이 되며 인체에는 정精・기氣・신神이 있으니 이를 삼원三元이라 한다.

삼원은 건의 천원天元, 곤의 지원地元, 사람의 인원人元으로 구성돼 있다. 하늘과 땅 사이에 소장所藏되어 있는 것이 인원인 관계로 인체의 하늘은 기氣(윗돌단자리)요, 땅은 정精(아래돌단자리)이며 인은 신神(가운데돌단자리)이다. 우주적 입장에서 수도하는 사람을 위해 몸 안에서 정・기・신 세 돌단자리(삼단전)를 활성화시키도록 구성된 것이 건곤단법이며 수도자의 제2단계 행공법으로 삼는다.

건곤단법에 입문하는 수련자는 중기단법을 행공하면서 인체의 중기中器인 비장과 위장을 중심으로 육체의 중기中氣가 잡혀 체내에 수승화강이 원활해지기 시작했을 것이며 수련자가 지녀야 할 신체의 유연성과 밝점에 의식을 집중하는 능력과 자연스러운 숨쉬기 이렇게 삼박자가 어느 정도 일치해가는 상태가 되었을 것이다.

그리고 전신 조직에는 원기元氣가 충만해지고 경락을 따라 기가 활달하게 유주하며 체내에 활력이 넘치기 시작했을 것이다. 수련자가 중기단법 후편에서 동작을 취하고 몸을 움직여 행공을 시작할 때부터 끝날 때까지 밝점에 집중한 관념이 흩어지지 않고 아래돌단자리 호흡도 순조롭게 잘 이루어지고 있을 것이며 행공 동작 자체로 유기되는 데 무리가 없을 것이다.

그러나 좀 더 자유로운 기혈 유통을 위해 마음을 안정시켜 중심을 잡아가며 몸이 정화되도록 해야 하늘과 땅 기운이 동화되고 대자연의 품에 적응하는 체질로 변화할 수 있다. 모든 행공 동작은 정확하게 수련해야 하며 행공 동작의 특성을 깨우치기 위해 기의 흐름도 체지체능해야 한다.

유기流氣되어 흐르는 기운을 느끼지도 못하고 행공도行功圖에 따라 수련하지 않으며 편한 동작으로 건곤단법을 수련해서는 안 된다. 호흡하는 데만 치중하면 기가 활달하게 체내에 주회하지 못하게 되어 건곤단법에서 의도하는 '육체 안에서 축정蓄精을 통한 원기의 기화氣化 현상'을 일으킬 수 없기 때문에 '축기蓄氣'도 이루기가 힘들게 된다.

수련자가 축기하는 목적은 운기하기 위함이며, 운기를 잘하기 위해서는 몸이 경직된 곳이 없고 유연해서 막히는 곳이 없어야 한다. 기의 순환 유통이 순조로울 때 기력이 증진되기 때문이다. 건의 동작들은 오운五運의 작용으로 오장五臟의 기운을 화생시키고 곤의 동작들은 육기六氣를 통해 육부六腑에 기운을 융해融解시키는 것이다.

건곤단법을 수련하기 위한 전초 과정으로 중기단법 후편에서 자연스런 아래돌단자리 호흡, 유연한 몸동작, 밝점을 통한 의식 집중이라는 삼박자가 조화를 이루도록 수련했다. 이에 마음이 안정됨에 따라 마음의 중심이 잡혀 절로 숨쉬기를 잘하며 흡식과 호식 사이에 지식이 자연스럽게 충일하고 길어지면서 정신과 육체 안에서 원기의 기화 현상이 일어날 것이다.

기화된 기력을 육체의 굴신 동작에 응용해서 원기를 생성시켜야 임독자개와 십이경을 유통할 때 원활한 기혈 주회가 이루진다. 이때부터 외부에서 흐르는 공진共振 현상과 공기의 흐름을 몸으로 느끼도록 수련해야 한다.

이는 앞으로 수련할 건곤단법에서 공기의 흐름을 몸으로 체험해나가야 피부가 예민한 감각 상태가 되고, 피부가 예민한 감각 상태가 되어야 공진 현상을 몸으로 체험할 수 있기 때문이다. 공진 현상을 몸으로 체험하지 못하면 고차원의 수련에서 기류氣流나 전류電流의 흐름이나 파장으로 흐르는 뇌파腦波와 영파靈波의 작용을 느낄 수 없다.

여기서 중요한 것은 어떻게 수련해야 공진 현상을 느낄 수 있을까 하는 문제다. 지금껏 국선도를 수련하며 이 용어를 처음 듣는 수련자도 많겠지만 구결의 일부라도 밝혀 국선도를 바로잡아야 하는 호법의 의무를 하기 위해 밝히는 것이다.

수련자의 관념은 생명의 영원한 그림자로 물질적이며 육체적인 스스로의 표현이다. 때문에 밝점에 집중한 의식을 통해 두뇌와 신경계통과 육체의 공진 현상을 주도하는 것이 관념의 최대 작용이라는 사실을 믿는 것이 중요하다.

그런 연유로 건곤단법 수련 초입부터 공기의 흐름을 체감할 수 있는 수련이 병행되어야 한다. 관념의 밝점 집중을 통해 창조력에 대한 자신감을 양성할 수 있다는 자신감과 긍정적인 사고가 뒷받침될 때 비로소 공기의 흐름을 체감하게 된다.

수련자가 직접 느끼고 자신이 공진을 제작하는 단계로 진입하며 차원이 높아질수록 공중에 떠다니는 전자파와 심파와 뇌파 및 영파의 작용까지도 수련자 스스로가 느낄 수 있는 경지로 진입하게 된다.

그러기 위해 건곤단법에서 수련을 통해 자연의 진동파와 심파의 교합을 이루고자 수련자 육체의 본질 속에 존재하는 본성(신성)을 깨닫게 하는 원리를 익혀야 한다. 그래서 육체가 갈망하는 욕심을 제어하는 오의奧義를 깨달아 영적 시간 속에 사는 삶이 따로 있는 것이 아니라 현재의 실제 삶 가운데 나타난다는 깨달음을 얻어 발작적인 혼의 사고 영역처럼 한정적이 아니라 무한정한 영적 자각을 키워나가기 위한 준비가 필요하다.

건곤단법에 입단하면 호지흡지呼止吸止를 원칙으로 하고 호흡 시간은 20초를 기준으로 하지만 꼭 20초로 정해진 것은 아니다. 몸이 건장한 사람은 누구나 무리 없이 절로 할 수 있는 호흡 시간이다. 인체 가운데 중기인 위장의 신축 운동 수數와 맞물려 들어가 깊은 안정에 진입할 수 있으며 일상생활 가운데 평상 호흡이 되기도 한다.

위장이 1분에 3회 정도 연동하는 시간과 수련자가 호흡하는 시간이 동일하게 평행을 이루면 마음이 평안하고 깊은 안정에 들어간다. 그뿐 아니라 위장이 십이경 가운데 족양명足陽明에 해당되므로 위기胃氣를 증진시키고 위냉胃冷을 다스리는 효과도 나타난다.

더불어 위를 따뜻하게 보호해주면서 위기胃氣가 강화되고 기능도 강화되므로 위장에 음식물의 잔재가 남아 있는 시간이 적어진다. 비장 또한 따뜻해져서 백혈구 생성을 더욱 활발하게 해줄 뿐 아니라 적혈구가 노폐老廢된 것을 파괴하는 힘이 강해져 비장이 냉해서 일어나는 기의 불화를 다스려준다. 옛말에 이르기를 위가 막히면 머리가 막히고 머리가 풀리면 위도 뚫린다고 했다. 이 모든 일련의 상황이 20초 호흡이 이루어질 때 가능하다.

그래서 수련을 열심히 하면 소화도 잘되고 마음도 안정되며 머리 또한 맑아져 체내에서 기혈 순환이 원활해진다. 이로 인해 몸과 마음이 경쾌해지고 올바른 판단력을 갖게 되며 공기의 공진 작용을 몸으로 체험하며 모든 일에 자신감을 갖게 된다.

호흡도 한 차원 높은 호지흡지呼止吸止로 들어가 숨 고르기[調息]에 초점을 맞추고 밝점을 통해 관념의 힘을 배양함으로써 백회혈 밑에 있는 천령개의 미세한 구멍을 통해 밝의 대생명력인 하늘의 양기를 인도해 들이되, 장중하게 아래돌단자리까지 끌어들여 수행자의 돌단 기운과 하나 되도록 응축시키려는 노력으로부터 건곤단법의 첫 동작인 건의 갑법甲法이 시작된다.

따라서 건곤단법은 천지 기운의 흐름과 변화에 상응하는, 십간과 십이지의 도합 스물두 가지 동작으로 이루어져 있다. 행공 동작의 체형體形도 천간지지의 모습에 따라 천지의 양기와 상합하도록 짜여 있으므로 단법의 원리에 따라 수련해야만 천지의 양기가 상합하게 되고 동화되며 절로 대자연의 품에 적응하는 체질로 변화할 수 있다.

중기단법에서 단법도대로 행공 동작을 취하며 동작과 호흡과 밝점에 관념 집중을 일치시키고자 노력한 것도 건곤단법이나 원기단법의 고난도 동작을 잘하기 위해서였다. 호흡과 동작이 일치하지 않아 어느 동작에서는 호흡이 부자연스러워 힘들고 어떤 동작에서는 복압을 유지하느라 수고로움이 있었을 것이다. 또 어떤 동작에서는 호흡이 흩어지고 정신이 산만해질 때도 있었을 것이다. 하지만 앞으로 수련하려는 건곤단법과 원기단법에서는 더 많은 동작이 힘들고 어려운 점들로 대두될 것이다.

그런 어려운 동작들의 특성을 깨으치고 유기되는 기운을 느끼며 동작에 익숙해지면 그 동작이 인체에 미치는 영향을 숙지하게 되고 절로 매 단법마다 호흡의 특성도 깨우치게 되며 그 특성을 잘 살려나가야 수련이 진일보할 것이다.[2]

올바른 동작은 기혈 순환을 활달하게 해주고 정혈精血을 증강시켜주는 중요한 역할을 할 뿐만 아니라 피부를 예민하되 강인하고 유연하게 만들어준다. 이렇게 수련할 때 외부 기류의 흐름에 민감해지는 연고로 바른 자세를 정확하게 익혀 작은 동작 하나라도 가볍게 여겨서는 안 된다. 물론 그로 인해 호흡이 흩어지는 우를 범해서는 더더욱 안 된다.

여기서 말하는 호흡의 흩어짐이란 숨결이 고르지 못해 숨결의 높고 낮음과 길고 짧음이 같지 않으며 숨결이 끊어졌다 이어졌다 하는 부자연스러운 상태를 말한다. 언제나 동작보다는 호흡이 우

---

[2] 그래서 필자는 《국선도 원기단법 정해》(나무와달, 2011)를 펴낸 것이다.

선이고, 또 호흡보다는 밝점의 관념 집중이 우선임을 알아야 한다.

그리고 어느 행공 동작에서나 마찬가지로 어려운 동작을 시도하다 보면 숨결의 높낮이가 고르지 못하고 끊어졌다 이어졌다 할 수 있으나 밝점에 집중한 관념은 중간에서 흩어지지 않고 시작한 행공이 끝날 때까지 지속할 수 있도록 훈련해야 한다.

행공 동작도 무리하게 하지 말고 단계적으로 자신의 신체 조건에 맞춰 발전하도록 노력해야 한다. 수련에 들어가 행공을 시작하고 어느 정도 시간이 경과해서 평안해진 호흡 상태가 행공이 끝날 때까지 지속되도록 노력하며 수련해야 한다.

행공 동작도 절로 몸에 익숙해져서 호흡과 동작과 집중의 삼박자가 조화를 잘 이루어야 정혈이 저장되고 왕성한 활동력을 갖게 되며 양손에도 기감을 느끼면서 손바닥을 향해 기혈이 응집되는 현상을 느끼게 될 것이다.

손바닥으로 모여드는 기혈 중에 기는 노궁혈로 모아야 하고 혈은 순환하는 흐름에 맡겨야 하며, 백회혈 아래 천령개에 있는 미세한 구멍을 통해 인도해 들이는 밝의 대생명력인 하늘의 양기와 수련자의 내력에 의한 양기가 합일하도록 밝점을 통해 관념 집중을 잘해야 한다.

이때 두 기운, 천기와 내기가 수련자 체내에서 융화되도록 해야만 밝의 대생명력인 하늘기운이 감로수같이 전신으로 스며들게 된다. 스며드는 하늘기운과 융화된 내력에 의한 양기가 수련자 체내에서 기체화되면 이를 일러 정련된 기, 내원기內元氣, 진기眞氣, 양화기陽火氣 혹은 단기丹氣, 단화기丹火氣 등이라 한다.

수련자 체내에서 기체화된 정련된 기가 수련자 전신 조직으로 균등하게 순환될 때 전신이 가볍고 활기찬 모습으로 변화되며 공기의 흐름을 수련자 자신의 육체가 감지하는 것을 본인 스스로 느끼게 된다.

행공하는 수련자가 체내에 기체화된 정련된 기가 무형으로 충만해졌을 때 지도자가 이를 알지 못하거나 수련자 자신도 알지 못하고 이를 그대로 방치해두면 기체화된 정련된 기가 전신 조직에 균등하게 순환하지 못함으로써 안타깝게도 액체로 변해 응집력이 약해지면서 체내에 갈무리된다.

갈무리된 액체를 일러 정액精液이라 한다. 사람이 사설射泄하지 않으면 그 양이 일승 육합一升六合이 되며 무게는 한 근一斤 정도다. 극도로 축정되면 삼승三升까지 충만할 수 있으나 축정이 되기보다는 기체화시켜 체내를 유주시키는 것이 바람직하다.

정精을 기체화시킨 상태로 체내를 유주시키지 못하므로 축정된 정이 성기를 통해 체외로 배설되는 것이 상례다. 수도인들이 금욕은 하면서 몽정을 금하지 못하는 안타까움은 기체화된 정련된 기를 체내로 유주시키지 못하는 어리석음에서 기인된 것이라 하겠다.

그러니 지금까지 열심히 수련하여 양정養精하면서 정련된 기를 충일하게 만들었으나 스스로도 모르는 사이에 몽설夢泄이라는 악재의 작용으로 정을 잃어버리는 꼴이 된다.

이제 수련자들은 왜 정을 기체화시켜 체내를 유주시켜야 하는지에 대해 알게 되었을 것이다. 정을 체내에 보관할 수 있는 양도 정해져 있기 때문에 정량을 초과한 정은 기체화하지 못하면 신체가 자연스럽게 신체의 균형을 조절하느라 체외로 배출시킨다는 점도 알게 되었을 것이다.

비수련자는 세월의 흐름에 의지한 채 체내에서 음양이 화합하지도 못하고 불화하여 정액이 흘러넘치거나 과도하게 정을 사설해서 절제할 줄 모르므로 신체에 이상 증상이 나타나게 된다. 과색過色을 하면 허리와 등이 아프며 정강이 경부頸部가 피곤해서 다리가 휘청거리게 된다.

수련자라 해도 건곤단법에서 신체의 기능이 강화되고 수련으로부터 오는 효력이 현저하게 나타난다 해도 그 힘을 남용하거나 무리해서 과음하거나 과로하는 것을 삼가해야 한다. 특히 과색은 수련자의 최대의 적으로 여겨야 한다. 자만하거나 스스로의 능력을 과신해서 행공 동작을 너무 강하게 하거나 너무 약하게 해도 안되며, 법도를 따라 행공에 임해서 몸을 온전히 잘 보전해야 한다.

한 가지 우리가 알아두어야 할 것이 있는데, 정을 표현할 때는 정액과 정력으로 나누어 표현하는 것이 상례다. 정액이란 무엇이고 정력이란 무엇인가? 또 정력과 체력은 어떻게 다른가?

정액이란 생식生殖에 사용되는 것이고 정력이란 원기元氣와 정기精氣, 기력氣力 등을 포함한 심신의 활동력을 말한다. 특별히 국선도 선인들은 정신력과 체력이 혼합된 집합으로 본다. 다시 말해 운동력, 사고력, 생식력, 그리고 이성異性과의 교합 능력도 정력이라 표현할 수 있다. 체력이란 물리적인 몸의 힘이나 작업 능력을 말한다. 체력이 없으면 정력도 없다고 표현할 수는 있어도 체력이 강건하다고 정력이 강하다고 말할 수는 없다. 체격이 건장한 사람이 오히려 이성과의 접촉 시 발기 불능인 경우가 허다하다. 강한 정력의 소유자가 되려면 내기內氣을 향상·발전시키는 것이 중요한 과제다.

건곤단법에서는 저절로 하늘기운과 땅기운이 화합해서 대자연에 순화되도록 해야 하며 행공 동작도 법도를 따라 해야 한다. 기의 흐름을 외면하고 행공 동작에만 치중해서 숨 쉬기만 해도 안 된다. 유기되는 기운을 느끼지 못하면 건곤단법에서 목적하는 수승화강 및 임독자개법을 제대로 수련할 수 없기 때문이다.

중기단법을 통해 체력 향상을 도모해왔다면 건곤단법을 통해서는 더욱 강건한 내력의 소유자가 될 것이며 원기단법 수련을 끝내면 진眞 건강체가 될 것이다.

건곤단법 수련자는 모든 행공을 건곤의 자리를 지켜나가며 관념을 정화해서 밝의 대생명인 하늘기운이 행공자 체내외를 포근하게 감싸 안아주도록 수련해야 한다. 이때 하늘기운이 감로수처럼 전신으로 순환되도록 호흡을 따라 순환하는 하늘기운과 관념의 고리가 서로 연계되어 끊어지지 않도록 지속하면서 주회시켜야 한다.

건곤단법이 중반에 접어들면 정관靜觀으로 밝의 대생명력인 하늘기운과 북돋고 감싸 안으며 자라게 하는 땅기운을 끌어당겨서 두 기운이 아래돌단자리에서 합일하여 응축되도록 수련하는 한편, 기의 출입이 원활해지도록 행공해야 한다.

여기서 중요한 한 가지 법리를 밝힌다면, 밝점을 중심으로 양방괄약근을 힘껏 최대한 위로 끌어당길 것이며 폐기肺氣를 밝점이 있는 곳으로 최대한 끌어내려야 한다. 이때 폐기는 힘으로 끌어내리는 것이 아니라 밝점의 인도를 받아 수승화강의 원리를 통해 아래돌단자리 호흡으로 끌어내려야 한다.

이를 쉽게 설명하면 밝점을 중심점으로 양방괄약근과 폐기를 상하에서 서로 함께 끌어당기는 것을 말한다. 이렇게 하면 십이경으로 강하게 유기되는 기운을 느끼게 될 것이다. 이 기운의 강한 흐름을 통해 십이경이 더욱 활성화되고 기혈이 더욱 활기차게 전신으로 주회하게 된다.

이 시기가 되면 신체의 생리 작용도 조화를 이루고 호흡 또한 조화를 이루면서 돈이 요구하는 온전한 호흡으로 연결되며 세 돌단자리(삼단전)를 숙지하게 된다. 관념 집중도 깊어지고 측기도 잘되며 천지의 기운이 상합하고 생성·변화되는 이치를 깨달으니 이를 적용시켜 천지지기天地之氣가 체내에서 하나로 조화를 이루도록 행공해야 한다.

건곤단법의 좌사법座思法에서는 선도주仙道住에 맞춰 행공을 끝내지 말고 안정되고 편안한 엎거리앉음세(결가부좌)로 앉아 육체에서 오는 순환 작용의 결핍을 뛰어넘어 계속 깊이 있게 행공에 진입해 들어가 공기와 기류의 흐름까지도 몸으로 느껴야 한다. 이때부터 시간에 구애받지 말고 할 수 있는 대로 최대한 행공해야만 수련자의 마음이 하늘마음과 하나 되면서 상쾌해지고 선하고 어질고 자비로운 사랑의 마음이 물밀 듯 밀려들 것이다.

밝점이란 일종의 내시內視 방법으로 관념으로 아래돌단자리에 중심 자리를 잡도록 하고 몸의 중심 자리를 지켜나가게 하는 정신 집중점으로 그것이 실상實像으로 보이도록 노력해야 한다. 그래야 아래돌단자리를 관념으로 강하게 바라볼 수 있는 능력을 함양하는 핵심점이 되고 일기一氣를 일으키게 하는 힘의 근원이 되니 관념으로 강하게 내시하면서 더불어 내면의 심층의식 속에서 들리는 양심의 소리를 들어야 한다.

초입자 지도와 밝점 운용에서 밝혔듯이 내면에서 일어나는 양심의 소리를 들으려면 외부에서 들리는 소리를 차단하는 수련이 병행되어야 한다. 소리가 나지 않는 내면의 소리를 들으라는 것은 소리를 듣기 위해 몰두하라는 것이다. 밝점을 내시해서 안으로 보려는 노력과 내면의 소리를 들으려는 노력이 병행될 때 아래돌단자리에서 관념 집중이 빠르게 이루어지기 때문이다. 국선도에서는 어느 것을 수련하든 삼박자로 이루어져 있다. 밝점을 보고 내면의 소리를 듣되 귀문을 막고 수련하는 것이 건곤단법부터 이루어져야 한다.

밝점을 잡고 아래돌단자리 소리를 들으며 수련할 때 너그럽고 온유한 마음으로 환원되기 시작한다. 옛 선인들이 말씀하시길 "기氣가 신神을 양육해야지 신神이 기氣를 양육하면 혼적魂的인 수련자가 될 것이다"라고 하셨다. 이를 요즘 말로 풀이하면 윗돌단자리[靈]가 가운데돌단자리[魂]를 양육해야지 가운데돌단자리가 윗돌단자리를 양육하면 혼적인 수련자가 된다는 뜻이다. 건곤단법을 수련하다 보면 윗돌단자리(상단전)에 영성의 변화가 나타나기 시작하며 환상, 환영, 환청을 보고 듣고 느끼게 된다.

그런데 어느 수련자는 행공 중이나 후에 머리가 찌뿌둥하고 마음이 무거우며 불쾌감이 생기고 신경질이 난다던가 남에게 짜증을 부리려는 마음이 생기기도 한다. 이런 현상은 수련자가 상념을 잡고 좇아가기 때문에 잘못된 길로 빠져드는 징조다. 이는 스스로의 의지를 좇은 열심 때문에 일어난 일이니 국선도 수련은 의지적인 열심만 가지고 좇아가서는 안 된다는 교훈을 일깨워주는 대목이다.

또 중기단법을 수련하는 과정에서 위냉胃冷을 다스리지 못했거나 비장이 냉해서3 경락의 기가 중中으로 돌아가지 못해 진령眞靈의 기운을 운영하지 못하기 때문이기도 하다.

국선도 행공법은 탁기와 사기에 오염되어 있는 신체를 정화하고 육체의 왜곡을 교정하며 몸이 정화되는 과정에 따라 몸이 요구하는 변화에 맞게 구성돼 있으니 각 단법의 행공 동작을 조화시킬 수 있도록 노력해야 할 것이다.

기초 호흡과 중기단법 호흡에서는 정신과 육체의 조화가 이루어지기 시작하고 심신이 안정됨에 따라 몸의 중기가 잡히기 시작한다(중기단법의 목적). 수련자 체내에서 수승화강이 활발해지고 음양조화도 균형을 잡아간다. 또한 마음이 안정되어 들숨도 깊이 있게 아래로 내려가 호흡도 자연히 길어진다.

길어진 들숨과 날숨 사이에 절로 지식止息의 여유를 갖게 되고 지식의 여유가 생기니 호흡이 충일해지며 충일한 호흡에 따라 기의 흐름도 인지하게 된다. 몸은 절로 지식과 같은 기운의 흐름을 따르는 호지흡지呼止吸止를 요구하게 된다. 호지흡지를 하게 되면

---

3 비장이 따뜻해야 백혈구가 증식한다.

지식 시에 기혈 순환이 원활해지고 경락의 기 흐름이 순조롭고 화평해지는 조화를 이뤄나가는 것이다.

오장육부의 기능이 강화되고 탁기와 사기가 배출되니 마음은 절로 안정되어 중심이 잡힌다. 호흡도 들숨을 들이쉰 다음 멈춤이 절로 편안해지고, 멈춤이 편안해진 상태에서 기의 흐름을 더욱 감지하고 느끼면서 다음 단계로 도약하게 되는 것이다.

재언한다면 건곤단법의 호지흡지도 숨을 고르는[調息] 것에서 시작해서 저절로[自然] 지식止息에 이른다. 이 저절로 되는 지식이 화기和氣를 조화제작하기 때문에 자연스럽고 부드러우며 화평한 가운데 날숨을 충실하게 해주고, 들숨은 가늘고 길게, 오래, 깊게, 고요하게 해준다.

직립 상태에서 행하는 모든 행공 동작에서는 용천혈로 땅기운을 흡취한다는 관념을 가지고 지구의 중심축에 있는 땅기운을 끌어당겨 수련자 체내에 축적한다고 생각하며 행공해야 한다. 이를 알지 못하고 곡기穀氣에서 얻어지는 지기地氣만 생각하고 자연지기自然地氣를 잊고 지도하지 못하는 경우가 많다. 곡기에서 얻어지는 지기는 사람이 생존하는 데 필요한 섭생의 일부로 육체의 건강을 유지하기 위한 초보적 지기에 불과하다. 수련자가 육체를 가지고 세상 삶을 영위하는 데 필요한 영양분은 음식물(지기)을 통해 섭취하는 것이다.

그러나 건곤단법 수련자는 음식을 통한 지기 섭취와 병행해서 용천혈로 자연지기(국선도 수련이 열매 맺도록 도와주는)를 흡취해야 북돋고 감싸 안으며 키워주는 땅의 기운도 흡취할 수 있다는 구결을 숙지해야 한다.

　수련자는 용천혈로 땅기운을 흡취하면 족소음신경足少陰腎經으로 잘 인도해 들여 석문혈에서 무혈통로無血通路를 통해 해탈문解脫門(胞門)을 거쳐 아래돌단자리로 진입시켜야 한다. 그리고 하늘기운은 백회혈을 통해 천령개 아래 있는 미세한 구멍으로 인도해 들여 전정혈前頂穴을 거쳐 독맥을 타고 내려오다가 임맥을 만나 하향시키다 석문혈石門穴을 만나 무혈통로를 통해 해탈문을 거쳐 아래돌단자리로 진입시켜야 한다. 그렇게 하늘기운과 땅기운, 두 기가 함께 어울려지도록 응축·융합하는 행공 수련을 해야 한다.

　그런데 수련자가 길도 모르고 구결도 모르면 백회혈을 열어야 한다든가 석문혈로 호흡해야 한다는 등 추상적인 말을 하면서 자신도 모르게 외도의 길로 빠져드는 것이다. 이는 설경자가 떠드는 무지의 소치다. 추상적인 이론을 앞세워 그럴듯한 논리를 전개하는 구이지학자와 이입자의 뒤를 따르면서 행입을 등한시하는 어리석음을 범하게 되는 것이다.

　이입의 폐단을 살펴보면 공력은 없으면서 말로 사람을 현혹하며 설은 있되 힘은 없다. 자신은 병고에 시달리면서 수도인으로 자처하며 세상의 악한 기운과 사악한 기운을 정화하느라 몸이 항상 아프다는 말로 사람들을 현혹한다. 그래서 청산 선사는 "국선도는 이입이 아니요 행입이니, 누구든지 꿇어앉아 수련하면 수련한 만큼의 득을 보게 될 것이니 건강이 있은 연후에 모든 문제가 문제되는 것이다"라고 말씀하셨다.

　건곤단법 이전 또는 건곤단법을 수련하는 가운데 수승화강이 체내외에서 자연스럽게 이루어져야 한다. 반드시 이 과정에 진입해야만 수련자 전신이 온화한 화기和氣에 휩싸이게 되고 아래돌단자리로 흡입되는 기가 충족해져서 오장육부가 활력을 되찾게 된다. 이것이 수련의 정도正道다.

그런 연유로 몸에 있던 병고는 물러가고 명현 증상이 찾아오게 된다. 명현 증상이란 과거에 질병으로 고통받았던 부위나 수술했던 자리, 침이나 뜸을 떴던 부위까지 통증이 재현되어 나타나는 현상을 말한다. 실제로 우리 신체는 겉으로는 병증이 완치된 것 같으나 병근病根이 잠복해 있다가 몸이 약해지면 재발하는 경우가 많다. 수련을 통해 기혈 순환이 원활해지면 막혔던 경락이 열리고 힘을 잃었던 모세혈관이 새 힘을 얻으면서 청신한 기혈에 의해 병근이 퇴치되는데, 그때 잠시 고통이 오는 현상이 바로 명현 증상이다.

명현 증상은 대체로 7~10일 정도 지속되면서 과거에 비해 가벼운 증상으로 나타난다. 수련자에게는 어려운 고비가 되기도 하고 통증을 호소하며 병원을 찾는 예가 많으나 수련으로 말미암아 명현 증상이 나타났다고 생각될 때는 인내하며 행공하길 바란다. 그러면 언제 아팠냐는 듯 절로 통증에서 탈출하게 되니, 명현 증상이 지나면 몸놀림이 한결 가벼워진다. 얼굴엔 화색이 돌며 매끄럽고 깨끗해지기 시작하며 민감해진 피부를 통해 공기의 흐름을 감지하는 능력도 한 차원 높아진다.

이런 일련의 현상은 인체 조직의 생명 활동을 유지하는 일종의 기본 물질인 기가 인체를 구성하고 있는 정묘精妙한 물질들 속에서 정상적인 생리 작용에 진입했다는 신호로 받아들이고 수련에 더 깊이 정진하는 때로 삼아야 한다.

사람의 생명이 유지되는 것과 살아 있는 것은 모두 기에 의한 것이다. 기는 생명 활동의 기본 물질인 동시에 자연계와 만물의 기본 물질이다.

하늘과 사람은 원래 한 근원에서 도시都是 일기一氣가 조화된 것이므로 사람과 우주는 한 성품을 이어받았다. 자연을 대우주, 사람을 소우주로 비견해서 말하는 것도 어찌 보면 이에 연유된 것이다.

대우주와 소우주는 상호 교류하며 상통해야 하고 기류와 호흡도 상통하게 되어 있다. 그런 까닭에 우주의 호흡 상태와 사람의 호흡 상태를 일러 옛 선인들께서 비유로 말씀하시길 '물이 넘쳐 떨어지는' 현상과 같다고 표현하셨다.

호흡 수련을 하면서 숨 고르기(조식)를 잘하고 축기에 힘쓸 때는 숨결을 고르는 높낮이 高低와 길고 짧음 長短이 일정하게 되도록 노력하는 것이 좋다. 무애청정無碍清靜한 심경으로 밝점에 집중하는 관념을 통해 행공에 열중하면 수련자는 우주의 상像을 닮아가게 된다.

우주의 상을 닮기 위해 수련자는 정·기·신을 어떻게 합일할 수 있을지를 깨우쳐야 하고, 그러기 위해 밝점에 관념이 침잠되도록 수련해서 잠재의식을 계발하는 행공에 진입해야 한다. 구결에 전하기를, '기는 실질적인 호흡 수련을 하는 모든 수련자가 바라는 임독자개의 구멍을 찾는 결訣이요 비밀'이라 말씀하셨다.

수련자는 건곤단법에서 임독자개를 시도하는 행공에 들어가는데 곤坤의 신법申法에서 1일 1회 임독유통을 시도해야 한다. 청산 선사는 동작을 설명하시길 반듯하게 누워서 손발을 자연스럽게 벌리고 임독을 유통하며 아래돌단자리로 호흡하라고 하셨고, 행공을 설명하시길 육기六氣로 인신소양寅申少陽 상화相火의 신금申金 때가 연중 가장 중요한 결실기結實期니 여기서 임독유통하는 의의가 크다고 말씀하셨다.[4]

따라서 관념으로 아래돌단자리에서 생성·생양된 양기로 모든 열매가 익도록 조절하면서 지금까지 수련으로 얻어진 정련된 기를 축정해야 한다. 그런 연후에 축정된 기운을 축기하고, 축기된 기운이 충만해지면 아래돌단자리에서 생양된 양화기로 임독 양맥을 자개하는 데 적절한 때가 된 것이다.

그러니 임독 양맥을 따라 축기된 기를 주류시키는 예행연습을 시도하고, 시도하는 예행연습이 무르익으면 밝점을 통한 관념 집중에 의한 정관靜觀으로 양화기의 흐름이 정련된 진기의 흐름으로 수련자에게 느껴질 때 척중을 따라 올라가게 돼 있다.

청산 선사께서는 《직지서直指書》라는 의서醫書를 인용하시면서 "임맥과 독맥 두 줄기의 맥으로 말미암아 원기가 생기는 것이니 이것은 참된 숨쉬기로 말미암아 비로소 일어나는 것이니 돌단을 닦는 사람이 돌단자리 구멍을 밝게 알지 못하면 참된 숨쉬기가 되지 아니하고 밝은 사람도 되지 못한다(曰 醫書之任督二脈 此元氣之所由生 眞息之所由氣 脩丹之士 不明此(竅) 則眞息不生 神化無基)"라고 하셨다. 이 가르침을 통해 숨 쉬고 기운을 돌리고 임독유통을 하는 것이 얼마나 어려운지를 알 수 있다.

---

4 청산, 《국선도법—영생하는 길》, 222쪽

밝점을 통한 관념 집중이 잘 안 되거나 마음속으로 생각하는 것들이 추상적 관념이나 표상으로 끝나는 수련자는 척추와 등허리 살갗 사이로 더운 온기가 올라가는 것을 스스로 느낄 것이다.

여기서부터 수련자가 세 부류로 나누어진다. 등허리 살갗을 타고 온기가 오르는 것을 임독자개라 느끼는 등 허상을 그리는 수련자, 실상을 따라 깊이 있는 행공에 돌입하는 수련자, 중도에 멈춰서는 수련자가 그렇다. 실상을 따라 깊이 있는 행공을 정확하게 수련한다 함은 미려혈을 타통해서 척추공脊椎空 가운데로 골수와 함께 정련된 기가 융화되어 진기가 유통되는 수련을 말한다. 허상을 느끼는 수련자도 기감은 느낄 수 있으나 임독자개가 되는 것이 아니오, 제 길을 따라 진기의 흐름을 느끼되 반드시 척공脊空 속으로 흘러야 제자리와 제 길을 찾을 수 있다.

여기서 전할 구결은 "진기단법眞氣丹法에 가면 임독任督이 자개自開하는 것이니 너무 서둘지 말고 기氣를 모을 것"[5]이다. 즉 축기를 해야 한다는 말인데, 단전을 내관하고 정심정좌靜心靜坐로 행공하여 숨 고르기[調息]로 축기하다가 통기법에서 경락유통법을 수련하여 응신취기凝神聚氣하면 임독이 자개하여 정기精氣가 통하고 계속하여 십이경과 팔맥과 삼백육십오락이 차제로 모두 통하는 것을 자각자인自覺自認할 수 있다.[6]

여기서 자개自開란 글의 뜻대로 스스로 열린다, 즉 열심히 수련

---

[5] 청산, 《국선도법—영생하는 길》, 217쪽
[6] 청산, 《국선도법—영생하는 길》, 319쪽

을 잘하면 때가 되어 자동으로 열린다는 뜻으로 받아들여지고 있다. 그러나 옛 선인들은 비유로서 말씀하시길 "임독유통을 하려면 스스로의 모습을 수련자 눈앞에 만들고 만들어진 외부의 상에 임독을 그려 넣어 그곳에 기를 유통하면 수련자 체내에서도 그대로 유통될 것이다"라면서 결訣을 숨기셨다.

이때 말씀하신 것은 의식 집중과 내관념 집중을 잘 양성하기 위한 하나의 방편이요, 밝점에 정신 집중의 중요성을 스스로 느끼게 하신 것인데 그 대의를 알지 못하니 이제 구결을 밝혀 선인들의 참뜻이 무엇인지 밝혀야겠다.

구결에 이르기를 임독맥은 실제로 스스로 열리는 게 아니고 자행타개自行打開하도록 되어 있다. 내관념으로 아래돌단자리에 축기된 정련된 진기를 움직여 혈도穴道를 두드려 열리게 해야 한다. 이 자행타개를 줄여서 자개라 말씀하셨음을 필자가 밝히는 이유는 정도正道로 정행正行하려는 수련자에게 지름길을 제시하기 위해서다.

건곤단법은 밝의 대생명력인 하늘기운과 수련자 체내의 양기를 합일시키는 수련으로 출발해서 북돋고 감싸 안으며 자라게 해서 열매 맺게 하는 땅기운을 끌어들여 하늘기운과 함께 아래돌단자리에 돌단을 단단하게 쌓아 올리는 축기를 병행 수련하는 행공법이다.

하늘의 양기를 아래돌단자리 구멍으로 몰아넣어 전신에 기를 주회하고 수련자의 신체적 강건함을 양생하며 오장육부와 근골 및 신경계통을 강화하고 더불어 행공 효과를 원숙시키기 위해 신체 외곽의 강화에 치중하는 행법이다.

한편으로 축기가 원숙하게 이루어지도록 내적 원기를 북돋우는 행법이 한데 어우러져 있으소 천·지·인 가운데 하늘의 기운과 땅의 기운을 먼저 합일시키는 경지로 진입하려는 묘한 이치가 숨겨진 행법이다.

건곤단법에서는 축기된 기운을 생기로 발돋움시키려는 의도도 숨겨져 있다. 전신의 기혈 작용을 변혁시켜 백과초목百果草木의 씨앗에서 새싹이 움터 올라 지상에서 두 잎으로 갈라지는 원리가 내포된 양성적 양기의 행공법이다. 전신 기육肌肉은 강고한 성질을 배양하고 양기를 풍부하게 공급해주면서 축기를 하기 위해 아래돌단자리에 시련試鍊을 주는 행공법이기도 하다.

더불어 임독자개를 통해 진기가 원활하게 순환되도록 진기를 인도하고 천도天道의 시무처始務處가 되는 천문天門을 열어 천문泉門으로 받아들이는 밝의 대생명력인 하늘기운을 아래돌단자리로 인도해 들여 축기하고 응축한다.

전신의 기를 정리 정돈하고 윗돌단자리 영기靈氣와 아래돌단자리 정기精氣의 합일을 최우선으로 꾀하는 행공법으로 이상의 모든 조건이 한데 어우러져야 임독자개법에 진입할 수 있다.

이제부터 기술하는 행공 해설은 추상적인 말장난이 아니라 수련자 스스로가 수련함으로써 느끼고 체능한 것을 토대로 행입 수련자를 위주로 기술한 것이다. 그래서 국선도의 타 서적들에서 기술된 적이 없는 내용이 소개돼 있을 것이다. 이것은 청산 사부님의 《국선도—영생하는 길》과 사백 어른께서 지도해주신 내용과 구결, 그리고 필자가 수련한 내용을 혼합해서 체지체능을 우선에 둔 것임을 밝힌다.

■ 건곤단전행공법 단법도

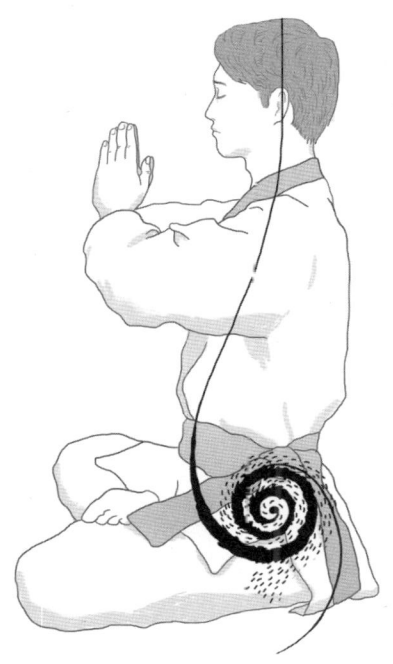

척촌尺寸의 거리인 건곤지기를 고르게 흡취하여 두 기[二氣]를 당겨 하나가 되도록 하는 행공 단법도로, 건곤지기는 체내에서 서로 상접할 수 없기 때문에 두 기운이 실질적인 움직임이 나타나도록 행공해서 도道에 가깝게 접근하도록 한다.

■ 건곤단전행공법 행공도

번호	본법	별법	행공도	동작 설명	행공 설명
1	건乾	갑법甲法		양발 어깨너비로 벌리고 양손은 합장해서 이마 부위까지 올리고 상체는 은은히 뒤로 젖힌 채 아래돌단자리 호흡을 한다.	양손을 합장해서 이마 위까지 들어 올려 늑간근의 기능을 활성화시켜 흡기吸氣 능력을 배양하며 요추를 강건하게 만들고 선골에 자극을 가함으로써 선골의 왜곡을 개선해서 미려혈을 행타할 때를 대비하는 자세다. 또한 하늘의 양기와 오인품人의 양기를 합일하기 위한 목기적木氣的 행공이다. 마음으로 하늘의 양기를 운용하는 이치를 숙지해나가는 첫 관문이다. 수련자가 관념으로 하늘의 양기를 수련자 내부로 인도해 들이려는 심법心法을 운용해야 하는 수련법이다. 아울러 이때부터 수련자의 마음은 인심人心이 아닌 천심天心으로 천기天機를 잡아나가야 하니 천기는 반야 자시半夜子時에 기문氣門이 처음 열릴 때 양기가 처음으로 움직인다. 이때 법도를 따라 수련자의 아래돌단자리에 단화기를 생성시키려는 노력이 필요하며 축기의 기틀을 마련해나가기 위해 된다는 확신을 가져야 한다. 그러기 위해 심법을 운용해야 하는 행공으로 갑甲은 발에 씨를 뿌리면 씨앗이 새 생명을 움트기 위해 땅 아래로 뿌리를 내린 모습으로, 갑법을 건곤단법의 첫 행공으로 삼은 뜻은 천기를 받아들여 수련자 아래돌단자리에 진기가 엉겨 돌단이 형성되고 마음과 육신의 중기가 뿌리내려 세상사에 흔들림이 없으라는 뜻이 내포된 행

				공법으로 체형은 천간天干의 갑자형甲字形 행공이다.
2	을법 乙法		양손 뒤로 꺾지 낀 채 뒤로 버티며 상체 뒤로 젖히고 목은 앞으로 굽히고 아래돌단자리 호흡을 한다.	갑법의 연속선상의 수련으로 척추의 왜곡을 교정해서 원형대로 등줄기의 비틀림이나 불량한 자세를 바로잡아 이로 인해 발생하는 모든 질병을 예방하려는 동작이다. 대흉근과 삼각근을 위시해서 복직근과 팔근육과 하체 근육을 강인하고 유연하게 만들어준다. 기혈 순환이 말초까지 원활하게 주회하도록 하고 아래돌단자리에 축정을 도와 축기가 잘 쌓이도록 한다. 복압이 높아져 복강 안에 침체되어 느리게 흐르거나 울혈되어 있는 혈액을 빠르게 심장으로 순환시켜준다. 특히 요추에 밀집되어 있는 좌골신경총에 운기하는 자극을 통해 척수와 좌골을 강화하며 요추를 강건하게 한다. 갑을목甲乙木의 을음목적乙陰木的 행공으로 을은 갑에서 내린 뿌리를 통해 땅을 헤집고 꼬불꼬불 새싹이 돋아나는 모양으로 곡벽曲蘗(그루터기)을 의미한다. 아래 돌단자리에 축기를 통해 돌단의 그루터기를 확고히 해서 새 생명의 연약함이 강인함을 내포한 새싹처럼 돌단을 잘 쌓으라는 뜻이 내포되어 있고 체형은 천간의 을지형乙字形이다.
3	병법 丙法		서서히 상체 앞으로 굽혀 양 손바닥으로 슬개골을 감싸며 목을 들고 척추는 옆에서 볼	매달렸던 장부들을 안온하게 만들어주고 체중이 앞으로 쏠리는 하중을 이용해 발가락 전체에 은은한 힘이 들어가 족육경의 기시혈起始穴을 일깨우는 행공이다. 양 손바닥으로 무릎

			때 수평이 되도록 하고 아래돌단자리 호흡을 한다.	종주뼈를 감싸 쥐면 노궁혈에서 발산되는 수련자의 양기가 무릎 연골에 기를 주회시켜 활력 있고 윤활이 잘 된다. 전신으로 순환하는 진기를 아래돌단자리로 몰아넣어 병정화丙丁火의 양화陽火로 아래돌단자리에서 단화기를 생양시켜 전신으로 활달하게 유통시켜준다. 병丙은 새싹이 밝은 곳으로 나타난 것을 뜻하며 빛 가운데로 나타난 '밝을 병炳' 자에서 따온 것이니 밝을 기로 감싸 안듯 내관념을 통해 아래돌단자리에 고정시키는 밝점을 삼안으로 바라보며 단화기를 생양·생성시키라는 뜻이 내포돼 있다. 체형은 천간의 병자형丙字形이다.
4	정법丁法		서서 양손을 옆구리에 대고 상체를 뒤로 젖히며 오른쪽으로 틀어 뒤를 향하고 아래돌단자리 호흡을 한다.	상체를 오른쪽으로 틀어줄 때 요추를 중심으로 선골(엉치뼈)을 틀어줘야 하며 이때 자연히 엉덩이와 대퇴부가 틀어지게 돼 있다. 양손 엄지 끝 부분이 지실혈 부위에 가볍게 닿도록 한다. 그래야 아래돌단자리에 축기가 이루어져서 움직이려는 동력으로 활동이 시작되는지 수련자 스스로 감지할 수 있다. 음양이 성물成物 작용을 완성해 가는 것같이 돌단을 쌓음으로써 요추와 선골의 건실을 꾀하며 외복사근과 요삼각근 및 요배건막근을 강인하게 한다. 선골을 틀어줘야 하는 이유는 임독자개법 수련 과정에서 미려혈을 통해 상승하는 진기 유통을 원활하게 하기 위해서다. 골빈뼈와 마골(꼬리등뼈)과 선골이 결합되어 있는 차골 결합부분을 강인하고 유연하게 만

				들어가는 행공이다. 정丁은 솟아 오른 새싹이 장실壯實하게 자라는 형상을 뜻하니 아래돌단자리에 축기를 잘해 장실한 아래돌단자리를 만들어 음양이 성물 작용을 완성하듯 축정을 완성하라는 뜻이 내포되어 있다. 체형은 천간의 정자형丁字形이다.
5	무법 戊法		서서히 양손을 뒤로 깍지 끼고 상체를 앞으로 바짝 숙여 왼쪽으로 몸통 틀고 얼굴은 하늘을 향하고 아래돌단자리 호흡을 한다.	뒤로 젖혀 틀고 있던 요추와 선골을 앞으로 숙여서 요추 부분에 기혈 유통을 원활하게 조화시켜준다. 그리고 아래돌단자리에 축기를 잘함으로써 병법丙法과 정법丁法의 행공을 더욱 강화해서 근골과 오장육부의 건장을 꾀하며 외복사근과 외측근 및 대능형근과 광배근을 강화하여 임독자개법을 수련할 때 느껴지는 외복사근에 철갑을 두른 듯한 느낌이 올 때를 대비해서 그 부분을 강인·강고하게 조화시켜준다. 무戊는 장실壯實해진 성물이 아름답고 무성하게 자란다는 뜻이며 아래돌단자리에 돌단을 단단히 쌓고 단화기를 무성하게 생성·생양하라는 뜻이 내포돼 있다. 체형은 천간의 무자형戊字形이다.

6	기 법 己 法		서서 양손을 옆 구리에 대고 상 체를 뒤로 젖히 며 왼쪽으로 틀 어 뒤를 향하고 아래돌단자리 호흡을 한다.	상체를 왼쪽으로 틀어줄 때 요추를 중심으로 선골(엉치뼈)을 틀어줘야 하며 이때 자연히 엉덩이와 대퇴부가 틀어지게 돼 있다. 양손 엄지 끝부분이 지실혈 부위에 가볍게 닿도록 해야 한다. 그래야 아래돌단자리에 축기가 이루어져서 움직이려는 동력으로 활동이 시작되는지 수련자 스스로 감지할 수 있다. 음양이 성물成物 작용을 완성해가듯 돌단을 쌓음으로써 요추와 선골의 건실을 꾀하며 외복사근과 요삼각근 및 요배건막근을 강인하게 한다. 선골을 틀어줘야 하는 이유는 임독자개법 수련 과정에서 미려혈을 통해 상승하는 진기 유통을 원활하게 하기 위해서다. 골반뼈와 미골(꼬리등뼈)과 선골이 결합되어 있는 차골 결합 부분을 강인하고 유연하게 만들어가는 행공이다. 기己는 무성하게 자란 성물이 자기 몸을 완전히 일으킨다는 뜻으로 단화기를 생발시켜 전신으로 균등하게 주화하는 삼법을 운용할 준비를 하라는 뜻이 내포돼 있다. 체형은 천간의 기자형己字形이다.
7	경 법 庚 法		서서히 양손을 뒤로 깍지 끼고 상체를 앞으로 바짝 숙여 오른 쪽으로 몸통 틀 고 얼굴은 하늘 을 향한 채 아 래돌단자리 호 흡을 한다.	뒤로 젖혀 틀고 있던 요추와 선골을 앞으로 숙여서 요추 부분에 기혈 유통을 원활하게 조화시켜준다. 그리고 아래돌단자리에 축기를 잘함으로써 무법戊法과 기법己法의 행공을 더욱 강화하여 근골과 오장육부의 건장을 꾀하며 외복사근과 외측각근 및 대능형근과 광배근을 강화하여 임독자개법을 수련할 때 느껴지는 외복사근에

				철갑을 두른 듯한 느낌이 올 때를 대비해서 그 부분을 강인·강고하게 조화시켜준다. 경庚은 축정을 정기로 변경한다는 뜻이 있으며 정기가 밝점에 엉겨 축기라는 형질로 나타나 열매 맺도록 하라는 뜻이 내포돼 있다. 체형은 천간의 경자형庚字形이다.
8	신법후法		서서 양손을 깍지 끼면서 목 뒤로 맞잡고 상체를 약간 뒤로 젖히고 목을 앞으로 숙인 채 아래돌단자리 호흡을 한다.	깍지 낀 양손 외수外手(수도) 부분으로 천주혈과 풍지혈을 눌러주는 듯 머리를 뒤로 밀고 손은 앞으로 당겨주며 담경과 방광경에 자극을 준다. 이 동작은 담낭(쓸개)의 기능을 강고하게 조화시켜주어 담낭의 신축 작용이 원활하게 된다. 또한 담즙을 수담관輸膽管과 십이지장으로 배출하는 일을 도와 지방효소의 소화 작용을 도와주고 장의 연동 운동을 촉진시켜준다. 천도天道가 추계秋季의 일을 마무리하는 때이니 앞에서 수련해온 행공을 정리 정돈하듯이 아래돌단자리에 축기를 빈틈없이 해나간다. 신후은 경庚에서 변경되는 축정이 정기로, 정기가 액체에서 기체로 변해 응집되는 축기를 통해 새로워진다는 뜻으로 아래돌단자리가 새롭게 태어나도록 하라는 뜻이 내포돼 있다. 체형은 천간의 신자형辛字形이다.
9	임법壬法		서서히 상체를 앞으로 숙이고 손가락과 발가락만 땅에 대고 아래돌단자리 호흡을 한다.	전체 체중이 손가락과 발가락에 균등하게 분배되도록 해야 손가락과 발가락 힘이 강화된다. 십이경이 활성화되고 심포경과 심경과 폐경에 자극을 줘 심장을 싸고 있는 포包(살 주머

				니)를 탄력 있게 만들어 심장기능이 원활하도록 도와준다. 내적 양기를 북돋고 간직하도록 조화시켜준다. 임壬은 임신한다는 뜻으로 축기된 진기를 조화롭게 운행하며 아래돌단자리에 응축시켜 아이를 잉태한 것처럼 귀히 여기며 수련하라는 뜻이 내포된 행공으로 체형은 천간의 임자형壬字形이다.
10	계법癸法		자연스런 자세로 서서 아래돌단자리 호흡을 한다.	인체의 수기水氣를 고요히 간직하며 천인합일의 경지로 진입하기 위해 밝점에 의식을 집중하고 영성을 일깨운다. 윗돌단자리 중앙에 위치한 수련자의 영대를 찾아 들어갈 때 영성을 느끼며 천인합일의 바른길로 안내되도록 해야 한다. 여기서 말하는 천인天人이 상통할 수 있도록 길을 찾게 만드는 법은 인체 내에서 상단전과 하단전이 상합하기 위해 국선도 특유의 심법을 통해 터득하도록 한다. 계癸는 헤아려 분별한다는 뜻이 있으니 임법壬法에서 축기한 진기를 귀히 여기며 분별력을 키워 임독자개를 하기 위한 수련에 몰두하는 행공이다. 체형은 천간의 계자형癸字形이다.

11	곤곤坤	자법子法		발은 어깨너비로 벌리고 서서 양손 팔짱 끼고 상체를 뒤로 젖히며 목은 앞으로 숙인 채 아래돌단자리 호흡을 한다.	양손을 겨드랑이 밑 외칙거근 상단부에 깊이 넣고 흉부를 눌러 늑간근 신축을 압박한다. 이는 폐포를 활성화해서 다량의 산소를 흡입하도록 만든다. 상체를 가볍게 뒤로 젖히고 고개를 앞으로 숙이므로 경추의 기혈 순환이 좋아진다. 동시에 일양一陽이 생할 때의 이치와 같이 아래돌단자리에 축기로 생기를 발돋움시키려는 음승양강陰昇陽降으로 음이 양의 자리로 오르도록 돕고 양이 음의 자리로 내려오도록 하는 수승화강의 원리이며 피어오르는 음 가운데 일부분의 음은 신장에서 갈무리하고 피어오르는 양 가운데 일부분의 양은 아래돌단자리에서 축기를 통해 생기로 발돋움시켜야 한다. 자라란 어린 아기가 태 속에 있는 모양으로 양기가 움직여 일양이 생하기 시작하는 것을 뜻하며 아래돌단자리에서 양기를 생기로 발돋움시켜 정력의 뿌리가 되는 백魄이 축된 힘을 동변시키려고 움직이게 하는 뜻이 내포된 행법이다(子午少陰君火).
12		축법丑法		천령개를 땅에 대고 양 손가락으로 지면을 짚고 몸의 중심을 잡아 거꾸로 서서 아래돌단자리 호흡을 한다.	축토丑土가 겨울철 얼어붙었던 대지를 화창한 봄으로 전환하듯이 전신의 모든 기혈 작용을 변혁시켜나간다. 직립 자세에서 오는 신체의 부조화를 균형 있게 조화시켜나가며 머리에 다량의 기혈을 유주시켜 머리를 맑고 깨끗하게 해준다. 축법 자세에서는 족육경에 기혈 순환이 온전하게 이루어지도록 하며 오장육부가 거꾸로 매달리는 상태가 되어 오장육부에

				산소 공급이 원활해지며 복강 안에 침체되어 느리게 흐르거나 울혈된 혈액을 빠르게 심장으로 보내 청신한 기혈을 만든다. 오장육부에 강인한 활동력을 배양하고 아래돌단자리가 공허의 경지에서 호흡의 묘미를 맛볼 수 있게 하며 어떤 악조건에서도 호흡할 수 있는 능력을 양성한다. 축丑은 남자의 생식기를 손으로 꽉 잡고 있는 형상으로 양기는 동했지만 음기가 너무 강해 아직 움직일 때가 안 되어 꽉 붙잡혀 묶여 있으나 내적으로 깨어 동하려는 힘을 아래돌단자리에 가두어 더욱 충일하게 축기시키라는 뜻이 내포된 행공이다(丑未太陰濕土).
13	인법인법寅法		서서히 발가락을 눌러 무릎 꿇고 앉아 양손 자연스럽게 무릎 위에 놓고 아래돌단자리 호흡을 한다.	물구나무서기 행공의 강한 성질을 조용히 가다듬어 호랑이가 앞으로 뛰어나가기 직전의 자세로 척추를 반듯하게 펴고 머리끝까지 기를 운용한다. 그리고 역립逆立 자세에서 두뇌로 몰려들었던 기혈을 본연으로 환원하며 족육경에 긴장과 이완의 반복적인 수련을 통해 임독자개의 교두보를 마련한다. 움츠리고 있던 내기가 열매를 터트리기 위해 강한 기운으로 피어오르듯 아래돌단자리에 축기되어 응축된 기운이 때를 기다리며 요추와 골반의 연접 부분 연골을 강화시켜나간다. 인寅은 양기가 지렁이처럼 꿈틀거리며 뻗어나가려 동하지만 뭔가에 막혀 나가지 못하는 형태이며 아래돌단자리에 생기로 발돋움한 축기된 기운이 아래

				돌단자리에 갇혀 있지만 강한 힘을 느끼게 더욱 응축하라는 뜻이 내포된 행공이다(寅申少陽相火).
14	묘법 卯法		인법 자세에서 목 뒤로 팔을 돌려 오른손으로 왼쪽 귀를 잡고 왼손으로 오른쪽 귀를 잡으며 아래돌단자리 호흡을 한다.	백과초목의 씨앗이 땅 위로 솟아올라 두 잎으로 갈라지듯이 또는 토끼 귀의 양성과 같은 양기의 행공이다. 양손으로 머리를 감싸 안을 때는 언제나 옥침혈과 뇌호혈을 자극하게 되어 있다. 뇌호혈은 임독자개의 대혈大穴로 이곳에 자극을 주어 임독자개 수련 과정에서 내원기를 이곳에서 정화시킬 때 오는 중압감을 덜어준다. 양맥의 바다라 일컬어지는 독맥을 통해 양성의 양기가 아래돌단자리에 응집되도록 보補해준다. 양대혈과 양관혈에도 압박이 가도록 해서 양맥의 바다 전체에 자극을 주며 등줄기 전체를 강화시켜주고 대흉근을 강인하게 해준다. 묘卯는 문이 확 열려 외부로 나가는 것을 의미하고 무성함을 뜻하는데 이는 곧 아래돌단자리에 양기가 무성하게 되는 것을 의미한다. 식물의 새싹이 흙을 밀고 올라오는 모양으로 아래돌단자리의 응축된 기운이 힘으로 변해 움직이려는 것을 확 터주라는 뜻이 내포된 행공이다(卯酉陽明燥金).
15	진법 辰法		서서히 양발을 무릎 붙여 앞으로 뻗고 상체를 앞으로 숙여 양손으로 발가락 잡고 아래돌단	용이 몸을 움직이며 구름으로 유영하듯 토기土氣가 화려한 일을 펼쳐나가는 진토辰土의 이치대로 전신 기육을 강성하고 강인하며 유연하게 만들어간다. 이미 통해 있는 수족 십이경을

			자리 호흡을 한다.	활성화하려는 의도가 있으며 손과 발가락 끝까지 기혈 증진과 기혈 순환을 목적으로 한다. 대퇴이두근장두와 비복근과 반건양근, 종골건을 강인하게 만들어준다. 진辰이란 흙을 밀고 올라온 새싹이 움직이며 솟아오르는 모양으로 떨쳐 진동하는 모양의 뜻이 있다. 아래돌단자리에서 응축된 진기가 독맥으로 상승할 수 있는 활로를 만들어가며 축기된 진기를 더욱 응축시키라는 뜻이 내포된 행공이다(辰戌太陽寒水).
16	사법巳法		천천히 양발을 좌우로 넓게 벌리고 상체를 뒤로 젖히며 양 손가락으로 뒤쪽 지면을 짚고 턱을 당기고 아래돌단자리 호흡을 한다.	하화夏火의 불길이 퍼지듯 말초까지 단화기의 주화가 활성화되도록 축정을 통해 축기된 양화기를 전신으로 고르게 분포시켜나간다. 기체화된 내원기가 액체화되려는 것을 미연에 방지하면서 생명력을 충일하게 하며 이로 인해 밀려드는 극양極陽의 기운을 아래돌단자리에서 잘 응축하며 기체화하는 일을 반복하도록 행공한다. 사巳는 양기가 풀어져나가는 모양새로 축기된 단화기가 완전하게 쭉쭉 뻗어나간다는 의미가 있다. 임독자개 수련을 행공하며 뻗어나가려는 강한 진기를 조정하며 독맥으로 인도하라는 뜻이 내포된 행공법이다(己亥厥陰風木).
17	오법午法		천천히 엎드려 양손을 어깨 좌우로 45도 각도로 벌리고 손가락으로 땅을 짚고 상체를 든	태양이 중천한 오중의 웅대한 양성의 자세로 말이 머리를 치켜들 듯이 하고 양기를 풍부히 하는 수련법이다. 복압을 높이고 복직근을 강인하고 유연하게 만들며 간정맥과 문정맥과

				채 아래돌단자리 호흡을 한다.	신정맥에 자극을 줘 심장으로 환원되는 혈류의 순환을 빠르게 도와준다. 신장이나 간장의 기능을 강화하여 안으로 부드럽게 오장육부의 기능도 회복시켜준다. 아래돌단자리에서는 양기를 단화기로 변혁하려는 의도가 숨겨져 있다. 오午는 음기가 생하며 양기를 거스르려는 일음시생一陰始生의 시기로 음기와 양기가 교류하며 자라는 때[長也]와 무성한 때[大也]를 이르니 아래돌단자리에 축기된 진기가 머리를 쳐들고 양기의 양성을 일으키는 시기다. 축기된 기운을 풍부히 응축하라는 뜻이 내포된 행공이다(子午少陰君火).
18	미법 未法			천천히 양손을 뒤로해서 양 발목을 잡고 아래돌단자리만 지면에 대고 아래돌단자리 호흡을 한다.	6월의 미토未土는 양기가 오중까지 충천해 올라간 것을 음도로 끌고 내려오는, 연중 제일 힘든 일을 하는 때다. 아래돌단자리에 축기된 기운을 단화기로 변혁하기 위한 최대 시련의 수련이다. 하체 요장근, 치골근, 대퇴직근, 내측광근을 강인하고 유연하게 만들며 흉골을 강화한다. 등줄기를 역으로 압박하므로 기혈 주화를 완만하게 했다가 터트려준다. 등줄기 전체에 자극을 줌으로써 청신한 기혈이 활달하도록 조화시켜 독맥의 대추혈부터 장강혈에 이르도록 강한 압박을 주며 응축된 단화기의 변화를 느끼게 한다. 미未는 만물의 성숙이 극에 달해 농익은 모양으로 초목이 우거질 때를 이르며 아래돌단자리에 축기를 통한 응축이 극점에 달해 어단가로 움

				직이려는 힘으로 변화됨을 자득하라는 뜻이 내포된 행공이다(丑未太陰濕土).
19	신법申法		반듯이 누워 손발을 자연스럽게 벌리고 임독을 유통하며 아래돌단자리 호흡을 한다.	육기六氣로 인신寅申 소양少陽은 상화相火의 신금申金 때가 연중 가장 중요한 결실기니 여기서 임독유통하는 의의가 매우 크다는 점을 명심해야 한다. 자연스런 자세로 네 활개를 쫙 펴고 육체의 긴장을 풀고 아래돌단자리만 살아 움직인다는 생각으로 전신의 단화기를 아래돌단자리에서 응축한다. 자연 가운데 식물이 열매가 익게 혼신의 노력을 경주하듯 밝점에 관념을 집중해서 축기된 단화기에 신념의 힘을 실어 밝점이 참병이 되어 화음혈로 축기된 기운을 운용해서 자개가 아닌 행타로 임독자개를 실시하기 위한 행공이다. 신申은 적이賊也며 상화相火로 두 손을 깍지끼고 생식기를 가운데 쥐고 있는 모양으로 만물이 더 성장하지 못하게 수렴·수축하여 결실하는 때라 임독자행타개 수련으로 돌입하라는 뜻이 내포된 행공이다(寅申少陽相火). ※ 청산 선사께서 진기단법에 들어가면 임독유통은 자개하는 것이니 너무 서둘지 말고 기(단기)를 모으라 하셨다. 이 부분을 가지고 임독맥은 저절로 열린다 생각하는 수련자가 많은데 임독맥은 자개가 아닌 자행타개임을 다시 한번 천명한다.

20	유법유법(酉法)		천천히 엉괄로 학골 뒤를 바짝 끌어안고 엉덩이만 땅에 대고 아래돌단자리 호흡을 한다.	추계秋季의 결실을 다하는 음금陰金 때와 같이 몸을 오므리고 아래돌단자리의 양기를 과중의 씨알과 같이 충실히 하는 행공이다. 임독유통을 시도함으로써 흩어졌던 양기를 아래돌단자리로 결집시켜야 한다. 쌓이는 양기를 보패로 여기며 유실되지 않도록 잘 갈무리해서 과중의 씨알에 과즙을 충실하게 조화제작하듯이 아래돌단자리에 축정을 통해 돌단을 잘 쌓아 정기가 충일하고 단화기가 아래돌단자리에 응집되도록 한다. 전신 기육은 유연하고 근골은 튼튼하게 강화시켜 말초까지 기혈 순환이 활발하게 되니 활력이 넘치도록 이끌어주어야 한다. 유酉는 만물을 완성하고 성숙시킨 다음 내실을 기하며 수축시킨다는 뜻이 있으니 임독자개를 통해 행공의 결실을 맺되 더욱 축기에 힘쓰라는 뜻이 내포된 행공이다(卯酉陽明燥金).
21	술법술법(戌法)		엎드려뻗쳐 자세를 취하되 손가락과 발가락만 지면에 대고 몸 전체를 들고 아래돌단자리 호흡을 한다.	육기六氣로서 묘유양명조금卯酉陽明燥金 자리로 9월 추수기인 동시에 천도天道의 사무처始務處가 되는 천문天門이니 여기서 진술수기辰戌水氣를 완성하듯이 아래돌단자리에 축기하는 아주 중요한 수련이다. 수련자 내면에서 운용되는 기체화된 양화기를 아래돌단자리에 집중되도록 하고 천도의 사무처가 되는 천문을 정확하게 숙지해야 한다. 천문은 자개된다는 긍정적인 사고를 가지고 천령개의 움직임을 스스로 감지하며 의식이 생명의 그림자라는 사실을 깨달아야 한다. 아래돌단자리에

				축기를 원숙하게 이루며 두뇌와 신경계통과 육체의 공명 현상을 발현시키도록 마음을 일경—徑에 전주해야 한다. 술戌은 음기가 만물을 다 죽게 하는 것 같으나 내적 동장冬藏의 때라 아래돌단자리 축기에 치중하도록 힘쓰라는 뜻이 내포된 행공이다(辰戌太陽寒水).
22	해법 亥法		반듯하게 누워 양손을 아래돌단자리를 감싸 안듯이 대고 아래돌단자리 호흡을 한다.	겨울에 속하는 해자수亥子水의 음수陰水요 해시목亥巳木의 목기木氣의 시초이니 음적으로 고요히 누워서 발끝에서 머리끝까지 전신의 기를 정돈하는 수련이다. 공간에 자신을 맡겨 기류나 기파, 심파나 영파의 흐름을 체감할 수 있도록 하는 고요한 내적 행공이다. 해亥는 핵야亥也로 생명의 정수이며 씨가 견고해서 양기가 점점暫定한 모양이나 내적으로 새 생명을 잉태하고 위로 올라가려는 의지를 뜻하니 고요히 누워 단화기를 정리·정돈하라는 뜻이 내포된 행공이다(己亥厥陰風木).
	좌사법 座思法		엎드려앉음세로 앉아 합장하고 아래돌단자리 호흡을 한다.	건곤단법의 총결산으로 공空 자리인 무아無我로 들어가 천인합일의 경지에서 아래돌단자리 호흡의 성취를 기하는 수련이다. 결상의 자리 혼을 다스려 하늘 자리인 윗돌단자리와 땅의 자리인 아래돌단자리의 합일을 먼저 이뤄내야 한다. 임독자행타개 과정에서 바라본 가운데돌단자리를 고요한 가운데 두며 영성을 심층적으로 깨닫고자 수련을 통해 뇌파를 발산하는 행공이다.

건곤단법 수련자는 욕망을 따르는 것도 괴롭고 끊는 것도 괴로우니 수련자 스스로가 열심히 수련해서 일화정선一和正善과 정심正心을 빨리 체능하여 우리나라 국운國運이 바로 설 수 있기를 먼저 생각하는 사명감이 마음에 뿌리내려야 한다. 또한 지도자는 무욕無慾과 무명無名으로 제도할 수 있는 참된 수련자가 되도록 지도해야 하니 좌사법의 좌표로 밝점을 사용해서 일화정선과 정심을 찾는 데 사용해야 한다.

수련자는 천성이 맑아야 심신이 평안해지니 이익을 따르고 정치를 따라 모이는 무리를 경계하라. 마음에 가득한 물욕을 경계하여 국선도의 백년대계를 세워나가야 한다. 명예나 물욕에 젖어 범사를 만들어가면 비록 수련자가 좋은 국선도를 수련한다 할지라도 소리 나는 꽹과리에 비견될 것이다. 그러므로 새로운 수련자의 정신을 희롱하는 데 지나지 못할 것이라 수련자가 정신을 맑게 가질 때 담백한 진리의 길을 아는 계기가 된다는 사실을 주지하라.

온갖 번뇌나 기호가 많이 일어나는 것은 수련자 스스로가 자신을 과신함에서 오는 소산물임을 깨달아 자신은 빈껍데기라는 상념을 품을 때 세상 인정과 세태가 변하는 모양을 바르게 볼 수 있다. 이 경지가 지속적으로 유지되어야만 가슴속에 맺힌 얽매임에서 벗어나 자유로이 건곤단법 수련에 매진할 수 있다.

밝점을 바라보면 자신의 더럽고 추한 형상들이 내조內照되기 시작하니 많은 행공자가 이 고개를 넘기 힘들어 수련을 포기하거나 정곡正鵠으로 진입하는 것을 회피한다. 이런 점들을 잘 유념해서 국선도에서 왜 밝점을 바라보기만 해도 마음이 심전선화되는지를 깨달아야 바른길로 인도된다. 이것을 지도하는 것이 지도자의 몫이라는 것도 알아야 한다.

國
伕
道